Hämatologie und Bluttransfusion Band 22

Herausgegeben von

H. Heimpel, G. Ruhenstroth-Bauer und W. Stich

Tagung der Deutschen und Österreichischen Gesellschaft für Hämatologie und Onkologie, 13.–16. Nov. 1977 in Linz

Adjuvante zytostatische Chemotherapie

Zytostatische Therapie als Rezidivprophylaxe?

Herausgegeben von
Heinz Huber, Hansjörg Senn und Michael Falkensammer

Mit 49 Abbildungen und 73 Tabellen

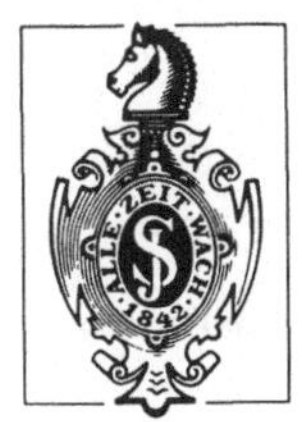

Springer-Verlag Berlin Heidelberg New York 1978

Sonderbände zu
BLUT · Zeitschrift für die gesamte Blutforschung
Organ der Deutschen Gesellschaft für Hämatologie und Onkologie der Deutschen Gesellschaft für Bluttransfusion und Immunohämatologie und der Österreichischen Gesellschaft für Hämatologie und Onkologie

Prof. Dr. Heinz Huber, Krankenhaus der Barmherzigen Schwestern, Langgasse 16, A-4020 Linz

Prof. Dr. Hansjörg Senn, Kantonsspital, CH-9007 St. Gallen

Dr. Michael Falkensammer, Inselspital, CH-3010 Bern

ISBN-13: 978-3-540-09069-4 e-ISBN-13:978-3-642-67111-1
DOI:10.1007/978-3-642-67111-1

CIP-Kurztitelaufnahme der Deutschen Bibliothek. **Adjuvante zytostatische Chemotherapie** : Tagung d. Dt. u. Österr. Ges. für Hämatologie u. Onkologie, 13.–16. November 1977 in Linz ; zytostatische Therapie als Rezidivprophylaxe? / hrsg. von Heinz Huber ... – Berlin, Heidelberg, New York : Springer, 1978. Hämatologie und Bluttransfusion Bd. 22.

Das Werk ist urheberrechtlich geschützt. Die dadurch begründeten Rechte, insbesondere die der Übersetzung, des Nachdruckes, der Entnahme von Abbildungen, der Funksendung, der Wiedergabe auf photomechanischem oder ähnlichem Wege und der Speicherung in Datenverarbeitungsanlagen, bleiben, auch bei nur auszugsweiser Verwertung, vorbehalten.

Bei Vervielfältigungen für gewerbliche Zwecke ist gemäß § 54 UrhG eine Vergütung an den Verlag zu zahlen, deren Höhe mit dem Verlag zu vereinbaren ist.

© Springer-Verlag Berlin Heidelberg 1978

Die Wiedergabe von Gebrauchsnamen, Handelsnamen, Warenbezeichnungen usw. in diesem Werk berechtigt auch ohne besondere Kennzeichnung nicht zu der Annahme, daß solche Namen im Sinne der Warenzeichen- oder Markenschutz-Gesetzgebung als frei zu betrachten wären und daher von jedermann benutzt werden dürfen.
Satz, Druck und Bindearbeiten: Kösel, Kempten
2329/3321 543210

Herrn Prof. Dr. H. Braunsteiner
in Dankbarkeit gewidmet

Inhaltsverzeichnis

Autorenverzeichnis

Carter, S. K.,M. D.
Director
Northern California Cancer Program
1801 Page Mill Rd., Bldg. B Suite 200,
Palo Alto, CA 94304, USA

Cavalli, F., Priv. Doz. Dr. med.
Servizio oncologico
Ospedale San Giovanni
CH-6500 Bellinzona

Dörmer, P., Priv.-Doz. Dr. med.
Institut für Haematologie
Landwehrstraße 61
D-8000 München 2

Flad, H.-D., Dr. med., Wiss. Rat und Professor
Universität Ulm
Medizinisch-Naturwissenschaftliche Hochschule
Abteilung Mikrobiologie I
Laborbereich Immunologie
Oberer Eselsberg
D-7900 Ulm

Huber, H., Univ.-Prof. Dr. med.
Medizinische Universitätsklinik Innsbruck
Anichstraße
A-6020 Innsbruck

Jungi, W. F., Dr. med.
Leitender Arzt
Abteilung für Onkologie und Haematologie
Medizinische Klinik C
Kantonsspital
CH-9007 St. Gallen

Karrer, K., Univ.-Prof. Dr. med.
Institut für Krebsforschung der Universität Wien
Broschkegasse 8 a
A-1090 Wien

Kotz, R., Dr. med.
Allgemeines Krankenhaus der Stadt Wien
Orthopädische Universitäts-Klinik
Garnisongasse 13
A-1090 Wien

Lampert, F., Prof. Dr. med.
Leiter der Kinder-Poliklinik
der Justus Liebig-Universität
Feulgenstraße 12
D-6300 Giessen

Lohrmann, H.-P., Dr. med.
Universität Ulm
Abteilung für Haematologie
Steinhövelstraße 9
D-7900 Ulm

Mayr, A. C., ObA. Dr. med.
Abt. für Onkologie und Hämatologie
Medizinische Klinik C
Kantonsspital St. Gallen
CH-9007 St. Gallen

Musshof, K., Prof. Dr. med.
Universitätsklinikum Freiburg
Zentrum Radiologie
Abteilung Strahlentherapie
Hugstetter Straße 55
D-7800 Freiburg im Breisgau

Obrecht, J.-P., Prof. Dr. med.
Departement für Innere Medizin
Medizinische Universitäts-Poliklinik
Abteilungsleiter Onkologie
Kantonsspital Basel
CH-4056 Basel

Schildknecht, O., ObA., Dr. med.
Abt. für Onkologie und
Hämatologie
Medizinische Klinik C
Kantonsspital St. Gallen
CH-9007 St. Gallen

Schmidt, C. G., Prof. Dr. med.
Universitätsklinikum der Gesamt-
hochschule Essen
Hufelandstraße 55
D-4300 Essen

Seeber, S., Priv.-Doz. Dr. med.
Innere Klinik und Poliklinik
(Tumorforschung)
Hufelandstraße 55
D-4300 Essen

Senn, H.-J., Prof. Dr. med.
Medizinische Klinik C und
Abteilung für Onkologie und Haema-
tologie
Kantonsspital St. Gallen
Ch-9007 St. Gallen

Vahlensieck, W., Prof. Dr. med.
Urologische Universitätsklinik
Venusberg
D-5300 Bonn

Vorwort

Das Konzept der experimentellen Onkologie, schon im Stadium der Mikrometastasierung zytostatischer Medikamente einzusetzen, wird derzeit bei verschiedenen menschlichen Tumoren auf breiter Basis untersucht. Damit hat die Frage nach den Erfolgsaussichten und der Indikationsstellung für adjuvante zytostatische Therapie in den letzten Jahren an besonderer Aktualität gewonnen. Bei einigen Erkrankungen, die dem osteogenen und Ewing-Sarkom, Wilmstumoren, dem embryonalen Rhabdomyosarkom, manchen Hodentumoren u. a., sind Erfolgsaussichten dieses Vorgehens deutlich, bei weit häufigeren Neoplasien, wie dem Mammacarcinom, Ovarialcarcinom, bei malignen Lymphomen u. a., wird die Indikationsstellung lebhaft diskutiert. Die ärztliche Entscheidung zu dieser Therapieform wird durch die Diskussion in der Öffentlichkeit keineswegs erleichtert und läßt zusammenfassende, kritische Informationen zu diesem Thema besonders suchen.

Die gemeinsame Tagung der Deutschen und Österreichischen Gesellschaft für Hämatologie und Onkologie im November 1977 in Linz gab Gelegenheit, die Grundlagen adjuvanter zytostatischer Therapien und den derzeitigen Stand ihrer praktischen Anwendung zu diskutieren, wobei auch Gefahren und Nebenwirkungen breiter Raum gegeben wurde. Um der Wichtigkeit der Frage gerecht zu werden und die Ergebnisse möglichst auf den letzten Stand zu bringen, konnten für die Publikation zusätzliche Referenten mit internationalem Ansehen gewonnen werden. Die wichtigsten Diskussionsbemerkungen wurden ebenfalls aufgenommen. Sie möchten dokumentieren, wie viele Fragen noch offen sind und weiterer gemeinsamer Anstrengungen bedürfen.

Die Publikation dieses Bandes wurde durch gemeinsame Bemühungen unserer Mitarbeiter in Linz, St. Gallen und Innsbruck ermöglicht, denen wir besonders verpflichtet sind. Frau Doktor G. Kratzer und Herr Oberarzt Dr. H. Kratzer, Linz sowie Frau Hannelore Haunschmidt halfen besonders bei den redaktionellen Arbeiten. Die oberösterreichische Krebsgesellschaft unterstützte die Publikation durch einen finanziellen Beitrag. Unser Dank sei auch dem Springer-Verlag für rasche Drucklegung und sorgfältige Ausstattung dieses Bandes ausgesprochen.

Linz, St. Gallen und Innsbruck, Juni 1978 — Die Herausgeber

1 Grundlagen und Nebenwirkungen

1.1 Adjuvante zytostatische Chemotherapie: Zellkinetische Grundlagen

Dörmer, P.

Institut für Hämatologie der Gesellschaft für Strahlen- und Umweltforschung, München

Wenn man die Diskussion der adjuvanten zytostatischen Chemotherapie mit den zellkinetischen Grundlagen beginnt, dann könnte der Eindruck entstehen, daß die Zellkinetik die Entwicklung dieser Therapieform lenke. Es wird demgegenüber im folgenden zu zeigen sein, daß der Zellkinetik eher eine interpretative Rolle darüber zukommt, was in der Klinik an Ergebnissen gesammelt worden ist.

Die Notwendigkeit und der Wunsch nach einer Therapie zusätzlich zur Operation maligner Tumoren ergibt sich aus den klinischen Fakten. Beispielsweise hat B. Fisher 1972 Daten über das Wiederauftreten des Mammakarzinoms nach ausschließlicher radikaler Mastektomie veröffentlicht (Abb. 1). Daraus läßt sich ablesen, daß die Häufigkeit der Tumorrelapse mit der Größe des operierten Primärtumors zusammenhängt. Außerdem nimmt bei einer Ausgangssituation von nur wenigen faßbaren Metastasen in Form befallener Lymphknoten die Zahl der Relapse nahezu linear mit der Zeit zu. Man erkennt die hohe Wahrscheinlichkeit eines Rezidivs und sieht, daß die Wahrscheinlichkeit einer metastatischen Absiedlung irgendwie mit der Tumormasse korreliert ist.

In zahlreichen Untersuchungen an Tiertumoren wurde mit Hilfe von Zytostatika versucht, die Wahrscheinlichkeit eines Relapses nach der Operation herabzudrücken [11, 14, 18, 26–29, 32]. Eine Untersuchung von Schabel (1976) (Abb. 2) am Lewis Lungenkarzinom der Maus soll hier als ein Beispiel für viele gelten. Nach subkutaner Übertragung des Tumors kommt es frühzeitig zu einer

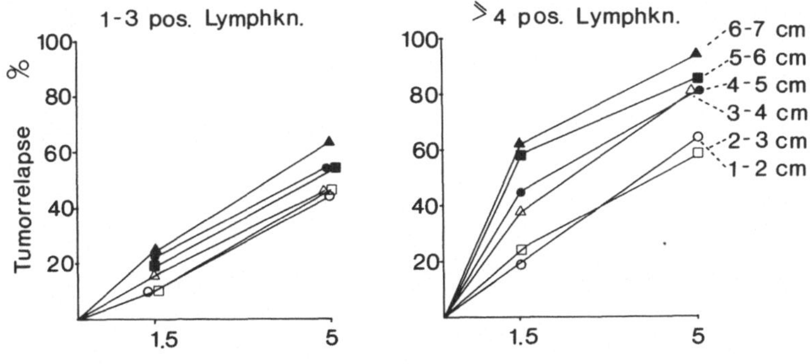

Abb. 1. Häufigkeit des Tumorrelapses nach ausschließlicher radikaler Mastektomie mit unterschiedlicher Zahl befallener regionaler Lymphknoten (li. bis zu 3, re. mehr als 3 Lymphknoten). Die Daten sind aufgeschlüsselt nach dem Durchmesser des operierten Tumors. (Fisher, 1972)

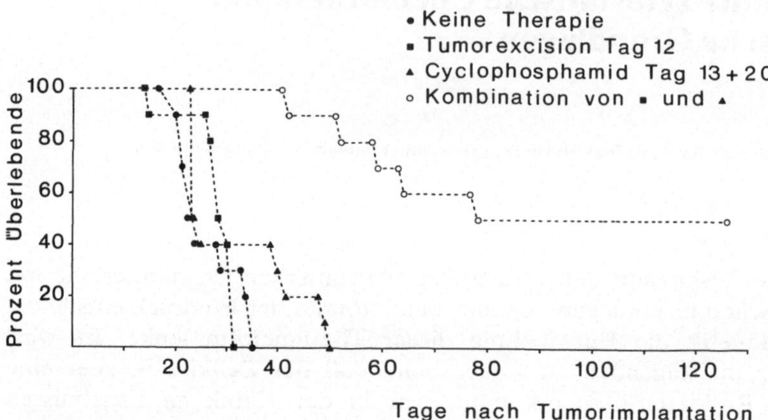

Abb. 2. Abhängigkeit der Überlebenswahrscheinlichkeit von Mäusen mit subkutan übertragenem Lewis Lung Carcinom von der Art bzw. Zeitfolge der Therapie. Bei der Tumorexzision wurde nur der subkutan gewachsene Tumor entfernt. (Schabel, 1976)

Metastasierung in die Lunge, die trotz Operation des Primärtumors am 12. Tag über den letalen Ausgang entscheidet. Kontrollen ohne Operation haben keine schlechtere Prognose. Auch die ausschließliche Behandlung mit Cyclophosphamid verbessert die Überlebenschance nicht. Hingegen überlebt ein Teil der Tiere, wenn dieselbe zytostatische Therapie an die Operation anschließt. Daraus ist zu folgern, daß es von der vorhandenen Tumormasse abhängt, welche Aussichten die zytostatische Therapie hat. Kleine Metastasen sind gut beeinflußbar, der große Tumor aber nicht. Bezogen auf die zytostatische Adjuvanstherapie bedeutet es, daß die Mikrometastasen am ehesten eine erfolgreiche Beeinflußbarkeit versprechen [Übersicht bei 4].

Das Wissen um diese Zusammenhänge ist keineswegs neu. Bereits 1957 (Abb. 3) haben Shapiro und Fugmann gezeigt, daß die Masse des Tumors darüber

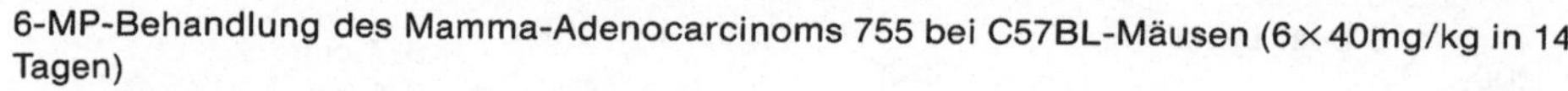

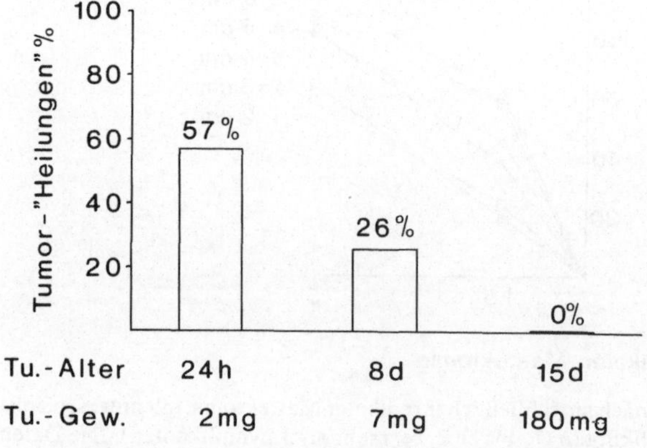

Abb. 3. Abhängigkeit der Überlebenswahrscheinlichkeit von Mäusen mit übertragenem Mamma-Ca. von dem Beginn einer zytostatischen Therapie. (Shapiro u. Fugmann 1957)

entscheidet, ob beim Adenokarzinom 755 eine Heilung mit 6-Merkaptopurin zu erwarten ist oder nicht. Wir haben jedoch zunehmend gelernt, wie problematisch es ist, therapeutische Ergebnisse bei Tiertumoren auf die Situation beim Menschen zu übertragen. Es gibt aber auch für den Menschen ganz zweifelsfrei erfolgreiche Entsprechungen, wie beispielsweise beim Wilms-Tumor [1] (Abb. 4). Man erkennt, daß eine adäquate Kombinationsbehandlung die Prognose sehr positiv verändert.

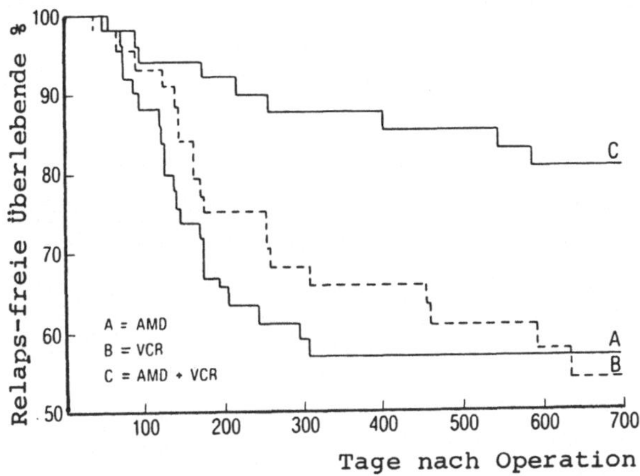

Abb. 4. Beispiel einer Verbesserung der Überlebenswahrscheinlichkeit von Kindern mit operiertem Wilms-Tumor in Abhängigkeit von der Wahl einer geeigneten adjuvanten zytostatischen Therapie [Cancer 38, 633 (1976)]

Die entscheidende Frage an die Zellkinetik lautet, ob es für alle Fälle solider menschlicher Tumoren gilt, daß die zytostatische Beeinflussung der Mikrometastasen die Langzeitprognose verbessert. Darin enthalten sind die Fragen, wie menschliche Tumoren überhaupt wachsen, und warum Mikrometastasen möglicherweise anders ansprechen als Makrometastasen.

Ein kurzer Exkurs in die Zell- und Wachstumskinetik (Abb. 5) erinnert uns daran, daß nach jeder Zellteilung aus einer Mutterzelle zwei Tochterzellen A und B entstehen. Wenn sich die Zahl proliferierender Zellen nicht verringern soll, dann muß zumindest die Zelle A in Proliferation bleiben. Entscheidend für die Zunahme proliferierender Zellen ist somit das Schicksal der Zelle B. Wenn sie nicht proliferiert, ist die Wachstumsfraktion (19) = 0; proliferiert sie aber ebenso wie die Zelle A, dann ist die Wachstumsfraktion = 1. Situationen, bei denen ein Teil der B-Typ-Zellen proliferiert, ein anderer Teil aber nicht, ergeben eine Wachstumsfraktion zwischen 1 und 0. Ein Teil der Zellen, ob nun B- oder A-Typ, stirbt jedoch auch wieder ab. Dieser Anteil, bezogen auf alle proliferierenden Zellen, wird durch den Zellverlustfaktor [36] dargestellt. Der Zellverlustfaktor ist = 0, wenn keine Zellen absterben, und ist = 1, wenn genau soviele Zellen zugrundegehen wie neugebildet werden. Normale Wechselgewebe wie Knochenmark, Epidermis oder Darmepithel haben demzufolge einen Zellverlustfaktor von 1.0.

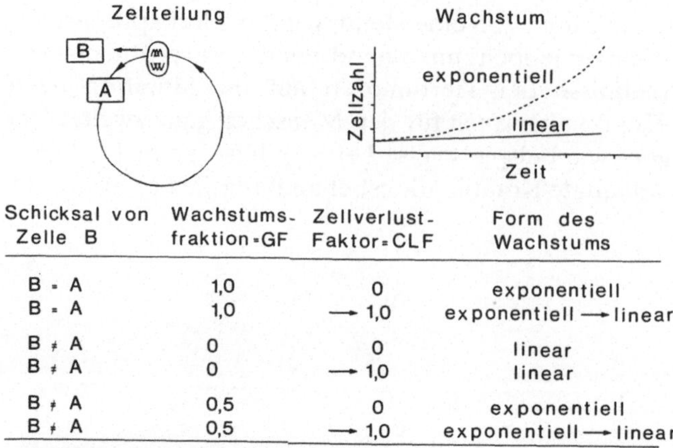

Schicksal von Zelle B	Wachstums-fraktion = GF	Zellverlust-Faktor = CLF	Form des Wachstums
B = A	1,0	0	exponentiell
B = A	1,0	→ 1,0	exponentiell → linear
B ≠ A	0	0	linear
B ≠ A	0	→ 1,0	linear
B ≠ A	0,5	0	exponentiell
B ≠ A	0,5	→ 1,0	exponentiell → linear

Abb. 5. Wachstumsform eines beliebigen Gewebes (exponentiell oder linear bzw. steady state) in Abhängigkeit von der Konstellation von Wachstumsfraktion und Zellverlustfaktor

Das Tumorwachstum wird durch 3 Größen bestimmt: die Zellzyklusdauer sowie die Wachstumsfraktion und den Zellverlustfaktor. Die Art des Wachstums, ob der Tumor exponentiell oder eher linear in seiner Größe zunimmt, ist unabhängig von der Zellzyklusdauer, aber abhängig von der Konstellation von Zellverlustfaktor und Wachstumsfraktion. Abb. 5 gibt dazu einige Beispiele. Sie lassen erkennen, daß nur dann kein exponentielles Wachstum besteht, wenn ein Gewebe eine Wachstumsfraktion von 0 hat und damit überhaupt nicht wächst oder wenn der Zellverlustfaktor = 1 ist und damit ein steady state vorliegt.

Das Wachstum menschlicher Tumoren ist ausgiebig an der Geschwindigkeit der Volumenverdopplung von Haut- oder Lungenmetastasen gemessen worden [3, 5, 6, 10, 12, 22, 33—35, 37]. Abb. 6 faßt zwei Zusammenstellungen aus der Literatur zusammen. Die Medianwerte der Verdopplungszeiten einzelner Metastasen von verschiedenen Tumorarten liegen bei 60 Tagen. Soweit die Wachstumsform bei der begrenzten Beobachtungsdauer menschlicher Metastasen beurteilbar war, erschien sie als typisch exponentiell.

Durch intravenöse Injektion von tritiummarkiertem Thymidin wurden in einzelnen Untersuchungen mit Hilfe der „Markierten-Mitosen-Methode" auch Parameter des Zellzyklus menschlicher Tumorzellen bestimmt [2, 8, 23, 30, 41, 43, 44]. Ein Beispiel hierfür ist die untere Hälfte der Abb. 7. Die obere Hälfte soll dagegen eine nahezu ideale Kurve von Zellkulturen veranschaulichen mit ganz allmählicher Zunahme der Desynchronisation. Die Geschwindigkeit der Desynchronisation wird durch die Variabilität der einzelnen Zellzyklusphasen bestimmt. Menschliche Tumorzellen können so schnell desynchronisieren, daß nicht immer mehr, wie auch im Beispiel der Abb. 7, ein zweiter Gipfel abgegrenzt werden kann. In anderen Experimenten am Menschen ist dieses jedoch gelungen, so daß eine Zellzyklusdauer der Tumorzellen bestimmt werden konnte (Tabelle 1). Dabei fanden sich Zeiten der DNA-Synthesedauer zwischen etwa 10 und 25 Stunden und der Zellzyklusdauer zwischen rund 20 und 200 Stunden. Im Mittel ist die Zellzyklusdauer etwa 3 × so lang wie die DNA-Synthesedauer. Setzt man eine mittlere Zellzyklusdauer von 70 Stunden in Rechnung und hält dagegen die

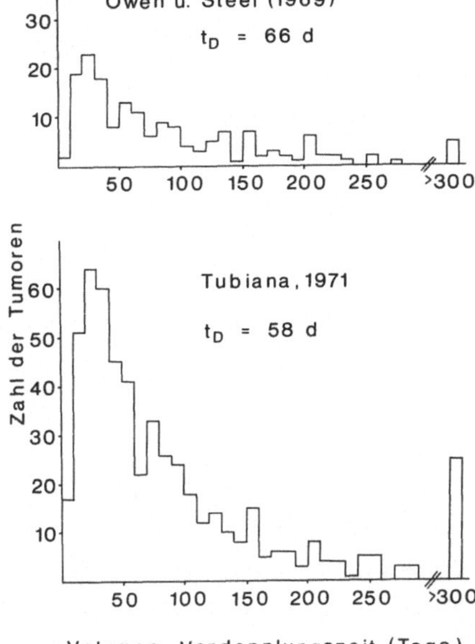

Abb. 6. Häufigkeitsverteilungen von Verdopplungszeiten menschlicher solider Tumoren nach Zusammenstellungen aus der Literatur

Tumorverdopplungsdauer von rund 60 Tagen, dann wird deutlich, wie weit das Wachstum der menschlichen soliden Tumoren durch die Wachstumsfraktion und den Zellverlustfaktor bestimmt sind [42].

Eine Zusammenstellung von Malaise und Mitarb. (1973) (Tabelle 2) läßt erkennen, daß verschiedene Gruppen von Tumoren bzw. histologische Typen eine unterschiedliche Verdopplungsdauer aufweisen. Das entspricht der klinisch

Tabelle 1. Proliferationsparameter menschlicher Tumoren

DNA-Synthesedauer (t_s, Std.)	Generationszeit (t_c, Std.)	Autoren
19	97	Frindel et al. (1968)
19	51.5 (36—67)	
11	27.5 (25—30)	
12	48	
11.8	14.5	Bennington (1969)
9.3	14.3	
24	41.7	Young und De Vita (1970)
24	82.3	
22	73.6	
20	120 (3—7 Tage)	Shirakawa et al. (1970)
24	144 (3—9 Tage)	
20	217	Weinstein und Frost (1970)
14.5	44.5	Terz et al. (1971)
11	25.5	
14	26	
21	42	

$t_s:t_c \sim 1:3$

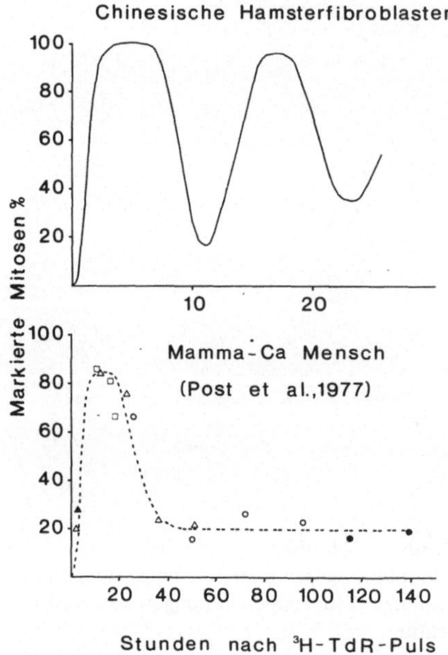

Abb. 7. Markierte-Mitosen-Kurven von normalen Zellen in Kultur (oben) und aus Untersuchungen am menschlichen Mamma-Ca

tatsächlich beobachtbaren Wachstumsgeschwindigkeit, wobei embryonale Tumoren führen und Adenokarzinome den Schluß bilden. Wie man sieht, korreliert keine der anderen zellkinetischen Größen vollkommen mit dieser Wachstumsgeschwindigkeit. Bei allen Tumorarten hat man jedoch einen hohen Zellverlustfaktor. Wenn dazu noch eine teilweise sehr kleine Wachstumsfraktion besteht, dann ergibt sich zwangsläufig eine sehr lange Zeit, bis ein Tumor sein Volumen verdoppelt hat.

All solche Beobachtungen und Messungen an menschlichen Tumoren stammen nun aus Spätstadien, während wir für die Beeinflussung durch Zytostatika gern etwas über das Wachstum in der Frühphase wüßten. Bei Tiertumoren wird die Verdopplungszeit mit zunehmendem Tumorvolumen

Tabelle 2. Zellkinetische Daten menschlicher Tumoren. Zusammengestellt und berechnet von Malaise et al. (1973)

Histologische Typen	Tumor-Verdopplungszeit (Tage)	Markierungsindex %	Wachstumsfraktion (GF)	Zellverlust Faktor (CLF)
Embryonale Tumoren	27 (22—33)	30 (22—41)	0.90	0.94
Maligne Lymphome	29 (23—37)	29 (22—38)	0.90	0.94
Mesenchymale Sarkome	41 (35—50)	3.8 (2.5—5.9)	0.11	0.68
Plattenepithelkarzinome	58 (48—70)	8.3 (6.4—10.9)	0.25	0.90
Adenokarzinome	83 (72—96)	2.1 (1.7—2.7)	0.06	0.71

immer länger [16, 31, Übersicht bei 25]. Kleine Tumoren wachsen also schneller als große. In einem sehr wichtigen experimentellen Beitrag konnte Tannock (1968) dazu zeigen, daß die Wachstumsfraktion um so kleiner wird, je weiter die Tumorzellen von der versorgenden Kapillare entfernt liegen. Die zunehmende vaskuläre Unterversorgung eines wachsenden Tumors ist somit ein wichtiger Faktor für die Verlängerung der Tumorverdopplungszeit. Damit ist auch eine zunehmende therapeutische Resistenz verbunden, da hypoxische Zellen weniger strahlensensibel sind [Übersicht bei 15] und geringeren Zytostatikakonzentrationen ausgesetzt werden [40].

Das Dilemma für menschliche Tumoren ist aber, daß wir ihre Proliferationseigenschaften bei nur mikroskopischer Größe überhaupt nicht kennen. Rein spekulativ wurden deshalb für einen menschlichen Tumor zwei verschiedene Wachstumsformen simuliert (Abb. 8), wobei die zytokinetischen Daten denen eines Plattenepithelkarzinoms angepaßt sind. Die Zellzyklusdauer (t_c) bleibt in beiden Fällen konstant und beträgt 70 Stunden. Im oberen Beispiel verlängert sich die Tumorverdopplungszeit (t_D) um $^1/_3$, im unteren nimmt sie um etwa denselben Faktor ab.

Zunächst sollen die Gemeinsamkeiten der Modelle erörtert werden. In beiden Fällen ist die präklinische Phase, bis eine Tumorzellzahl von 10^9 entsprechend ca. 1 g Masse erreicht ist, rund doppelt so lang wie die klinische. Bei 10^{12} bis 10^{13} Zellen entsprechend 1 bis 10 kg Tumormasse stirbt der Patient. In beiden Fällen ist die Änderung der Wachstumsgeschwindigkeit innerhalb der klinischen Phase so gering, daß sie mit den uns zur Verfügung stehenden Mitteln nicht sicher gemessen werden kann. Die Änderungen des Zellverlustfaktors und der Wachstumsfraktion sind ebenfalls so gering, daß wir sie nicht erfassen

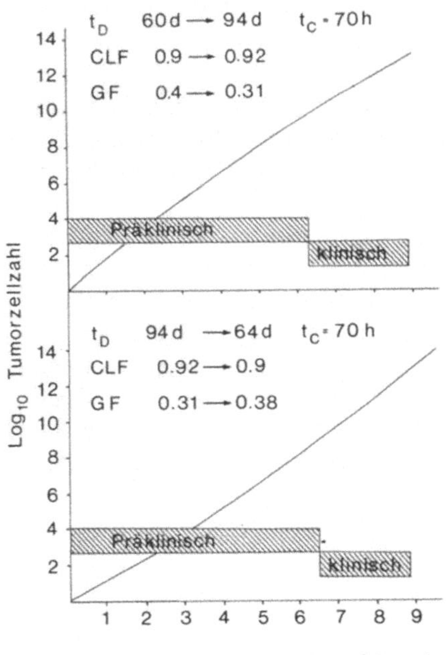

Abb. 8. Konstruktion von Wachstumskurven bei der Wahl von Parametergrößen, die einem menschlichen Plattenepithel-Ca. entsprechen könnten. Im oberen Fall nimmt die Tumorverdopplungszeit (t_D) linear mit der Zeit zu, im unteren Beispiel ab. Abkürzungen: t_c = Zellzyklusdauer; CLF = Zellverlustfaktor; GF = Wachstumsfraktion. Die Grenze zwischen präklinischer und klinischer Phase ist für eine Tumorzellzahl von 10^9 gesetzt

könnten. Mäßige Veränderungen der Tumorverdopplungszeit können demnach nicht erkannt werden, grobe Veränderungen scheinen nach bisherigen Ergebnissen nicht vorzuliegen.

Dem Wachstumsverhalten experimenteller Tiertumoren ist das obere Beispiel angepaßt. Es ist aber zu berücksichtigen, daß solche Tiertumoren über Wochen oder Monate, nicht aber über Jahre wachsen. Durch diesen anderen Zeitfaktor könnten andere Faktoren bestimmend werden, die von Nowell (1976) unter dem Begriff der „klonalen Evolution" diskutiert wurden. Geringe Änderungen in dem Genom können zu Änderungen der Proliferationsparameter führen, und damit erhalten neue Klone die proliferative Führung, wobei sich die Tumorverdopplungszeit entsprechend dem unteren Beispiel verkürzen muß. Aus klinischer Beobachtung kann man die Zunahme der Anstiegsgeschwindigkeit myeloischer Zellen im peripheren Blut mit jedem neuen Relaps bei CML, die von Stryckmans et al. (1970) sehr sorgfältig dokumentiert wurde, als Beleg hierbei anführen. Weiterhin ist wohl auch die lange initiale Phase des carcinoma in situ verschiedener Gewebe hierfür ein Argument [9]. Eine zunehmende Verselbständigung eines wachsenden Tumors aus der immunologischen Kontrolle des Wirts [13] könnte denselben Kurventyp des unteren Beispiels zur Folge haben.

Welche Folgerungen sind aus diesen Modellen in Hinblick auf die adjuvante zytostatische Therapie möglich? Zunächst gelingt es kaum, die Tumorzellzahl um mehr als den Faktor 10^5 zu vermindern wegen der damit verbundenen schweren Schädigung der normalen Wechselgewebe. Liegt die Ausgangszellzahl der Mikrometastasen über 10^5, dann kann nicht mehr mit einer Heilung gerechnet werden. Diese Ausgangszellzahl ist aber in den vorliegenden Beispielen bereits 3 bis 2,5 Jahre vor dem Beginn der eigentlichen klinischen Phase überschritten. Werden Patienten aufgrund nachweisbarer Metastasierung zur Risikogruppe gezählt, dann befinden sie sich nach dieser Überlegung mit einiger Wahrscheinlichkeit bereits in der inkurablen Gruppe. Solange man aber nicht weiß, ob menschliche Tumoren entsprechend dem oberen Modell im präklinischen Stadium wesentlich schneller proliferieren als im klinischen, sind Bedenken gerechtfertigt, risikoarme Gruppen dann einer adjuvanten Zytostatikabehandlung zuzuführen, wenn die operierten Geschwülste keine hohe Zytostatikaempfindlichkeit erwarten lassen.

Leider ist es derzeit nicht auszuschließen, daß durch die zytostatische Therapie das Tumorwachstum in bestimmten Fällen entsprechend dem unteren Modell beschleunigt wird [24]. Dieses könnte durch eine zytostatikabedingte Aufhebung der immunologischen Kontrolle des Wirts erfolgen oder durch eine zytostatikageförderte klonale Evolution. Die entscheidenden Fragen an die Zellkinetik bleiben demzufolge unbeantwortet. Bei der Schwierigkeit, solche Zusammenhänge am Menschen zu untersuchen, wird die Zellkinetik in diesem Punkt möglicherweise noch am ehesten von der klinischen Empirie bereichert werden.

Zusammenfassung

Aus Untersuchungen an experimentellen Tiertumoren ist bekannt, daß Heilungen mit Hilfe von Zytostatika bevorzugt dann möglich sind, wenn die zu vernichtende Tumormasse gering ist. Dieses gilt insbesondere für Mikrometastasen nach Operation des Haupttumors. Das Wachstum menschlicher Tumoren zeigt jedoch eine so starke Heterogenität, daß sowohl prinzipiell als auch im Einzelfall die Übertragbarkeit von Ergebnissen aus dem tierexperimentellen Bereich auf die menschliche Situation unsicher ist.

Nach einer kurzen Rekapitulation der für das Tumorwachstum wichtigen zell- und wachstumskinetischen Parameter wird eine Übersicht über die für menschliche Neoplasien verfügbaren Daten gegeben. Menschliche Tumoren zeigen im allgemeinen einen hohen Zellverlustfaktor und sind in dieser Hinsicht ihren Ausgangsgeweben noch ähnlich. Zusätzlich trägt weniger eine Verlängerung der Zellzyklusdauer als eine teilweise sehr niedrige Wachstumsfraktion zu den langen Tumorverdopplungszeiten beim Menschen bei.

Für die adjuvante zytostatische Therapie kann aus den derzeit verfügbaren klinischen Daten verallgemeinernd gefolgert werden, daß in bevorzugtem Maße schnell wachsende Tumoren günstig beeinflußbar sind, bei langsamen Neoplasien der Effekt aber zumindest teilweise in Frage steht. Die Zellkinetik kann aber kaum als Entscheidungshilfe herangezogen werden, weil über die Wachstumskurve menschlicher Tumoren im Stadium der mikroskopischen Größe keine Daten existieren. Zwei Modelle für das Wachstum eines menschlichen Plattenepithelkarzinoms veranschaulichen, wie man aus den Grundlagen der Zellkinetik alleine sowohl zu einer befürwortenden als auch zu einer ablehnenden Haltung gegenüber der adjuvanten Chemotherapie langsam wachsender Geschwülste kommen kann.

Diskussion

Karrer: Ich glaube, daß die Mikrometastase eine Wachstumsrate hat, die eine größere Chance für die Chemotherapie bietet als der große Tumor. Natürlich glaube ich nicht, daß sie eine andere Doppelungszeit hat. Sie hat jene Verdoppelungszeit, die diesem Tumor-Typ zukommt. Der große Tumor erfährt eine Abschwächung durch andere Umstände. Auch wenn Sie das Lewis-Lungen-Modell hernehmen, so ist durch viele Arbeiten belegt worden, daß die Mikrometastase besser zytostatisch angreifbar ist. Jene Zytostatika, die hier gut wirken, haben auch den besten Effekt beim großen Tumor.

Dörmer: Beim Menschen sind die zellkinetischen Voraussetzungen anders als bei den experimentellen Tiertumoren. Wir können, auch wenn Sie sagen, die Tumorverdoppelungszeit bleibt gleich, nicht davon ausgehen, daß sich die Konstellation der Wachstumsfraktion so ändert, daß man auch in Analogie für den großen Tumor etwas wirklich Günstiges erreichen kann.

Man muß beim menschlichen Tumor unterscheiden: es gibt schnell wachsende und es gibt langsam wachsende Tumoren. Die schnell wachsenden ähneln den Tiermodellen, das wird auch durch die Therapieergebnisse bestätigt. Bei den langsam wachsenden Tumoren kann man nur in Analogie annehmen, es sei so, man kann Therapieschemata entwerfen, man kann aber nicht sagen, es ist so.

Schmidt: Wir gehen immer davon aus, daß auch die hochdifferenzierten Adenokarzinome und die Plattenepithelkarzinome sich in ihrem Wachstumsverhalten im Laufe des Tumorwachstums nicht ändern, daß sie gleich bleiben. Es war eine große Überraschung festzustellen, daß bei hochdifferenzierten Kolontumoren, wenn sie in die nackte Maus transplantiert werden, sich ihre Wachstumsgeschwindigkeit außerordentlich verdoppelt, bei vollem Beibehalten ihres biochemischen, histologischen und chromosomalen Musters.

Es kann durchaus so sein, wie Herr Karrer gesagt hat, daß die Mikrometastase eine ganz andere Wachstumsgeschwindigkeit hat als der große Tumor. Für jeden Kliniker und Hämatologen gibt es ein ganz charakteristisches Beispiel, die chronisch myeloische Leukämie. Wir haben hier eine klonale Evolution mit einer zunehmenden Aneuploidie, mit zunehmenden chromosomalen Aberrationen.

Ich glaube nicht, daß wir die Frage von Herrn Karrer negativ beantworten können. Wir wissen nicht, wie im menschlichen Körper Mikrometastasen sich verhalten, welcher Kinetik sie ausgesetzt sind. Diese Frage ist völlig offen.

Karrer: Wir haben beim Bronchuskarzinom eine große Variabilität vor uns, die dadurch entsteht, daß die Tumoren eine unterschiedliche biologische Qualität haben. Es kann daher ein experimentelles Tier-Tumormodell wie der Lewis Lungentumor nur zu einer dieser Tumorarten passen. Die Frage, die uns praktisch interessiert, ist die, ob die Mikrometastase mit einer anderen Chemotherapie angegangen werden muß als der große Tumor. Das ist der springende Punkt, der uns alle interessiert.

Dörmer: Ich gehe völlig konform mit Ihrer Bemerkung, daß vielleicht ein ganz spezielles Bronchuskarzinom in seinen Wachstumseigenschaften dem Lewis Lungenkarzinom vergleichbar ist. Die Frage aber ist, ob wir rückwirkend generalisieren dürfen und sagen: „im Spätstadium sind sie unterschiedlich, aber im Frühstadium sind sie alle gleich und haben die gleichen Wachstumscharakteristika der Mikrometastase, folglich werden sie alle gleich auf Zytostatika ansprechen."

Schmidt: Das halte ich für völlig ausgeschlossen. Wenn ich es vorsichtig, beim jetzigen Stand der Dinge formulieren will, kann man von einer adjuvanten Chemotherapie erst reden, wenn eine nachgewiesene Chemotherapiesensibilität bei den fortgeschrittenen Stadien erwiesen ist. Man wird wohl kaum wagen, ein hochdifferenziertes, verhornendes Plattenepithelkarzinom mit einer Chemotherapiesensibilität gleich null, in die Kategorie der Tumoren einzureihen, die man im Stadium der Mikrometastasierung adjuvant chemotherapieren darf.

Wenn Sie mir erlauben, dann darf ich zum Schluß, um Herrn Dörmer in seiner vorsichtigen Formulierung zu unterstützen, den Schlußsatz wiederholen, der vor vier Wochen in Essen an der WHO-Zellkonferenz geprägt wurde, nämlich, daß man zur Zeit von den kinetischen Daten im Tierexperiment, die von Tumor zu Tumor schwanken, für die Klinik überhaupt keine Hilfe ableiten kann. Man muß lernen, die Daten unabhängig voneinander zu verstehen. Zur Berechnung der Therapie sind noch nicht genügend Unterlagen vorhanden.

Literatur

1. D'Angio, G., A. E. Evans, N. Breslow, B. Beckwith, H. Bishop, P. Feigl, W. Goodwin, L. L. Leape, L. F. Sinks, W. Sutow, M. Tefft and J. Wolff: The treatment of Wilm's tumor. Results of the National Wilm's tumor study. Cancer **38,** 633—646 (1967)
2. Bennington, J. L.: Cellular kinetics of invasive squamous carcinoma of the cervix. Cancer Res. **29,** 1082—1088 (1969)
3. Breur, K.: Growth rate and radiosensitivity of human tumors. I. Growth rate of human tumors. Europ. J. Cancer **2,** 157—171 (1966)
4. Burchenal, J. H.: Adjuvant therapy – theory, practice, and potential. Cancer **37,** 46—57 (1976)
5. Collins, V. P.: Time of occurrence of pulmonary metastases from carcinoma of colon and rectum. Cancer **15,** 387—395 (1962)
6. Collins, V. P., R. K. Loeffler and H. Tivey: Observations on growth rates of human tumors. Amer. J. Roentgenol. **76,** 988—1001 (1956)
7. Fisher, B.: Surgical adjuvant therapy for breast cancer. Cancer **30,** 1556—1564 (1972)
8. Frindel, E., E. Malaise and M. Tubiana: Cell proliferation kinetics in five human solid tumors. Cancer **22,** 611—620 (1968)
9. Gallager, H. S.: View from the giant's shoulder. Cancer **40,** 185—194 (1977)
10. Garland, L. H.: The rate of growth and natural duration of primary bronchial cancer. Amer. J. Roentgenol. **96,** 604—611 (1966)
11. Goldin, A., J. M. Venditti, S. R. Humphreys, and N. Mantel: Influence of the concentration of leukemic inoculum on the effectiveness of treatment. Science **123,** 840 (1956)

12. Hermanutz, K. D., M. Thelen und P. Thurn: Die Diagnose des Mammakarzinoms unter dem Aspekt der Wachstumsrate. Fortschr. Röntgenstr. **123,** 162—167 (1975)
13. Ioachim, H. L., B. H. Dorsett and E. Paluch: The immune response at the site in lung carcinoma. Cancer **38,** 2296—2309 (1976)
14. Karrer, K., S. R. Humphreys and A. Goldin: An experimental model for studying factors which influence metastasis of malignant tumors. Int. J. Cancer **2,** 213—223 (1967)
15. Koch, C. J., J. Kruuv and H. E. Frey: Variation in radiation response of mammalian cells as a function of oxygen tension. Rad. Res. **53,** 33—42 (1973)
16. Laird, A. K.: Dynamics of tumour growth: comparison of growth rates and extrapolation of growth curve to one cell. Brit. J. Cancer **19,** 278—291 (1965)
17. Malaise, E. P., N. Chavaudra and M. Tubiana: The relationship between growth rate, labelling index and histological type of human tumours. Europ. J. Cancer **9,** 305—312 (1973)
18. Mayo, J. G., W. R. Laster jr., C. M. Andrews and F. M. Schabel jr.: Success and failure in the treatment of solid tumors. III. „Cure" of metastatic Lewis lung carcinoma with methyl-CCNU (NSC-95441) and surgery-chemotherapy. Cancer Chemother. Rep. **56,** 183—195 (1972)
19. Mendelsohn, M. L.: Autoradiographic analysis of cell proliferation in spontaneous breast cancer of C3H mouse. III. The growth fraction. J. Nat. Cancer Inst. **28,** 1015—1029 (1962)
20. Nowell, P. C.: The clonal evolution of tumor cell populations. Science **194,** 23—28 (1976)
21. Owen, L. N. and G. G. Steel: The growth and cell population kinetics of spontaneous tumours in domestic animals. Brit. J. Cancer **23,** 493—509 (1969)
22. Philippe, E. and Y. LeGal: Growth of seventy-eight recurrent mammary cancers. Quantitative study. Cancer **21,** 461—467 (1968)
23. Post, J., R. J. Sklarew and J. Hoffman: The proliferative patterns of human breast cancer cells in vivo. Cancer **39,** 1500—1507 (1977)
24. VanPutten, L. M., L. K. J. Kram, H. H. C. van Dierendonck, T. Smink and M. Fuzy: Enhancement by drugs of metastatic lung nodule formation after intravenous tumour cell injection. Int. J. Cancer **15,** 588—595 (1975)
25. Rajewsky, M. F.: Proliferative properties of malignant cell systems. In: Handbuch der allgemeinen Pathologie, Bd. 6, Teil 5. 289—325, Springer-Verlag Berlin Heidelberg New York 1974
26. Schabel, F. M., jr.: Concepts for treatment of micrometastases developed in murine systems. Am. J. Roentgenol. Radium Ther. Nucl. Med. **126,** 500—511 (1976)
27. Schabel, F. M.: Surgical adjuvant chemotherapy of metastatic murine tumors. Cancer **40,** 558—568 (1977)
28. Schabel, F. M., jr.: Rationale for adjuvant chemotherapy. Cancer **39,** 2875—2882 (1977)
29. Shapiro, D. M. and R. A. Fugmann: A role of chemotherapy as an adjunct to surgery. Cancer Res. **17,** 1098—1101 (1957)
30. Shirakawa, S., J. K. Luce, I. F. Tannock and E. Frei III: Cell proliferation in human melanoma. J. Clin. Invest. **49,** 1188—1199 (1970)
31. Simpson-Herren, L. and H. H. Lloyd: Kinetic parameters and growth curves for experimental tumor systems. Cancer Chemother. Rep. **54,** 143—174 (1970)
32. Skipper, H. E.: Kinetics of mammary tumor cell growth and implications for therapy. Cancer **28,** 1479—1499 (1971)
33. Spratt, J. S.: The rate of growth of skeletal sarcomas. Cancer **18,** 14—24 (1965)
34. Spratt, J. S., jr., H. J. Spjut and C. L. Roper: The frequency distribution of the rates of growth and the estimated duration of primary pulmonary carcinomas. Cancer **16,** 678—693 (1963)
35. Spratt, J. S., jr. and T. L. Spratt: Rates of growth of pulmonary metastases and host survival. Annals of Surgery **159,** 161 (1964)
36. Steel, G. G.: Cell loss from experimental tumours. Cell Tissue Kinet. **1,** 193—207 (1968)
37. Straus, M. J.: The growth characteristics of lung cancer and its application to treatment design. Semin. Oncol. **1,** 167—174 (1974)
38. Stryckmans, P. A., J. Manaster, T. Peltzer, M. Socquet and G. Vamecq: Cell proliferation in chronic myeloid leukemia under discontinuous treatment from diagnosis to blastic crisis. In G. Mathé (ed.), Advances in the treatment of acute (blastic)-leukemias, p. 156—161. Berlin—Heidelberg—New York: Springer 1970.
39. Tannock, I. F.: The relation between cell proliferation and the vascular system in a transplanted mouse mammary tumour. Brit. J. Cancer **22,** 258 (1968)

40. Tannock, I. F., N. Marshall and L. M. van Putten: An attempt at selective chemotherapy of hypoxic cells: Triethylenemelamine and irradiation of a C_3H mouse mammary tumour. Europ. J. Cancer **8,** 501—507 (1972)
41. Terz, J. J., H. P. Curutchet and W. Lawrence, jr.: Analysis of the cell kinetics of human solid tumors. Cancer **28,** 1100—1110 (1971)
42. Tubiana, M.: The kinetics of tumour cell proliferation and radiotherapy. Brit. J. Radiol. **44,** 325—347 (1971)
43. Weinstein, G. D. and P. Frost: Cell proliferation in human basal cell carcinomas. Cancer Res. **30,** 724—728 (1970)
44. Young, R. C. and V. T. DeVita: Cell cycle characteristics of human solid tumors in vivo. Cell Tissue Kinet. **3,** 285—290 (1970)

1.2 Früh- und Spätveränderungen der Granulozytopoese unter intermittierender adjuvanter Chemotherapie des Mamma-Karzinoms*

Lohrmann[1], H.-P., Schreml[1], W., Fliedner[2], T. M., Heimpel[1], H.

1 Abt. Innere Medizin und Hämatologie, Department Innere Medizin, Univ. Ulm

2 Abt. Klinische Physiologie, Zentrum Klinische Grundlagenforschung, Univ. Ulm

Eine der wesentlichsten Nebenwirkungen zytostatischer Chemotherapie solider Tumoren ist die unmittelbar auftretende, dosisabhängige und meist rasch reversible Toxizität auf die hämopoetischen Zellerneuerungssysteme. Tierexperimentelle Beobachtungen der letzten Jahre [1, 2] weisen darüber hinaus auf die Möglichkeit eines langwährenden Defektes der Hämopoese nach kurzfristiger zytostatischer Therapie hin.

In einer kooperativen Studie der Abteilung für Innere Medizin und Hämatologie, der Abteilung für Allgemeinchirurgie, und des Laborbereichs Immunologie der Abteilung für Mikrobiologie an der Universität Ulm werden klinische, immunologische und hämatologische Aspekte einer standardisierten adjuvanten Chemotherapie des Mammakarzinoms untersucht. Die klinischen und immunologischen Ergebnisse wurden an anderer Stelle auf diesem Kongreß vorgestellt [3, 4]. Wir haben diese Studie zum Anlaß genommen, detaillierte hämatologische Verlaufskontrollen durchzuführen, um den Effekt derartiger zytostatischer Chemotherapie auf die menschliche Hämopoese genauer zu charakterisieren. Ein derartiges Adjuvans-Chemotherapieprotokoll eignet sich besonders gut zur Bearbeitung dieser Fragestellung, da hier Patienten ohne erkennbare Perturbation der Hämopoese gegenüber Zytostatika exponiert werden. Die Daten, die im folgenden vorgestellt werden, weisen deshalb das Reaktionsmuster einer normalen menschlichen Granulopoese auf einmalige wie auch auf mehrmalige Zytostatikagabe auf.

Eine der wesentlichsten Labormethoden, die bei diesen Untersuchungen zur Anwendung kommen, ist der in vitro-Nachweis granulopoetisch determinierter Stammzellen (**C**olony **F**orming **U**nits in **C**ulture, **CFU-C**). Wir arbeiten mit einem einschichtigen Agar-Kultursystem; als Quelle koloniestimulierender Aktivität dient ein mit menschlicher Plazenta konditioniertes Medium. Für Einzelheiten sei auf die Literatur verwiesen [5, 6]. Da dieses konditionierte Medium über Monate hin haltbar ist [6], eignet es sich hervorragend für Längsschnittuntersuchungen menschlicher CFU-C.

In Abb. 1 sind die Veränderungen der peripheren neutrophilen Granulozyten unter der intermittierenden Chemotherapie dargestellt. Die Pfeile am Fuße der Abbildung zeigen den Zeitpunkt der Chemotherapiestöße an; insgesamt werden,

---

* Unterstützt durch die Deutsche Forschungsgemeinschaft (SFB 112) und das Bundesministerium für Forschung und Technologie. Wir bedanken uns für die hervorragende technische Mitarbeit von Frl. Iris Haag und Frl. Felicitas Haber.

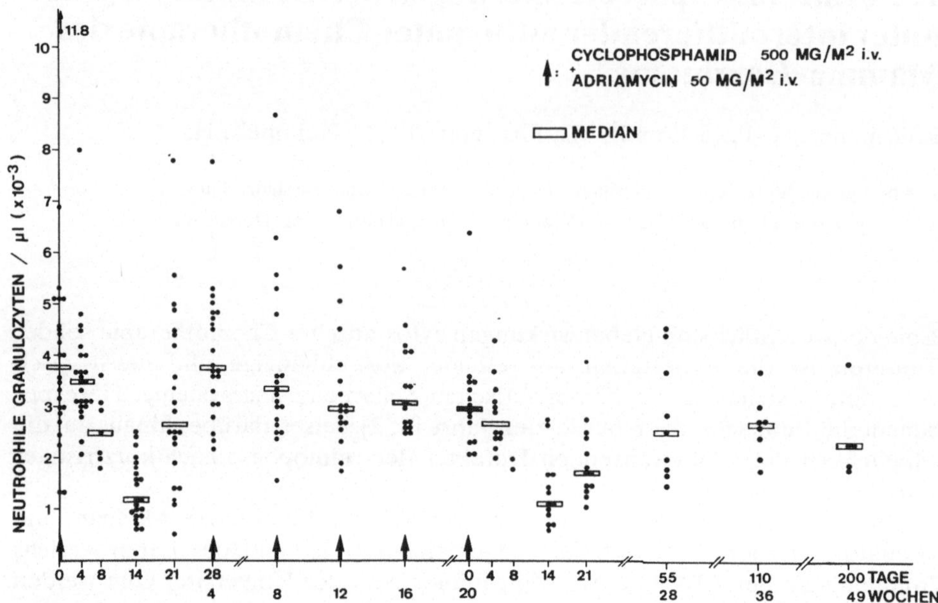

Abb. 1 Konzentration der neutrophilen Granulozyten des peripheren Blutes (Ordinate) während und nach Chemotherapie. Auf der Abszisse sind die einzelnen Chemotherapiestöße durch schwarze Pfeile dargestellt; auf den unterschiedlichen Zeitmaßstab der Abszisse sei hingewiesen. Die Medianwerte sind durch offene Querbalken dargestellt

wie Sie gehört haben [3], insgesamt 6 Chemotherapiestöße (Cyclophosphamid 500 mg/m^2 i.v. plus Adriamycin 50 mg/m^2 i.v.) im Abstand von jeweils 4 Wochen gegeben. Die Veränderungen nach dem ersten und nach dem sechsten Chemotherapiestoß werden in dieser wie in den folgenden Abbildungen detaillierter dargestellt, da hier Untersuchungen zu mehreren Zeitpunkten durchgeführt wurden. Wie aus der Abb. 1 zu erkennen ist, kommt es im Anschluß an die Chemotherapie zu einem progredienten Abfall der peripheren Neutrophilen, wobei der Nadir um den Tag 14 erreicht wird. Zum Tag 28, d. h. bis zum 2. Chemotherapiestoß, kehren die peripheren Neutrophilen zu ihren Ausgangswerten zurück. Mit wiederholten Chemotherapiestößen ist ein (statistisch nicht signifikanter) Abfall der medianen peripheren Neutrophilenwerte zu verzeichnen. Nach dem 6. (letzten) Chemotherapiestoß kommt es wiederum zum Neutrophilenabfall mit Nadir um den Tag 14; der Wiederanstieg ist gegenüber dem ersten Stoß jedoch verzögert. Nach Beendigung der Chemotherapie ist dann eine langwährende, statistisch signifikante ($p < 0,05$) Neutropenie zu beobachten; in der Abbildung sind die letzten Werte 200 Tage nach Chemotherapieende eingetragen, inzwischen beobachten wir jedoch Patienten über ein Jahr nach Ende der Chemotherapie bei unverändert erniedrigten Neutrophilenwerten.

Abb. 2 zeigt die Verteilung der Myelopoese an Knochenmarksausstrichen; differenziert wurden jeweils mindestens 300 Zellen. Zu jedem der angegebenen Zeitpunkte zeigt die erste Säule den Anteil der Zellen des Proliferationsspeichers

(Myeloblast, Promyelozyt, Myelozyt), die zweite Säule den Anteil des Reifungsspeichers (Metamyelozyt, Stabkerniger, Segmentierter), die dritte Säule den Anteil der Segmentierten im Mark. Es ist zu erkennen, daß am Tag 4 des ersten Stoßes eine starke Rechtsverschiebung auftritt, die aus der weitgehenden Zerstörung der Zellen des Proliferationsspeichers durch die verabreichte Chemotherapie resultiert. Der relative Anstieg der Zellen des Reifungsspeichers

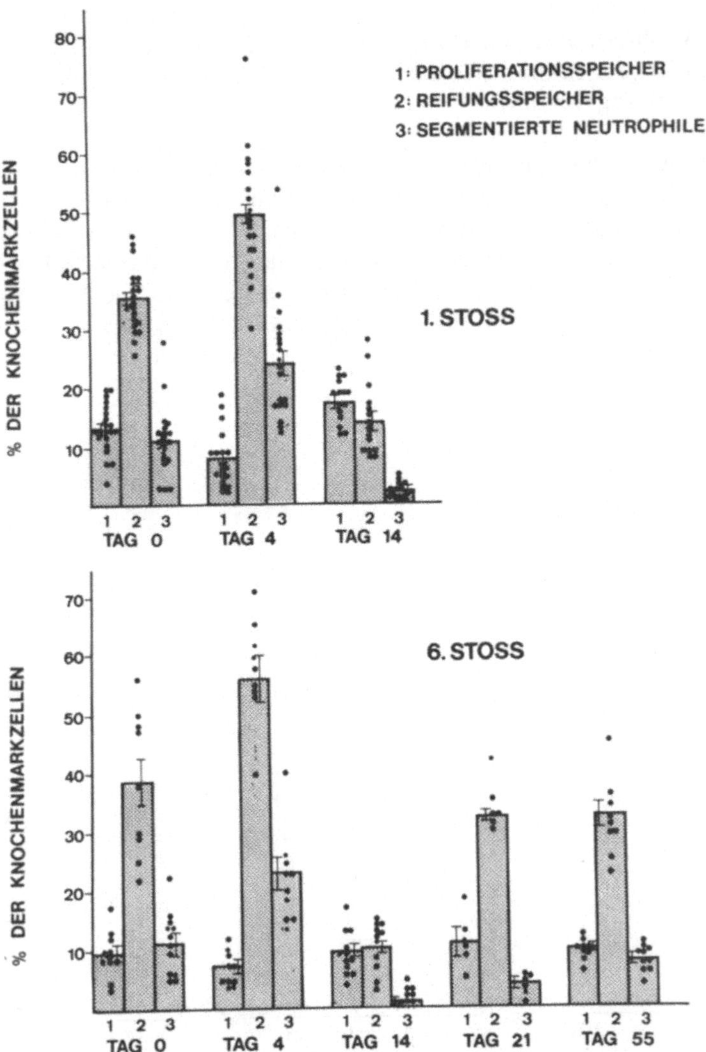

Abb. 2. Verteilung der Myelopoese unter und nach adjuvanter Chemotherapie. Zu jedem Zeitpunkt ist der Anteil der Zellen des proliferativen (mitotischen) Pools der Granulopoese (Myeloblast bis Myelozyt) durch die linke Säule, der Anteil der Zellen des Reifungspools (post-mitotischer Pool) der Granulopoese durch die mittlere Säule und der Anteil segmentierter Granulozyten durch die rechte Säule dargestellt

wie auch der Knochenmarks-Granulozyten ergibt sich aus dem — in der Abbildung nicht dargestellten — weitgehenden Fehlen der Erythropoese am Tag 4. Am Tag 14 nach Chemotherapie ist die Myelopoese stark linksverschoben, als Zeichen ihrer beginnenden Regenration; Granulozyten fehlen zu diesem Zeitpunkt fast vollständig, was mit den stark erniedrigten Granulozytenwerten im peripheren Blut zu dieser Zeit (Abb. 1) übereinstimmt.

Vor dem sechsten Stoß, wie auch am Tag 4 und 14 des sechsten Stoßes sind die Veränderungen in den morphologisch erfaßbaren Knochenmarkskompartimenten der Myelopoese ganz entsprechend. Am Tag 21 hat sich das normale Verhältnis von Proliferations- zu Reifungsspeicher weitgehend wieder hergestellt; auffallend ist jedoch hier, wie auch am Tag 55 nach Chemotherapie, daß der relative Anteil segmentierter Granulozyten im Knochenmark statistisch signifikant ($p<0{,}05$) reduziert bleibt.

Die Bestimmung der funktionellen Knochenmark-Granulozytenreserve wurde durch rasche intravenöse Infusion von 200 mg Hydrokortison durchgeführt [7]. Der maximale Granulozytenanstieg nach dieser Infusion (Werte bestimmt 3, 4 und 5 Stunden nach Infusion) ist in Abb. 3 dargestellt. Es ist erkennbar, daß die Veränderungen während des ersten und sechsten Stoßes einander entsprechen; bereits am Tag 4 nach Chemotherapie ist eine Erniedrigung der funktionellen Granulozytenreserve des Marks zu beobachten, sie

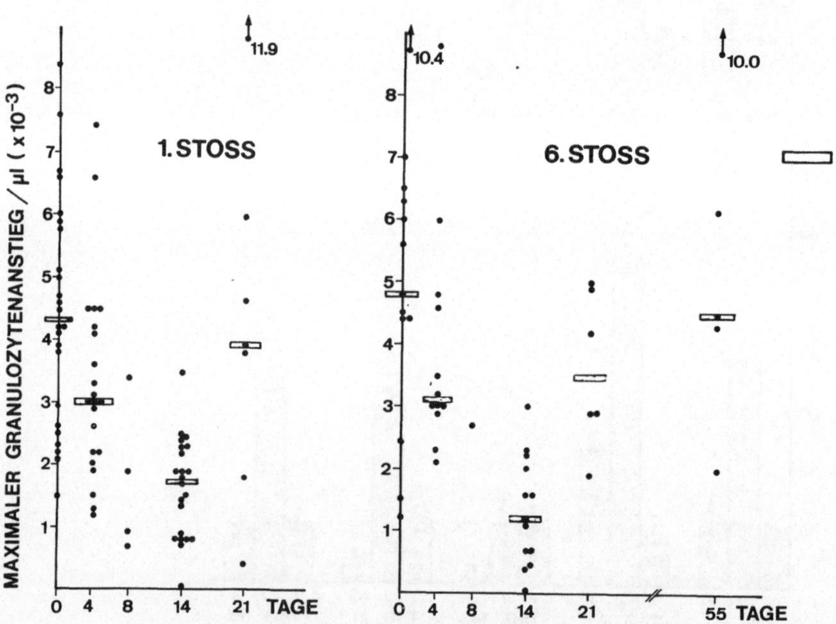

Abb. 3. Funktionelle Knochenmarks-Granulozytenreserve unter adjuvanter Chemotherapie. Der maximale Anstieg segmentierter Granulozyten im peripheren Blut nach intravenöser Schnellinfusion von 200 mg Hydrokortison (Ordinate) ist zu verschiedenen Zeitpunkten nach dem ersten Chemotherapiestoß (linke Hälfte) und nach dem sechsten Chemotherapiestoß (rechte Bildhälfte) dargestellt. Die Medianwerte sind durch offene Querbalken angezeigt

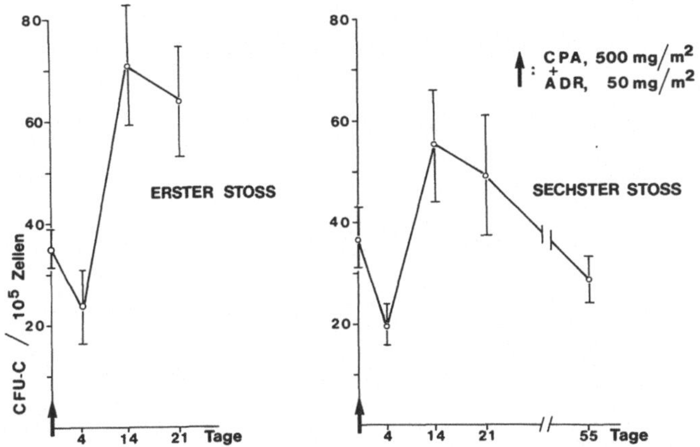

Abb. 4. Granulopoetisch determinierte Stammzellen (CFU-C) des Knochenmarks unter intermittierender adjuvanter Chemotherapie. Dargestellt ist die Zahl der CFU-C pro 10^5 Knochenmarkszellen (Ordinate) zu unterschiedlichen Zeitpunkten nach dem ersten Chemotherapiestoß (linke Bildhälfte) und nach dem sechsten (letzten) Chemotherapiestoß (rechte Bildhälfte). (Mittelwert ± SD)

erreicht am Tag 14 ihr Minimum, um sich danach auf Ausgangswerte zu normalisieren.

Der Wert der quantitativen Bestimmung der CFU-C im menschlichen Knochenmark ist dadurch beschränkt, daß jeweils nur relative Werte (CFU-C pro 10^5 Knochenmarkszellen) angegeben werden können; Methoden zur Bestimmung menschlicher Knochenmarkskompartimente stehen nicht zur Verfügung. Derartige relative CFU-C-Daten geben damit etwa die Information, die durch ein Differentialblutbild ohne Kenntnis der absoluten Leukozytenzahl des peripheren Blutes vermittelt wird. In Abb. 4 sind die während des ersten und sechsten Chemotherapiestoßes bei unseren Patienten erhobenen Daten dargestellt. Es ist erkennbar, daß zum Tag 4 ein Abfall der relativen Zahl der CFU-C des Markes eintritt. Aus histologisch aufgearbeiteten aspirierten Knochenmarksbröckeln wissen wir, daß zu diesem Zeitpunkt die Knochenmarkszellularität stark vermindert ist [3]. Man kann deshalb sagen, daß der CFU-C-Speicher des Knochenmarkes am Tag 4 weit stärker in seiner Größe reduziert ist, als dies aus der Abb. 4 hervorgeht. Zum Tag 14 und 21 tritt dann ein erheblich überschießender Anstieg der relativen Zahl der Knochenmarks-CFU-C ein.

Abb. 5 gibt einen Anhalt für den proliferativen Status der Knochenmarks-CFU-C. Verwendet wurde die Thymidin-Suizid-Technik [8]; ihr Prinzip beruht darauf, daß die in der S-Phase des Zellzyklus sich befindlichen CFU-C während einer Kurzzeit-Inkubation mit radioaktivem Thymidin hoher spezifischer Aktivität dieses Thymidin in ausreichend großen Mengen aufnehmen, um durch die nachfolgende Selbstbestrahlung ihr proliferatives Potential zu verlieren. Die sich hieraus ergebende Reduktion der Koloniezahl läßt somit auf den minimalen Anteil der CFU-C in S-Phase des Zellzyklus rückschließen. Dieser Anteil ist in Abb. 5 als ^{3}H-Suizid-Fraktion dargestellt. Die Prä-Chemotherapiewerte liegen hier in unserem normalen Bereich. Es ist erkennbar, daß bereits am Tag 4 nach Chemotherapie eine deutlich erhöhte ^{3}H-Suizid-Fraktion bestimmt wurde; 14

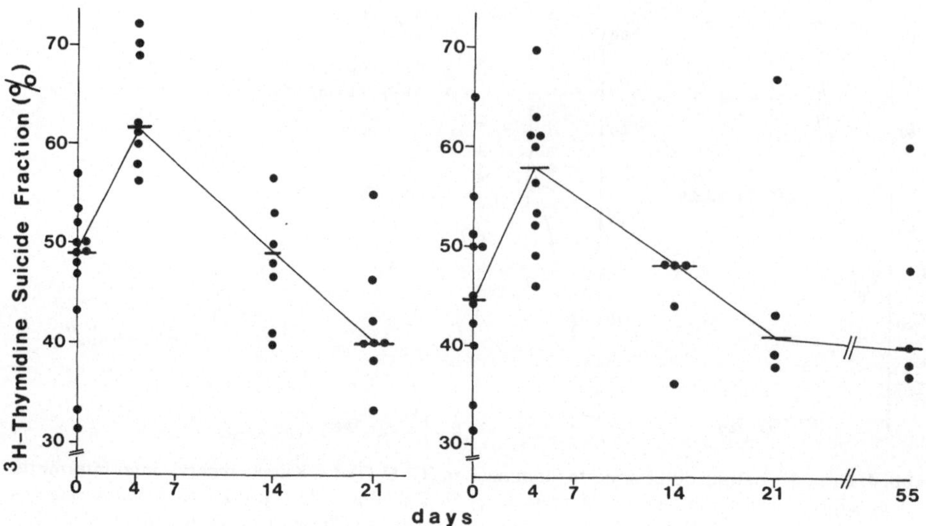

Abb. 5. ^{3}H-Thymidin-Suizid-Fraktion der CFU-C des Knochenmarkes (Ordinate) nach dem ersten Stoß (linke Bildhälfte) und sechsten (letzten) Stoß (rechte Bildhälfte) intermittierender adjuvanter Chemotherapie

und 21 Tage nach Chemotherapie, wie auch 55 Tage nach Beendigung der Chemotherapie finden sich demgegenüber normale ^{3}H-Suizid-Fraktionen. Diese Befunde zeigen an, daß die CFU-C als Reaktion auf die chemotherapiebedingte Schädigung ihres Speichers sehr frühzeitig in gesteigerte Proliferation übergehen, daß sie aber zum Tag 14 nach Chemotherapie offenbar wieder zu ihrem ursprünglichen proliferativen Status zurückgekehrt sind. Dies mag anzeigen, daß am Tag 14 die regenerativen Prozesse im CFU-C-Speicher beendet sind.

CFU-C sind beim Menschen, wie auch bei zahlreichen anderen Spezies, in geringen Zahlen auch im peripheren Blut nachweisbar. Im Gegensatz zu dem Knochenmarks-CFU-C-Speicher kann der Blut-CFU-C-Speicher quantifiziert werden (ausgedrückt im folgenden als CFU-C pro Liter peripheres Blut). Die Abb. 6 zeigt die von uns erhobenen Befunde unter und nach Chemotherapie. In Übereinstimmung mit der Literatur ergab sich eine erhebliche Variabilität vor Chemotherapie. Unmittelbar nach Chemotherapie zeigt sich jedoch übereinstimmend ein sehr starker Abfall der CFU-C im peripheren Blut, mit nachfolgender Regeneration auf Ausgangswerte am Tag 14 und 21. Mit wiederholter Chemotherapie ist deutlich erkennbar, daß der Blut-CFU-C-Speicher nicht mehr auf Ausgangswerte regeneriert. Nach dem sechsten (letzten) Chemotherapiestoß zeigt sich, verglichen mit dem ersten Chemotherapiestoß, eine deutlich verzögerte Regeneration des Blut-CFU-C-Speichers. Dieser erreicht zunächst wieder die vor dem sechsten Stoß bestimmten Größenwerte, zeigt jedoch in der Folge eine ausgeprägte Größenreduktion ohne Tendenz zur Normalisierung. Die hier für den Tag 110 und 200 nach Chemotherapie gezeigten Werte sind bei den von uns bisher beobachteten Patienten auch noch ein Jahr nach Beendigung der Chemotherapie gültig.

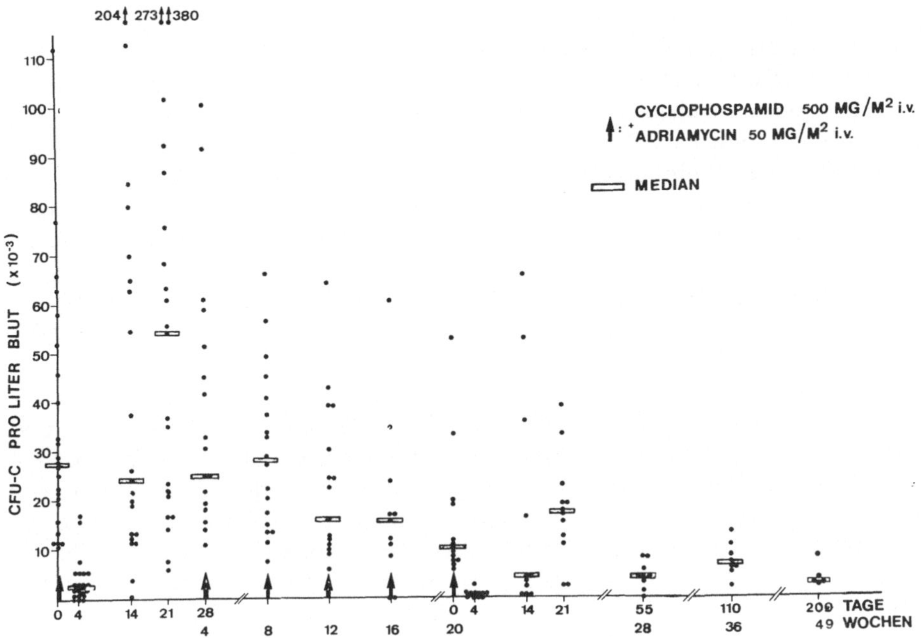

Abb. 6. Granulopoetisch determinierte Stammzellen (CFU-C) des peripheren Blutes (ausgedrückt als CFU-C/Liter Blut; Ordinate) unter und nach intermittierender adjuvanter Chemotherapie. Zur weiteren Erklärung siehe Abb. 1

Wertet man diese Daten kritisch, so lassen sich folgende Aussagen treffen:

1. mit wiederholter Chemotherapie entwickelt sich ein Bildungsdefekt in der Granulopoese. Dieser Bildungsdefekt ist erkennbar am progredienten Abfall der neutrophilen Granulozyten im peripheren Blut, verbunden mit dem noch stärker ausgeprägten Abfall der CFU-C im peripheren Blut.

2. nach wiederholter Chemotherapie ist die Regeneration der Granulopoese verändert: Verglichen mit dem Verhalten nach dem ersten Chemotherapiestoß ist die Regeneration der neutrophilen Granulozyten wie auch der CFU-C im peripheren Blut deutlich verzögert.

3. Nach Beendigung relativ kurzfristiger, intermittierender Chemotherapie mit Cyclophosphamid und Adramycin besteht ein langwährender Produktionsdefekt der Granulopoese; die Dauer dieses Produktionsdefektes ist derzeit noch nicht abzusehen, beträgt jedoch mindestens 1 Jahr. Dieser Produktionsdefekt manifestiert sich in einer mäßigen, statistisch jedoch signifikanten peripheren Neutropenie, an einem verminderten Anteil segmentierter Neutrophiler im Knochenmark, an einem verminderten M/E-Verhältnis im Knochenmark (Verhältnis myeloischer zu erythropoetischer Vorstufen), und an einem deutlich reduzierten Gehalt des peripheren Blutes an CFU-C. Am ehesten lassen sich diese Veränderungen dahingehend interpretieren, daß eine an sich normal verteilte, jedoch hypoplastische Granulopoese nach intermittierender Chemotherapie persistiert. Der verminderte Anteil segmentierter Granulozyten im Knochenmark ist mit dieser Deutung vereinbar, indem sich der Granulozyten-

speicher des Knochenmarks als Folge der Hypoplasie der vorgeschalteten Zellkompartimente nicht zu seiner vollen, normalen Größe aufbaut.

Beim Tier sind nach BCNU wie auch nach Busulfan persistierende Defekte der Hämopoese nachgewiesen [1, 2]. Beim Menschen ist eine verminderte Zytostatikatoleranz nach früherer Zytostatikaexposition eine geläufige klinische Erfahrung. Es erscheint möglich, daß der in den vorliegenden Untersuchungen nachgewiesene Restdefekt der Granulopoese nach relativ kurzfristiger Zytostatikatherapie verantwortlich ist für eine derartige reduzierte Zytostatikatoleranz.

Sicherlich ist der Restdefekt so, wie er in den vorliegenden Untersuchungen festgestellt wurde, ohne Bedeutung für die Durchführung zytostatischer Therapie bei Patienten mit fortgeschrittenen Tumoren. Wir sehen jedoch eine mögliche Bedeutung eines derartigen Defektes der Granulopoese, wenn er aus adjuvant verabreichter Chemotherapie resultiert. Hier muß ein Restdefekt der Hämopoese offenbar zur Liste anderer potentieller Spätdefekte — mutagene [9] und onkogene [10] Spätwirkungen zytostatischer Therapie wurden beschrieben — hinzugefügt werden. Die klinische Wertigkeit eines derartigen Spätdefektes der Hämopoese nach kurzfristiger adjuvanter Chemotherapie ist derzeit nicht zu bestimmen; eine spätere Knochenmarkshypoplasie erscheint eine jedoch durchaus diskutierbare Möglichkeit zu sein [11]. Die Wertigkeit adjuvanter Chemotherapieprotokolle solider Tumoren muß sich in Kenntnis derartiger potentieller Spätwirkungen aus dem Verhältnis der Wirkung auf den Tumor gegenüber der Schwere dieser Nebenwirkungen ergeben.

Literatur

1. Morley, A. A., Trainor, K. J., Blake, J.: A primary stem cell lesion in experimental chronic hypoplastic marrow failure. Blood **45,** 681 (1975)
2. Trainor, K. J., Morley, A. A.: Screening of cytotoxic drugs for residual bone marrow damage. Journal of the National Cancer Institute **57,** 1237 (1976)
3. Schreml, W., Lang, M., Betzler, M., Schlag, P., Lohrmann, H.-P., Herfarth, Ch., Heimpel, H. (1977): Adjuvante, intermittierende Chemo-/Immunotherapie beim Mamma-Carcinom. I. Klinische Aspekte einer prospektiven Studie, mit morphometrischen Untersuchungen zur Knochenmarkstoxizität. Vortrag auf dem Jahreskongreß der Österreichischen und Deutschen Gesellschaft für Hämatologie, Linz, November 1977
4. Flad, H. D., Betzler, M., Schreml, W., Müller, H., Lohrmann, H.-P., Herfarth, Ch., Heimpel, H.: Verhalten lymphatischer Subpopulationen unter zytostatischer Therapie. Vortrag auf dem Jahreskongreß der Österreichischen und Deutschen Gesellschaft für Hämatologie, Linz, November 1977
5. Lohrmann, H.-P., Hansi, W., Heimpel, H.: Human placenta-conditioned medium for stimulation of human granulopoietic precursor cell (CFU-C) colony growth in vitro. Blut, **36,** 81 (1978)
6. Burgess, A. W., Wilson, W. A., Metcalf, D.: Stimulation by human placental conditioned medium of hemopoietic colony formation by human marrow cells. Blood **49,** 573 (1977)
7. Dale, D. C., Fauci, A. S., Guerry, D., Wolff, S. M.: Comparison of agents producing a neutrophilic leukocytosis in man. Hydrocortisone, prednisone, endotoxin, and etiocholanolone. Journal of Clinical Investigation **56,** 808 (1975)
8. Iscove, N. N., Till, J. E., McCulloch, E. A.: The proliferative states of mouse granulopoietic progenitor cells. Proceedings of the Society of Experimental Biology and Medicine **134,** 33 (1970)
9. Sieber, S. M., Adamson, R. H.: Toxicity of antineoplastic agents in man: chromosomal

aberrations, antifertility effects, congenital malformations, and carcinogenic potential. Advances in Cancer Research **22,** 57 (1975)

10. Reimer, R. R., Hoover, R., Fraumini, J. F., Young, R. C.: Acute leukemia after alkylating-agent therapy of ovarian cancer. New England Journal of Medicine **297,** 177
11. Hellman, S., Botnick, L. E.: Stem cell depletion: an explanation of the late effects of cytotoxins. International Journal of Radiation, Oncology, Biology and Physics **2,** 181 (1977)

1.3 Verhalten lymphatischer Subpopulationen unter zytostatischer Therapie*

Flad[1], H.-D., Betzler[2], M., Schreml[3], W., Müller[1], H., Lohrmann[3], H.-P., Herfarth[2], Ch., Heimpel[3], H.

1 Abt. Mikrobiologie, Laborbereich Immunologie
2 Abt. Chirurgie I
3 Abt. Innere Medizin und Hämatologie, Universität Ulm

Die immunosuppressiven Eigenschaften von Zytostatika sind seit 1921 bekannt, als gezeigt wurde, daß Stickstofflost die Antikörperbildung von Kaninchen gegen Schaferythrozyten beeinträchtigte [17]. Heute weiß man, daß alle Zytostatika, die beim Menschen gegen maligne Erkrankungen verwendet werden, auch immunosuppressiv wirken. Diese Feststellung beinhaltet aber auch gleichzeitig, daß die Immunfunktionen des Menschen definiert werden müssen, bevor Aussagen über die Wirkungen dieser Substanzen auf das Immunosystem gemacht werden können. In diesem Vortrag möchte ich auf folgende Punkte eingehen:

1. Der Angriffspunkt der wichtigsten heute gebräuchlichen Zytostatika im Immunsystem.
2. Eigene immunologische Befunde, die bei einer prospektiven randomisierten Studie an Patientinnen mit Mammakarzinom gewonnen wurden.
3. Möglichkeiten für eine verbesserte Anwendung der zytostatischen Therapie.

Das Immunsystem und seine in vitro Korrelate

Durch die bekannte Zweiteilung des Immunsystems in sich vom Thymus ableitende T-Lymphozyten und von Bursa-Äquivalenten ableitende B-Lymphozyten wurde es möglich, die beiden Populationen von Lymphozyten mit Oberflächenmarkern und funktionell zu charakterisieren. Außerdem wurde ein drittes System, das System der mononukleären Phagozyten, definiert. Die wichtigsten Marker sind in Tabelle 1 aufgeführt. Herausgegriffen seien die T-Lymphozyten, die mit Schaferythrozyten Rosetten bilden, die B-Lymphozyten, die Rezeptoren für die dritte Komplementkomponenten C3b und C3d besitzen und Oberflächenimmunglobuline tragen. Außerdem gibt es die sog. Killerzellen, die einen Rezeptor für das Fc-Stück von IgG tragen, sich mit an Zielzellen gebundenem Antikörper verbinden und dadurch zytotoxisch für Tumorzellen werden können. Eine erst kürzlich beschriebene Zellpopulation, die „natural killer cells“, soll ebenfalls gegen Tumorzellen wirken, ist aber beim Menschen noch ungenügend charakterisiert.

* Diese Arbeit wurde unterstützt durch die Deutsche Forschungsgemeinschaft (Fl 104/2).

Tabelle 1. Oberflächenmarker normaler mononukleärer Zellen

Marker	T-Lymphozyten	B-Lymphozyten	K-Zellen	Monozyten/Makrophagen
Schaferythrozyten (E)	+	−	−	−
E in Suspension	+ (akt.)	−	−	−
Anti-T-Zell-Antikörper	+	−	−	−
Helix pomatia Hämaggl. A	+	−	−	−
Masernvirus-infiz. Zellen	+	−	−	−
Mauserythrozyten	−	+	−	−
Oberflächen IgM und IgD	−	+	−	−
Anti-B-Zell-Antikörper	−	+	−	−
$EA_{(IgG)}$	+ (akt.)	+	+	+
$EA_{(IgM)}$	+	−	−	−
EAC 1—3b	+ (akt.)	+	+/−	+
EAC 1—3d	−	+	+/−	+
EAC 1—4	−	+	+/−	+
aggr. IgG	+ (akt.)	+	+	+
EBV	−	+	−	−
Anti-Makrophagen-Antikörper	−	−	+/−	+
Lymphozyten	−	−	−	+

Besondere Funktionscharakteristika der lymphatischen Subpopulationen sind in Tabelle 2 u. 3 dargestellt. Die pflanzlichen Lektine Phytohämagglutinin und Concanavalin A stimulieren die T-Lymphozyten zur Blastentransformation und DNS-Synthese, Pokeweed Mitogen induziert die intrazelluläre Immunglobulinbildung von B-Lymphozyten mit Hilfe von T-Zellen. In der gemischten Lymphozytenkultur reagieren die T-Zellen auf Alloantigene, die vorzugsweise

Tabelle 2. Funktionscharakteristika normaler menschlicher Blutzellen (1)

	T	B	Monozyten/Makrophagen
Blastentransformation nach Stimulation mit Lektinen			
PHA	+	−	−
ConA	+	−	−
PWM	+	+ (Ig Prod.)	−
Blastentransformation sens. Lymphozyten nach Stimulation mit spez. Antigen	+	−	−
Produktion von „Lymphokinen"	+	−	−
Zytotoxizität auf Targetzellen induziert durch	+	−	−
PHA			
(Allo)-Antigen in vivo oder in vitro	+	−	−
durch Antikörper gegen Targetzellen	„K"-Zellen		
durch unspez. Aktivierung	−	−	+
durch „arming factors"	−	−	+
durch „specific mg arming factors"	−	−	+
durch zytophile Antikörper	−	−	+

Tabelle 3. Funktionscharakteristika normaler menschlicher Blutzellen (2)

	T	B	Monozyten/ Makrophagen
Adhärenz an Oberflächen	–	–	+
Adhärenz an 0,5 μm Plastikperlen	–	+	(+)
Rosettenbildung mit			
E	+	–	–
EAC3b	–	+	+
EAC3d	–	+	+
EA (IgG)	+ (akt.)	+	+
Maus E	–	+ (Subpop.)	–
Bindung von aggr. IgG	+ (akt.)	+	+
„Capping" von Ig anti Ig Komplexen	–	+	–
Pinozytose	+	+	+
Phagozytose	–	–	+
Chemotaxis	–	–	+

auf der Membran von B-Zellen, den Stimulatorzellen, zu finden sind. In vivo sensibilisierte T-Zellen sind zytotoxisch für Zellen mit denselben Oberflächenantigenen, die zur Sensibilisierung verwendet werden. Bereits erwähnt wurden die K-Zellen als die Effektorzellen der Antikörperabhängigen, zellvermittelten Zytotoxizität und die „natural killer cells".

Tabelle 4a u. b gibt eine Übersicht über die wichtigsten Zytostatika und ihren Angriffspunkt auf verschiedene Subpopulationen des Menschen. Einige generelle Aussagen sind möglich (Übersicht s. bei Berenbaum [2]).

1. Zytostatika wirken stärker auf Immunreaktionen, die eine Zellinteraktion und Zellkooperation erfordern als auf solche, die davon unabhängig sind (wie z. B. eine B-Zellaktivierung).

2. Zytostatika wirken stärker auf proliferierende als auf ruhende Zellsysteme.

Tabelle 4a. Wirkungsmechanismus verschiedener Zytostatika mit immunsuppressiven Eigenschaften (1)

	Wirkungsweise	T-Zellsystem	B-Zellsystem	mononukl. Phagoz.
1. *Alkylierende Substanzen*	Hemmung der DNS-Replikation	+	++	
Stickstoff-Lost				
Phenylalaninmustard				
Cyclophosphamid				
Imidazol-4-carboxamid				
Chlorambuzil				
2. *Antimetaboliten*	Hemmung der Enzyme der DNS-Synthese	+	+	
Purin-Analoge:				
6-Merkaptopurin				
Azathioprin				
Pyrimidin-Analoge:				
5-Fluorurazil				
Zytosinarabinosid				

Tabelle 4b. Wirkungsmechanismus verschiedener Zytostatika mit immunsuppressiven Eigenschaften (2)

	Wirkungsweise	T-Zellsystem	B-Zellsystem	mononukl. Phagoz.
3. Folsäure-Antagonisten Methotrexat	Hemmung der Dihydrofolat-Reduktase	+	+	
4. Kortikosteroide	Verteilungsstörung von Lymphozyten und Makrophagen, Hemmung von DNS-Repair-Mech. lympholytischer Effekt	+	(+)	+
5. Vincaalkaloide	Hemmung der Mikrofilamente und damit der Zellinteraktion	+	+	+
6. Antibiotika Bleomycin Daunomycin Aktinomycin D	Störung des Nukleinsäurestoffwechsels durch Bindung an Nukleotide	+	+	
7. L-Asparaginase	Selektive Verarmung an Asparagin	+		

3. Kortikosteroide wirken stärker auf unreife Zellen (Vorläuferzellen der B-Zellen des Knochenmarks, der T-Zellen der Thymusrinde, der Antikörperbildenden Zellen der Milz, auf nicht sensibilisierte T-Helferzellen) als auf reife und differenziertere Formen (B-Zellen im Knochenmark, T-Zellen im Mark des Thymus, zytotoxische T-Zellen, sensibilisierte T-Helferzellen).

Besonders herauszuheben sind die Wirkung von alkylierenden Substanzen auf die B-Zellen und die vielfache Wirkungsweise von Kortikosteroiden auf das Immunsystem. Letztere bestehen vor allem bei einer jeden zweiten Tag verabreichten Dosis von Prednison in einer vorübergehenden Lymphozytopenie und Monozytopenie mit einer vorübergehenden Verarmung des rezirkulierenden Lymphozytenpools [12], insbesondere der T-Lymphozyten [11], ohne daß die verzögerte Hautreaktion beeinträchtigt wird. Nicht zu vergessen ist auch die Tatsache, daß die Wirkung der meisten Zytostatika nicht zu trennen ist von ihrer anti-inflammatorischen Wirkung.

Abb. 1 faßt die heutige Konzeption des Angriffspunkts zytostatischer Medikamente zusammen [20]. Die zelluläre Wechselbeziehung zwischen Makrophagen und Lymphozyten in der Induktionsphase der Immunreaktion wird durch Pflanzen-Alkaloide und Kortikosteroide, die die Phagozytose hemmen, gestört. Anti-Lymphozytenserum und Kortikosteroide blockieren außerdem die Lymphozytenmembran. Alkylierende Substanzen wie Cyclophosphamid, Chlorambuzil und Prokarbazin sowie das pflanzliche Alkaloid Vincristin hemmen die Proliferation und Differenzierung immunokompetenter Zellen, ebenso die Antimetaboliten und Antibiotika. Die Effektorphase der humoralen Immunität, die Antikörperbildung, wird durch Alkylantien blockiert, die anamnestische Reaktion durch Antimetaboliten, Alkylantien, Antibiotika, passive Gabe von Antikörpern und Kortikosteroide. Außerdem können membranaktive und

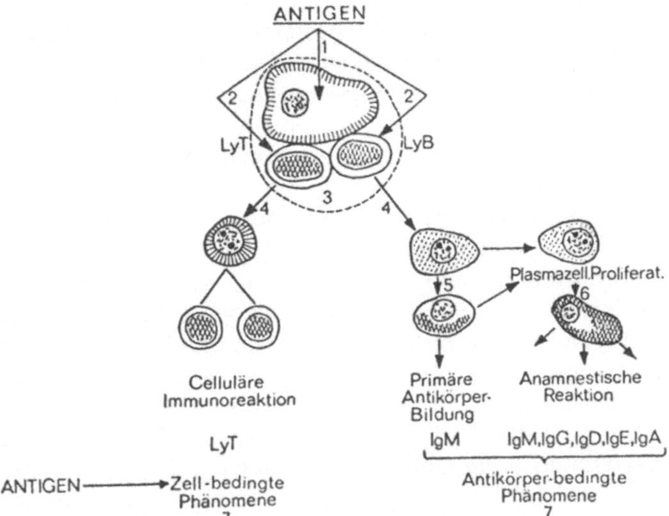

Abb. 1. Angriffspunkt von Zytostatika im Ablauf einer Immunreaktion. I Induktionsphase: 1 = Phagozytosehemmung (Pflanzen-Alkaloide, Kortikosteroide) 2 = Blockierung der Lymphozytenoberfläche (Kortikosteroide) 3 = Zytotoxische Wirkung (Vincristin, Alkylantien, hohe Dosen von Glukokortikoiden). II Proliferation und Differenzierung: 4 = Proliferation (Antimetaboliten, Antibiotika, Pflanzen-Alkaloide). III Effektorphase: 5 = primäre Antikörperbildung (Alkylantien) 6 = Sekundärreaktion (Antimetaboliten, Alkylantien, Antibiotika) 7 = zelluläre Immunreaktion (6-Merkaptopurin, Antiphlogistika, Kortikosteroide) (nach Miescher et al. [20])

antiinflammatorische Substanzen (Kortikosteroide, Antiphlogistika, 6-Merkaptopurin) die Effektorfunktion zellulärer und humoraler Immunreaktionen beeinflussen.

Wirkungsweise von Zytostatika auf Immunfunktionen in vitro und in vivo

Eine *kurzdauernde Medikation* beim Menschen kann zu „rebound"-Effekten mit gesteigerter Reaktion von Lymphozyten gegen Mitogene und Antigene führen [26]. Bei einer kurzdauernden kombinierten Chemotherapie von Patienten mit soliden Tumoren fallen die T-Lymphozyten und B-Lymphozyten in gleicher Weise ab, erholen sich aber auch wieder [15]. Das Ausbleiben eines „rebound"-Effektes oder einer ausgeprägten Erholung der T-B-Lymphozytenzahl wird als prognostisch ungünstiges Zeichen der Erkankung angesehen [8]. Eine befriedigende Erklärung für den Mechanismus des „rebound"-Effektes gibt es noch nicht. Möglicherweise üben aus geschädigten Zellen freigesetzte Nukleotide einen Adjuvanseffekt auf das Immunsystem aus, so daß Lymphozyten stimuliert werden.

Noch weitgehend unbekannt ist der Einfluß einer zytostatischen Therapie auf Zellsysteme, die regulierend, d. h. fördernd oder hemmend in den Ablauf der Immunreaktion eingreifen. Im Tierversuch kann nach einer hohen Dosis von Cyclophosphamid eine Lymphopenie mit verminderter Reaktion der Lymphozyten auf Mitogene und in der gemischten Lymphozytenkultur induziert werden, die aber 20 Tage nach der Behandlung sich in eine gesteigerte Reaktion in beiden Testsystemen umkehrt [24]. Bei niedrigen Cyclophosphamiddosen konnte das Phänomen nicht ausgelöst werden. In Mischungsexperimenten konnte gezeigt werden, daß eine Hemmpopulation, evtl. T-Suppressorzellen, durch die Behandlung mit hohen Dosen von Cyclophosphamid ausgeschaltet werden kann, während sie sich durch niedrige Dosen anreichert.

Langzeittherapie mit einem Medikament oder mit einer Kombination von Medikamenten beeinträchtigt im allgemeinen mehr die in vitro Funktionen des humoralen als des zellulären Immunsystems, obwohl in *vivo* eine Lymphopenie und eine Abschwächung der verzögerten Hautreaktion beobachtet werden, wie z. B. nach Medikationen von Azathioprin (2,5—4,0 mg/kg/Tag) [29] oder 6-Merkaptopurin (1,5—2,0 mg/kg/Tag) [16]. Sowohl die T- als auch B-Lymphozyten fallen unter dieser Therapie ab [28]. Azathioprin in einer Dauermedikation von 2,5 mg/kg/Tag und Chlorambuzil (0,1 mg/kg/Tag) unterdrückten weder die Allergie vom verzögerten Typ noch die Antikörperbildung [9a].

Cyclophosphamid unterdrückt die zelluläre und besonders die humorale Immunreaktion [10], richtet sich aber nicht gegen eine bereits bestehende Allergie vom verzögerten Typ. Es kommt auch zur Verminderung der IgA und IgG-Spiegel im Blut. Von den in vitro Reaktionen werden die Lymphozytenstimulation mit Phytohämagglutinin [27], Pokeweed Mitogen und mit Antigenen Tuberkulin, Mumps und Candida Antigen unterdrückt [1]. Die Zahl der B-Lymphozyten ist stärker betroffen als die der T-Lymphozyten [9, 19].

Mehrere Studien beschäftigten sich mit Immunfunktionen von Kindern, die wegen akuter Leukämie chemotherapeutisch behandelt wurden. Kinder, die eine Erhaltungstherapie von 6-Merkaptopurin zusammen mit wöchentlichen Stößen von Methotrexat und Cyclophosphamid erhielten und zeitweise auch eine Remissionsinduktionstherapie mit Vincristin und Prednison, zeigten eine stärkere Depression der primären als der sekundären Immunantwort [3]. Auch war der Übergang von der IgM-Antikörperbildung zur IgG-Antikörperbildung gestört. Trotz einer zweijährigen Chemotherapie, bei der es zu niedrigen IgG-Spiegeln und einer Einschränkung der humoralen Immunität kam, zeigten die Lymphozyten in vitro eine normale Stimulierbarkeit durch Phytohämagglutinin. Kinder, die zusätzlich auch noch eine Bestrahlungsbehandlung erhielten, zeigten dazu auch eine verminderte Reaktion der Lymphozyten auf PHA und eine deutliche Lymphopenie [6]. Sowohl in der bestrahlten als auch in der nicht bestrahlten Gruppe waren die T-Zell-Zytotoxizität und besonders Antikörper-abhängige, zellvermittelte Zytotoxizität (K-Zell-Zytotoxizität) betroffen. Letztere erholte sich rasch nach Absetzen der Chemotherapie.

In einer weiteren Untersuchung konnte gezeigt werden, daß bei Abschluß einer Langzeitchemotherapie von 2½—3 Jahren bei Kindern mit akuter Leukämie 40—50% der Patienten eine höhere PHA- und Antigen-induzierte Lymphozytentransformation im Knochenmark als im peripheren Blut hatten [4, 5, 14, 25]. Nach Absetzen der Therapie kehrte sich das Verhältnis wieder um. Auf der Grundlage dieser Beobachtungen wurde gefolgert, daß es unter dem Einfluß einer Langzeitchemotherapie zu einer Sequestration von T-Lymphozyten im Knochenmark kommen könnte. Dieses Phänomen war besonders bei Kindern unter 5 Jahren ausgeprägt.

Bei Erwachsenen mit akuter Leukämie ist über eine positive Korrelation zwischen Immunkompetenz (Allergie vom verzögerten Typ und Reaktion der Lymphozyten auf PHA und Streptolysin O) und Prognose und wahrscheinlichem Ansprechen auf Chemotherapie berichtet worden [18]. Patienten, die eine komplette klinische und hämatologische Remission aufwiesen, zeigten eine Reduktion der Immunkompetenz 2—5 Monate nach Beginn der Chemotherapie, ein Zeitpunkt, zu dem sich auch die Remission konsolidierte. Die Immunkompetenz erholt sich etwa um den 6. Monat und bleibt danach stetig. Vor einem Relapse kam es wieder zu einem Abfall der Immunfunktion.

Unsere eigenen Untersuchungen wurden mit dem Ziel durchgeführt, Parameter für die Funktion des Immunsystems unter intermittierender zytostatischer Chemotherapie zu finden. Dabei versuchten wir auf folgende Fragen eine Antwort zu erhalten:

1. Welche Einflüsse auf die Funktionen des Immunsystems lassen sich allein durch die Chemotherapie beschreiben?

2. Gibt es Hinweise für einen Immunparameter, der mit dem klinischen Bild der Patienten korreliert?

Abb. 2 zeigt den Aufbau dieser kontrollierten, prospektiven randomisierten Studie. Patientinnen mit kurativem Ziel (modifizierte Mastektomie) operiertem und histologisch gesichertem Mammakarzinom, welche aufgrund des T- und N-Stadiums ein hohes Rezidivrisiko besitzen, wurden nach Mastektomie in zwei Gruppen eingeteilt, die eine Gruppe erhielt Chemotherapie, die andere Chemotherapie und Immunotherapie. Das Therapieschema Abb. 3 zeigt 1. die Gruppe, die Cyclophosphamid 6 Stöße zu 500 mg/m^2 K.O. und Adriamycin 5/0 mg/m^2 K.O., 2. die Gruppe, die zusätzlich Levamisol (150 mg p.o. am Tag 14, 15, 21 und 22) erhält. Kontrollen des Immunstatus erfolgten vor Beginn der Therapie, vor dem 3. und 6. Stoß sowie 3 und 6 Monate nach dem letzten

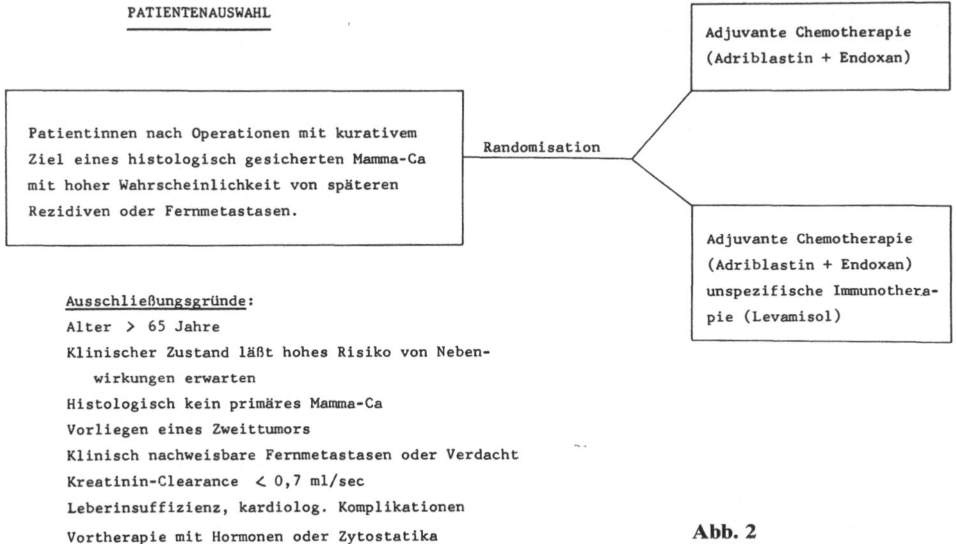

Abb. 2

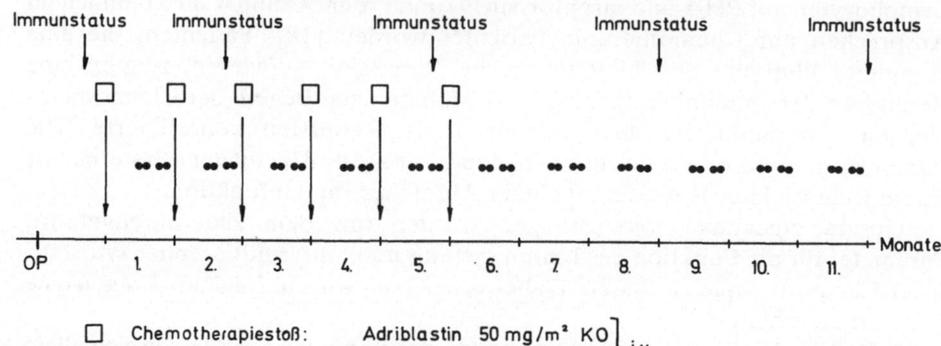

Abb. 3

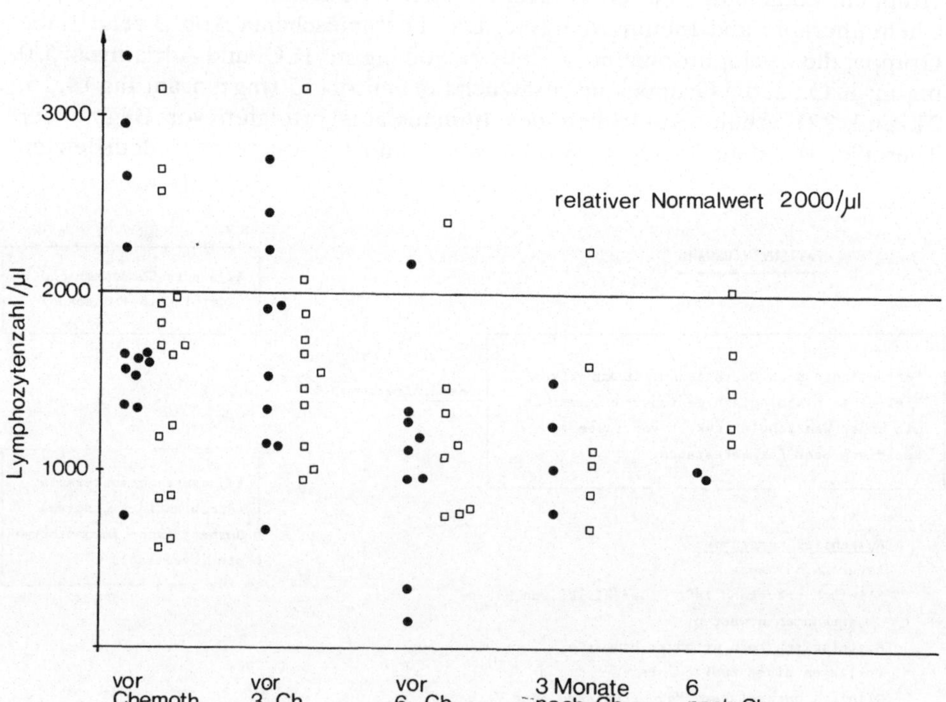

Abb. 4. Lymphozytenzahlen bei Patientinnen mit Brustkrebs vor, während und nach adjuvanter Chemotherapie. ● Pat. mit, □ Pat. ohne Levamisol

Therapiestoß. Patientinnen, die zu Beginn der Therapie Levamisol erhielten, wurden mit Levamisol in der gleichen Dosierung weiterbehandelt.

Betrachtet man die absolute Lymphozytenzahl im peripheren Blut (Abb. 4), so sieht man, daß es sowohl in der Gruppe ohne Levamisol als auch in der Gruppe mit Levamisol besonders vor dem 6. Chemotherapiestoß zu einer Lymphopenie kommt, die auch nach Absetzen der Chemotherapie anhält.

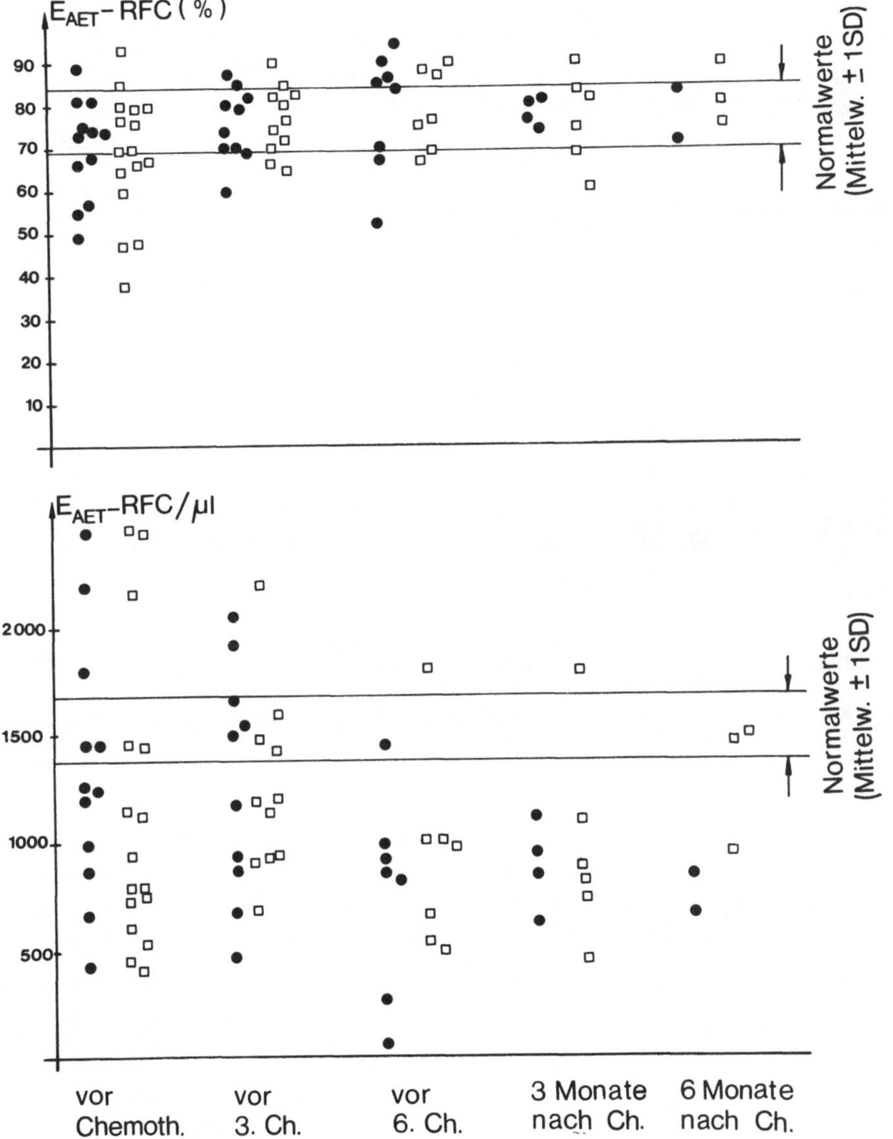

Abb. 5. Relativer Anteil und absolute Zahl der E_{AET}-Rosetten-bildenden Zellen im peripheren Blut bei Patientinnen mit Brustkrebs vor, während und nach adjuvanter Chemotherapie. ● Pat. mit, □ Pat. ohne Levamisol

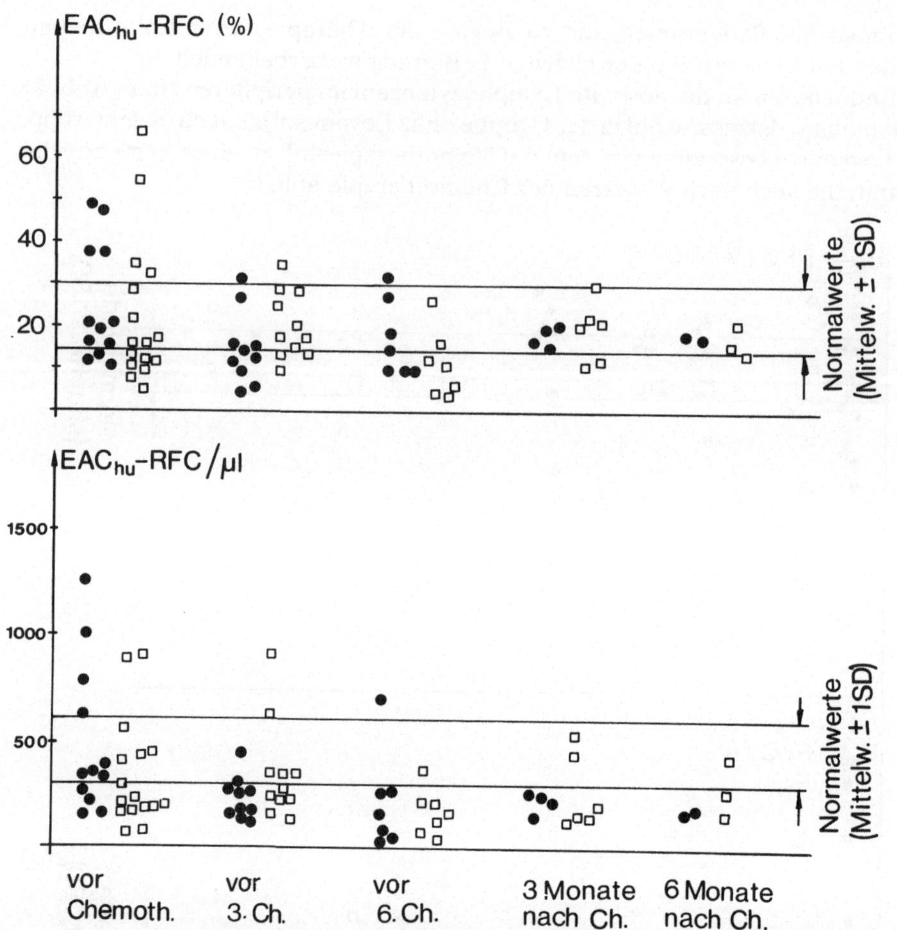

Abb. 6. Relativer Anteil und absolute Zahl der EAC$_{human}$-Rosetten-bildenden Zellen im peripheren Blut bei Patientinnen mit Brustkrebs vor, während und nach adjuvanter Chemotherapie. ● Pat. mit, □ Pat. ohne Levamisol

Die relativen Prozentsätze (Abb. 5) der T-Zellen im peripheren Blut verändern sich im Verlauf der Chemotherapie und der Chemoimmunotherapie kaum, sie sind mit den normalen relativen Prozentsätzen vergleichbar. Dagegen fallen die absoluten Zahlen der T-Zellen in beiden Gruppen im Verlauf der Therapie deutlich ab und erholen sich auch nicht in den nachfolgenden Kontrollen.

Ebenso verändern sich die relativen Prozentsätze der Blutlymphozyten mit C3 Rezeptor, also der B-Zellen, im Verlauf kaum, während die absoluten Zahlen der B-Zellen wieder im Therapieverlauf deutlich erniedrigt sind (Abb. 6).

Auch die Fc-IgG-Rezeptor-tragenden Zellen sind in ihren relativen Prozentsätzen nicht, wohl aber in ihren absoluten Zellzahlen im Vergleich zur Norm etwas vermindert. Zu dieser Population gehören sowohl B-Zellen als auch aktivierte T-Zellen (Abb. 7).

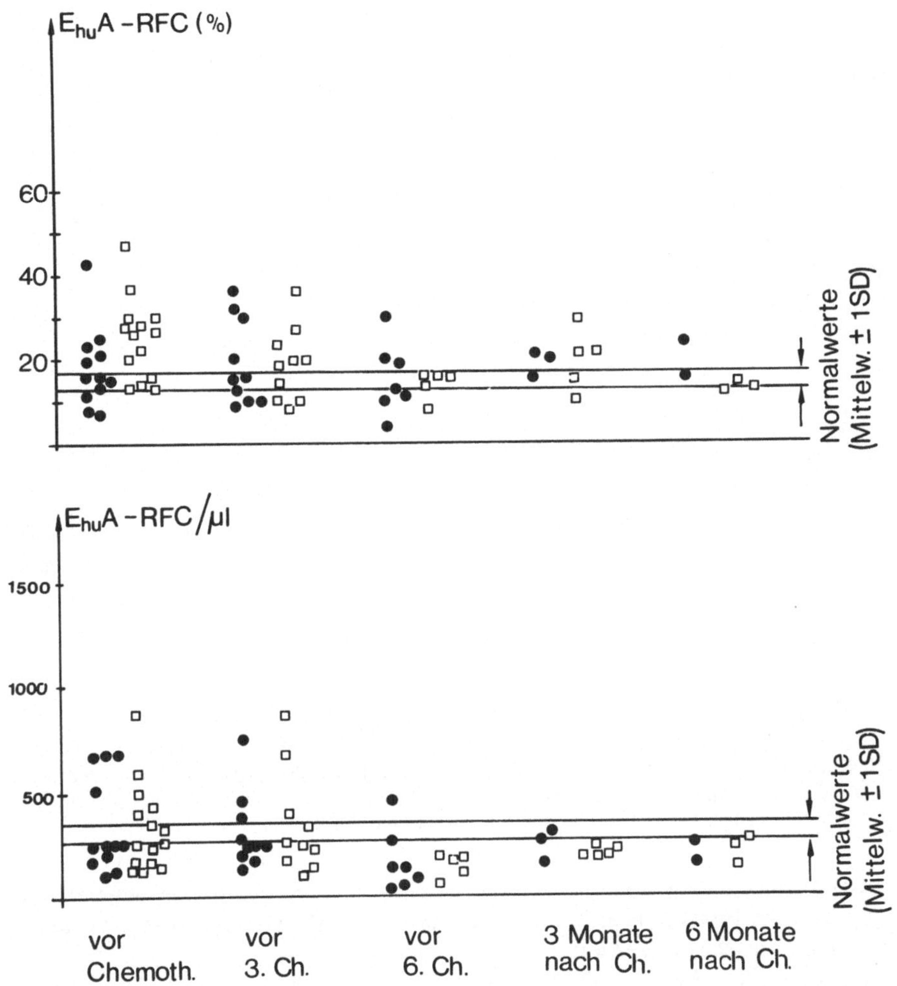

Abb. 7. Relativer Anteil und absolute Zahl der E_{human}A-Rosetten-bildenden Zellen im peripheren Blut bei Patientinnen mit Brustkrebs vor, während und nach adjuvanter Chemotherapie. ● Pat. mit, □ Pat. ohne Levamisol

In diesem Zusammenhang möchte ich eine lymphatische Subpopulation, die Killer-Zellen (K-Zellen), erwähnen, die zusammen mit einem gegen die Zielzelle gerichteten IgG-Antikörper durch Bindung desselben an ihren Fc-Rezeptor aktiviert werden und eine Zerstörung der Zielzelle bewirken. Wir können das Killerzellpotential im peripheren Blut eines Patienten bestimmen und in Einheiten ausdrücken. In dem von uns verwendeten System handelt es sich um die Funktion einer lymphatischen Subpopulation, die gegen xenogene (d.h. Maus-L1210-Lymphom-Zellen) in Anwesenheit eines Kaninchenantikörpers zytotoxisch wirkt [13]. Diese K-Zellaktivität ist bei einer Reihe von Patienten vor der Therapie erniedrigt, bei anderen wiederum nicht (Abb. 8). Man gewinnt aber den Eindruck, daß insgesamt die K-Zellaktivität, sei sie auf 10^6 Zellen oder auf

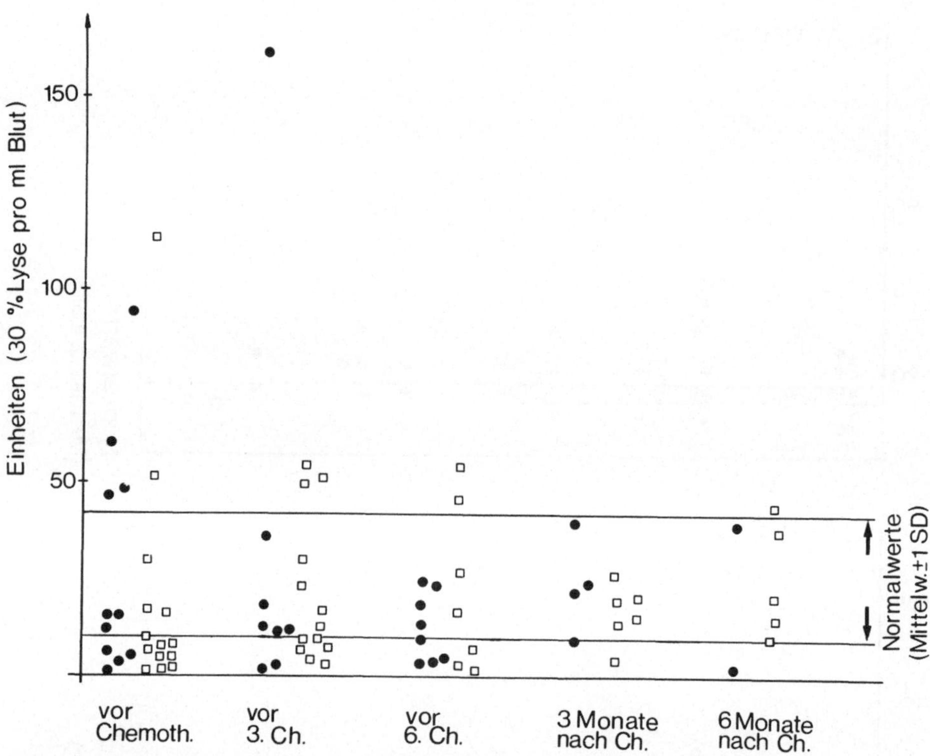

Abb. 8. Killerzellaktivität pro ml Blut bei Patientinnen mit Brustkrebs vor, während und nach adjuvanter Chemotherapie. Die Killerzellaktivität mit in der Antikörper-abhängigen, zellvermittelten Zytotoxizität bestimmt (siehe Ref. 13). ● Pat. mit, □ Pat. ohne Levamisol

den ml Blut bezogen, weniger durch die Chemotherapie beeinflußt wird als die vorher gezeigten Immunparameter, da immer eine Reihe von Patienten Werte im Normbereich aufweisen werden.

Die Stimulation der Lymphozyten mit PHA, ConA und in der MLC wird als Funktionstest der T-Zellen, die der Lymphozyten mit PWM als Funktionstest der T- und B-Zellen angesehen. Vergleicht man den Einbau an radioaktiv-markiertem Thymidin in der DNS von stimulierten Zellen, so zeigt sich, daß besonders die Reaktion der T-Zellen auf Concanavalin A bei Patienten unter Chemo- und Chemoimmunotherapie vermindert ist (Abb. 9). Die Reaktionen gegen Pokeweed Mitogen (Abb. 10) und gegen allogene Zellen (Abb. 11) in der gemischten Lymphozytenkultur sind weniger betroffen. Weder in Mitogen- noch in Alloantigen-stimulierten Kulturen wurde eine gesteigerte Reaktion nach Absetzen der Chemotherapie im Sinne eines „rebound-overshoot"-Effekts beobachtet.

Bemerkenswert scheint uns der Befund, daß sich an den immunologischen Parametern kein Unterschied zwischen der Gruppe mit Chemotherapie und der Gruppe mit Chemo*immuno*therapie ergab.

Unsere Befunde mit der deutlichen Beeinträchtigung der peripheren Lymphozytenzahl und der absoluten Verminderung der T-Zellen und B-Zellen

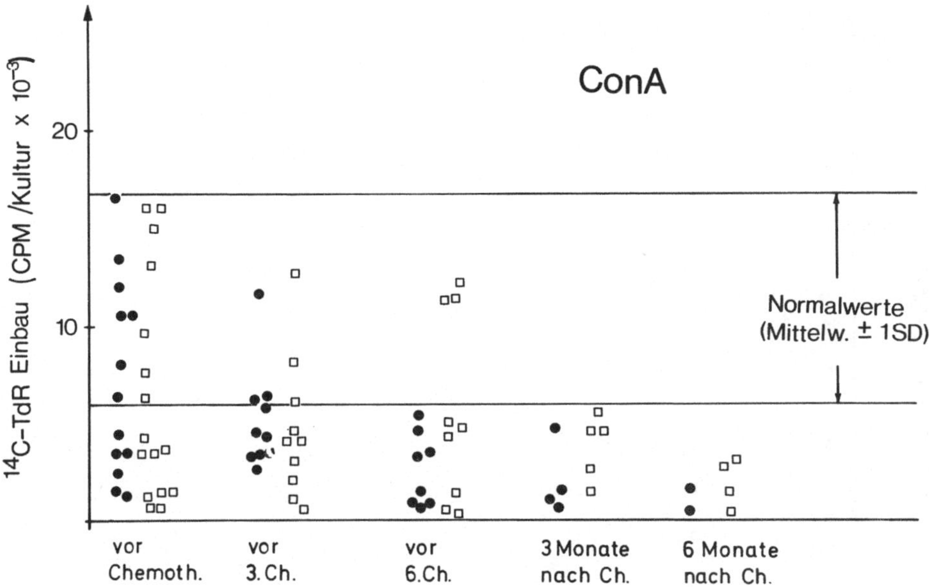

Abb. 9. Stimulierbarkeit der Lymphozyten mit Concanavalin A bei Patientinnen mit Brustkrebs vor, während und nach adjuvanter Chemotherapie. ● Pat. mit, □ Pat. ohne Levamisol

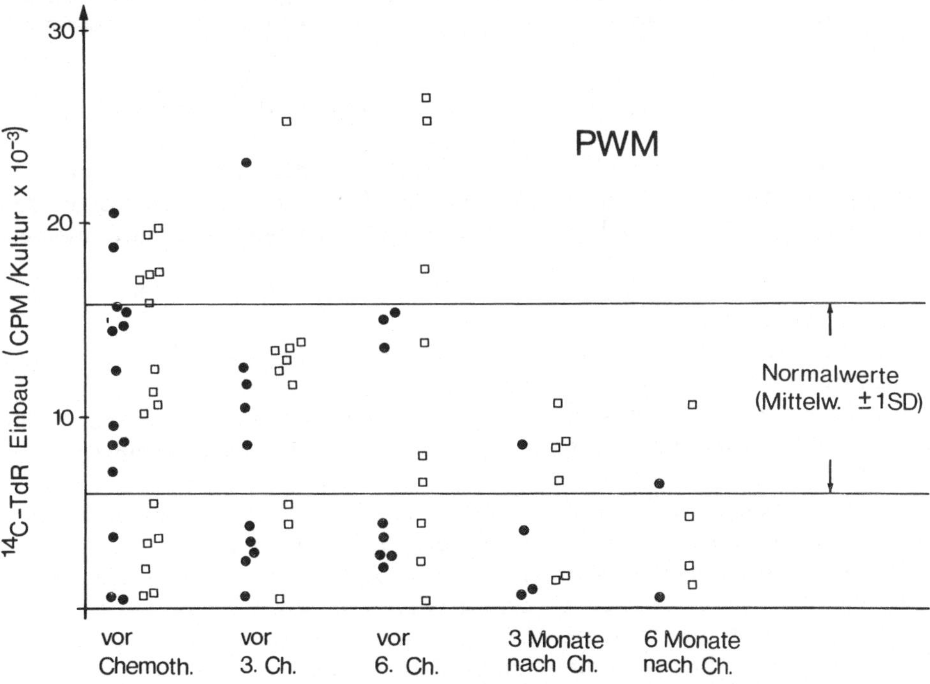

Abb. 10. Stimulierbarkeit der Lymphozyten mit Pokeweed Mitogen bei Patientinnen mit Brustkrebs vor, während und nach adjuvanter Chemotherapie. ● Pat. mit, □ Pat. ohne Levamisol

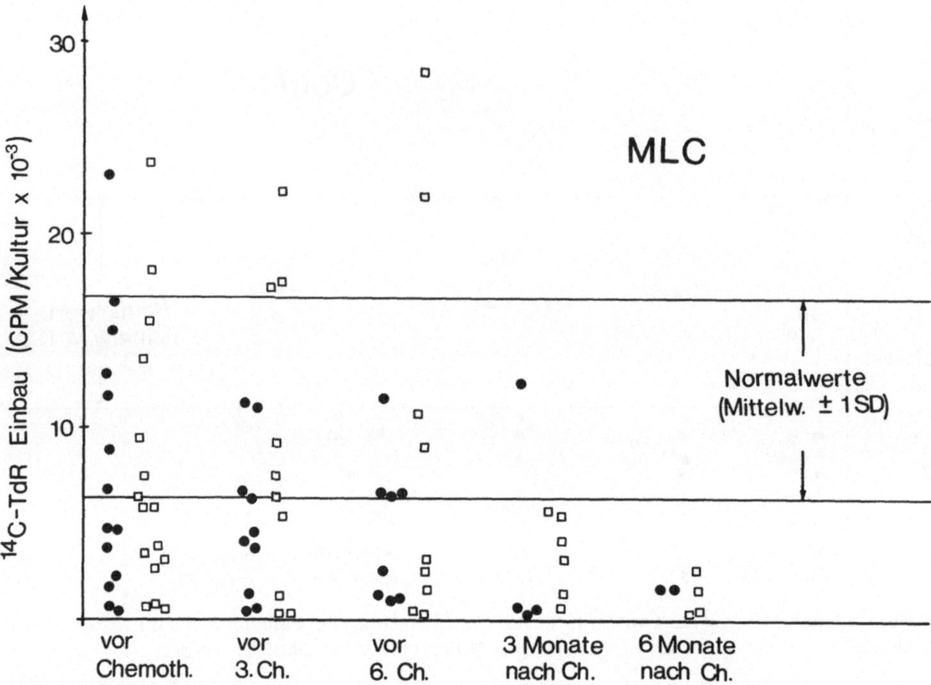

Abb. 11. Stimulierbarkeit der Lymphozyten mit einem Pool von allogenen Zellen bei Patientinnen mit Brustkrebs vor, während und nach adjuvanter Chemotherapie. ● Pat. mit, □ Pat. ohne Levamisol

im Blut sprechen dafür, daß diese Beeinträchtigung durch die kombinierte Chemotherapie bedingt ist, da bekannt ist, daß die Gesamtlymphozytenzahl [21] und die Zahl der T-Zellen [21, 22] bei nicht behandelten Tumorpatienten im Verlauf der Erkrankung lange Zeit normal ist. Auch die Reaktionen der Lymphozyten auf PHA und ConA sind bei nicht behandelten Tumorpatienten normal und nur prä-terminal vermindert [23, 21, 7].

Die Ergebnisse der Literatur und die eigenen Befunde lassen sich folgendermaßen zusammenfassen:

1. die verschiedenen Subpopulationen der Lymphozyten werden in unterschiedlicher Weise durch die zytostatische Therapie beeinflußt.

2. Eine Korrelation zwischen einem der gemessenen Immunparameter und dem klinischen Bild ist bei Patienten, die unter Chemo(immuno)therapie stehen, nicht festzustellen.

3. Eine Besserung des Immunstatus durch Levamisol bei Patienten unter intermittierender, kombinierter Chemotherapie ist umstritten.

Aus der Kenntnis der Wirkungsweise der Zytostatika ergeben sich für die Zukunft Überlegungen für eine verbesserte Anwendung:

1. Durch eine intermittierende Chemotherapie kann eine Aussparung der Suppression der zellulären Immunität erreicht werden.

2. Ein im Intervall auftretender „rebound-overshoot"-Effekt kann durch eine zusätzliche immunstimulatorische Therapie ausgenützt werden.

3. Die starke Suppression des B-Zell-Systems durch alkylierende Substanzen könnte ausgenützt werden, um die Bildung von blockierenden Faktoren (blockierende Antikörper bzw. Antigen-Antikörper-Komplexe) auszuschalten, die das „enhancement" des Tumorwachstums bedingen.

4. Eine zeitlich koordinierte Immunsuppression kann Suppressorzellen, die T-Zellfunktionen unterdrücken, ausschalten.

Angesichts dieser Überlegungen entwickelt sich die Therapie mit Zytostatika immer mehr zu einer Kunst, deren Verfeinerung zu erlernen wir erst am Beginn stehen.

Literatur

1. Alepa, F. P., Zvaifler, N. J. and Sliwinski, A. J.: Immunologic effects of cyclophosphamide treatment in rheumatoid arthritis. Arthritis Rheum. **13,** 754 (1970)
2. Berenbaum, M. C.: Comparison of the mechanisms of action of immunosuppressive agents. pp. 233—43. In: Brent, L., Holborow, J., Ed. Progress in Immunology II. Vol 5: Clinical Aspects II., Amsterdam: North-Holland (1974)
3. Borella, L. and Webster, R. G.: The immunosuppressive effects of long-term combination chemotherapy in children with acute leukemia in remission. Cancer Res. **31,** 420 (1971)
4. Borella, L., Green, A. A. and Webster, R. G.: Immunologic rebound after cessation of long-term chemotherapy in acute leukemia. Blood **40,** 42 (1972)
5. Borella, L. and Green, A.: Sequestration of PHA-responsive cells (T-lymphocytes) in the bone marrow of leukemic children undergoing long-term immunosuppressive therapy. J. Immunol. **109,** 927 (1972)
6. Campbell, A. C., Hersey, P., McLennan, I. C. M., Kay, H. E. M. and Pike, M. C.: Immunosuppressive consequences of radiotherapy and chemotherapy in patients with acute lymphoblastic leukemia. Br. Med. J. II, 385 (1973)
7. Catalona, W. J., Chretien, P. B.: Abnormalities of quantitative dinitrochlorobenzene sensitization in cancer patients: correlation with tumor stage and histology. Cancer (Philad.) **31,** 353 (1973)
8. Cheema, A. R. and Hersh, E. M.: Patient survival after chemotherapy and its relationship to in vitro lymphocyte blastogenesis. Cancer **28,** 851 (1971)
9. Clements, P., Levy, J. and Barnett, E. V.: Immunosuppressive Effects on B-lymphocytes in rheumatoid arthritis. Arthritis Rheum. **16,** 537 (1973)

9a. Denman, E. J., Denman, A. M., Greenwood, B. M., Gall, D. and Heath, R. B.: Failure of cytotoxic drugs to suppress immune responses of patients with rheumatoid arthritis. Ann. Rheum. Dis. **29,** 220 (1970)

10. Fauci, A. S., Wolff, S. and Johnson, J. S.: Effect of cyclophosphamide upon the immune response in Wegener's granulomatosis. N. Engl. J. Med. **285,** 1493 (1971)
11. Fauci, A. S. and Dale, D. C.: The effect of in vivo hydrocortisone on subpopulations of human lymphocytes. J. Clin. Invest. **53,** 240 (1974)
12. Fauci, A. S. and Dale, D. C.: Alternate-day prednisone therapy and human lymphocyte subpopulations. J. Clin. Invest. **55,** 22 (1975)
13. Flad, H.-D., Fink, U. and Dierich, M. P.: K cell activity of normal and chronic lymphocytic leukaemia lymphocytes: association with lymphocytes bearing receptors for human C3b. in „Haematology and Blood Transfusion", Vol. 20: Immunological diagnosis of leukemias and lymphomas, p. 197, edited by S. Thierfelder. Berlin, Heidelberg, New York: Springer 1977
14. Green, A. A. and Borella, L.: Immunologic rebound after cessation of long-term chemotherapy in acute leukemia — II. In vitro response to phytohemagglutinin and antigens by peripheral blood and bone marrow lymphocytes. Blood **42,** 99 (1973)
15. Harris, J., Sengar, D., Stewart, Th. and Hyslop, D.: The effect of immunosuppressive chemotherapy on immune function in patients with malignant disease. Cancer **37,** 1058 (1976)

16. Heine, K. M., Stobbe, H., Klatt, R., Apstoloff, E. and Dutz, W.: Lymphocyte transformation tests in patients under treatment with immunosuppresive drugs. Helv. Med. Acta **35,** 140 (1969/70)
17. Hektoen, L. and Corper, H. J.: The effect of mustard gas (dichlorethylsulphid) on antibody formation. J. Infect. Dis. **28,** 279 (1921)
18. Hersh, E. M., Gutterman, J. U., Mavligit, G. M., McCredie, K. B., Burgess, M. A., Matthews, A. and Freireich, E. J.: Serial studies of immunocompetence of patients undergoing chemotherapy for acute leukemia. J. Clin. Invest. **54,** 401 (1974)
19. Hurd, E. R.: The effect of cyclophosphamide treatment on B- and T-lymphocytes in patients with connective tissue diseases. Arthritis Rheum. **16,** 554 (1973)
20. Miescher, P. A., Gerebtzoff, A. and Lambert, P. H.: Immunosuppressive Therapy. In „Lymphozyt und Klinische Immunologie" (H. Theml und H. Begemann Hrsg.), p. 148. Berlin, Heidelberg, New York: Springer 1975
21. Nemoto, T., Han, T., Minowada, J., Ankur, V., Cham, A., and Dao, T. L.: Cell-mediated immune status of breast cancer patients: evaluation by skin tests, lymphocyte stimulation and counts of rosette-forming cells. J. nat. Cancer Inst. **53,** 641 (1974)
22. Potvin, C., Tarpley, J. L., Chretien, P. B.: Thymus-derived lymphocytes in patients with solid malignanties. Clin. Immunol. Immunopatholog. **3,** 476 (1975)
23. Roberts, M. M., Jones-Williams,: The delayed hypersensitivity reaction in breast cancer. Brit. J. Surg. **61,** 549 (1974)
24. Schmassmann, E., Herzer, P., Lemmel, E. M.: Activation of immune responses by „immunosuppressive" drugs. Zschr. für Immunitätsforschung, Immunobiology **153,** 350, Abstract (1977)
25. Sen, L. and Borella, L.: Expression of cell surface markers on T- and B-lymphocytes after long-term chemotherapy of acute leukemia. Cell. Immunol. **9,** 84 (1973)
26. Serrou, B., Dubois, J. B., and Silva, R.: The immunological overshoot phenomenon (I.O.P.) in chemotherapy of solid tumors. Proc. Am. Assoc. Cancer Res. **15,** 125 (1974)
27. Winkelstein, A., Mikulla, J. M., Pollock, B. H. and Stolzer, B. L.: Altered PHA responses in rheumatoid arthritis patients receiving cyclophosphamide. J. Lab. Clin. Med **80,** 506 (1972)
28. Yu, D. T., Clements, P. J., Peter, J. B., Levy, J., Paulus, H. E. and Barnett, E. V.: Lymphocyte characteristics in rheumatic patients and the effect of azathioprine therapy. Arthritis Rheum. **17,** 37 (1974)
29. Zweiman, B. and Silverberg, D. H.: In vitro lymphocyte responsiveness of human subjects receiving azathioprine. Arch. Allergy **41,** 428 (1971)

1.4 Second Tumors Complicating Cancer Chemotherapy

Carter, S. K.

Northern California Cancer Program, Medicine Stanford Univ., and Medicine Univ. Calif. San Francisco

Cancer chemotherapy has achieved many great successes. Cytotoxic drug therapy can alone cure a significant number of patients with childhood leukemia, Hodgkins disease, diffuse histiocytic lymphoma, Burkitts tumor, choriocarcinoma in females and testicular carcinoma. Combined with surgery and/or radiation it has significantly improved the cure rates in pediatric tumors such as Wilms tumors, embryonal rhabdomyosarcoma, Ewing's sarcoma, retinoblastoma and osteogenic sarcoma. Currently one of the major investigative thrusts in clinical research is the use of drugs as adjuvant to surgery and/or radiation in adult solid tumors such as breast cancer, colo-rectal cancer, head and neck cancer and ovarian cancer.

In the early days of cancer chemotherapy almost all patients treated with drugs eventually expired of their malignant disease and so the entire emphasis in terms of side effects was on acute toxicities and their recovery. Chronic toxicity was a problem which would be gladly faced as a manifestation of therapeutic success in terms of long survival. This day is coming upon us and the chronic toxic effects are receiving increasing emphasis.

For many years cancer treatment has been the sequential usage of single modalities such as surgery, radiation or chemotherapy. In recent years there has been the increasing use of combined modality approaches in which two or more of the modalities are used in combination to achieve superior results in terms of either local regional control or disseminated disease control [1]. Significant successes were first achieved in pediatric oncology [2, 3] and now the major thrust of a great deal of clinical research in adult tumors is to attempt to achieve similar type successes.

A major strategic concept in the combined modality approach for solid tumors has been the use of chemotherapy as adjunctive treatment with surgery and/or radiation. For many tumors failure after primary treatment with surgery or radiation is with disseminated disease [4, 5]. A prime example is carcinoma of the breast [6] and another is carcinoma of the colon [7]. It is assumed that with these tumors microscopic metastatic disease is present at the time of initial therapy. Current diagnostic and staging techniques cannot detect these microscopic metastatic foci but they eventually manifest as clinically evident metastatic or disseminated disease. Experience has tought us that patients with stage II breast cancer and Dukes C colon cancer have a high risk for recurrence after primary surgical therapy [6, 7]. In these tumors adjuvant chemotherapy has been employed utilizing drugs effective to some degree in shrinking clinically evident metastatic disease. Studies to date have indicated partial success for adjuvant chemotherapy in breast cancer [8, 9, 10] especially for premenopausal women, while 5-FU has not been successful in colo-rectal cancer [7]. It is hoped that currently evaluated combinations will have a greater effect [7]. Currently trials are underway in a wide range of other tumors.

In the early days of cancer chemotherapy the major thrust was to achieve some level of response and the major toxicologic emphasis was on the price in terms of acute toxicity that the patient had to pay for the benefit of tumor regression. As chemotherapy has become more successful long term disease free survival after the achievement of complete remission has become common place for some tumors. Concomitant with these therapeutic triumphs has come in increased awareness of the chronic toxicities of anticancer drugs. It is now recognized that for diseases such as childhood leukemia, Hodgkins disease, non-Hodgkins lymphoma, choriocarcinoma, disseminated testicular carcinoma and Burkitts tumor the final end-point for chemotherapy evaluation will be survival compared with chronic toxicity. Similarly as studies are undertaken testing combined modality approaches, such as radiation therapy and chemotherapy, chronic toxicity will be an end-point to measure as against survival gain.

There is a considerable amount of experimental data which reveals the carcinogenic potential of anticancer agents especially the alkylating agents, procarbazine and the nitrosoureas. Immunosuppression caused by anticancer drugs may also be a factor in second tumor development and the lymphomas and squamous cell carcinomas associated with purine anti-metabolities such as immuran may well be due to that effect [11].

Rosner [12] has accumulated 82 cases of acute myelogenous leukemia, 11 of acute lymphoblastic leukemia, 12 CML and 37 CLL in patients with Hodgkins disease. Many of the chronic leukemias and the ALL occurred simultaneously with and antedated the lymphoma. It is hard to know in this series if this incidence is part of the natural history of the disease or is due to therapy since the treatment was not, in this series, given in a systematic way according to current standards.

Arseneau et al. at NCI have reported a 21 fold increase of second tumors in patients with Hodgkins disease treated with total nodal irradiation and combination chemotherapy [13]. Canellos in a more recent report from NCI has described eight cases of a second malignant tumor which included four cases of acute myelogenous leukemia in 65 cases of Hodgkins disease treated with drugs and radiation [14, 15].

Coleman et al. [16] reporting for Stanford have described a study of 680 patients with Hodgkins disease treated from 1968 through 1975. Six cases of leukemia occurred in patients in clinical remission with the longest being 7< years after diagnosis. Two additional cases occurred in patients with active Hodgkins disease. In 320 cases treated only with radiation no leukemia cases were observed and the same was true for 30 patients treated with drugs only. The cases occurred in the group receiving combined radiation and drugs. The actuarial probability of developing leukemia at five and seven years is 1.5 and 2.0 percent for the whole group and 2.9 and 3.9 per cent for the 330 patients treated with combined radiation and chemotherapy.

Lerner [17] has reported a small series of 13 women with breast cancer who received long-term adjuvant chlorambucil therapy. Three cases of acute myelocytic leukemia were observed.

Reimer et al. [18] have described a survey of 70 institutions in which alkylating agents were used to treat ovarian cancer. The survey was for cases of second tumors developing. A total of 5,455 cases were survived. It would be expected that 0,62 cases of acute nonlymphocytic leukemia might occur in a population of that size. In the survey 13 cases were found for a 21 fold increase in relative risk. Twelve of these 13 cases occurred in women who were followed for more than two years. The relative risk for patients given chemotherapy was 36.1 and rose to 171.4 for these surviving for two years with the rate being 13.75 per 1000 patients per year.

The fact that we now are concerned about such a long term complications are a manifestation of the great success of cancer chemotherapy in prolonging life. In many situations we treat with curative intent and no therapy is without its risk. The risk of second malignancies is now a fact that will have to be encluded in the final analysis of many studies.

References

1. Carter, S. K., and Soper, W. T.: The integration of chemotherapy into combined modality treatment of solid tumors. I. The Overall Strategy. Cancer Treatment Reviews **1,** 1—13 (1974)
2. Sutow, W. W., Gehan, E. A., and Heyn, R. M. et al.: Comparison of survival curves 1956 versus 1962 in children with Wilms tumor and neuroblastoma. Pediatrics **45,** 800—811 (1970)
3. Farber, S.: Chemotherapy in the treatment of leukemia and Wilms tumor. JAMA **198,** 826—836 (1966)
4. Carter, S. K., and Wasserman, T. H.: Interaction of experimental and clinical studies in combined modality treatment. Cancer Chemotherapy Report part **25,** 235—241 (1975)
5. Schabel, F. M.: Concepts of systemic treatment of micro metastases. Cancer **35,** 15—24 (1975)
6. Packard, R. A., Prosnitz, L. R. and Bobrow, S. N.: Selection of breast cancer patients for adjuvant chemotherapy. JAMA **238,** 1034—1036 (1977)
7. Carter, S. K.: Large bowel cancer – The current status of treatment. J. Natl. Cancer Institute **56,** 3—10 (1976)
8. Fisher, B., Carbone, P., and Economou, S. et al.: L-Phenylalanine mustard (L-PAM) in the management of primary breast cancer – a report of early findings. New Engl. J. Med. **292,** 117—122 (1975)
9. Fisher, B. and Redmund, C.: Studies of the national surgical adjuvant breast project. In: Adjuvant therapy of cancer. (Salmon, S. E. & Jones, S. E. eds.) Amsterdam—Oxford, New York: North Holland 1977
10. Bonadona, G., Rossi, A., Valagussa, P., Banfi, A., and Veronesi, U.: Adjuvant chemotherapy with CMF in breast cancer with positive axillary nodes in: Adjuvant therapy of cancer. (Salmon, S. E., & Jones, S. E. eds.) Amsterdam—Oxford, New York: North Holland 1977
11. Sieber, S. M., and Adamson, R. H.: Toxicity of antineoplastic agents in man. Chromosomal aberrations, effects, congenital malformations and carcinogenic potential. Adv. Cancer Res. **22,** 57—155 (1975)
12. Rosner, F.: Acute leukemia as a delayed consequence of cancer chemotherapy. Cancer **37,** 1033—1036 (1976)
13. Arseneau, J. C., Sponzo, R. W., Levin, D. L. et al.: Non-lymphomatous malignant tumors complicating Hodgkins disease: Possible association with intensive therapy. New Engl. J. Med. **287,** 1119 (1972)
14. Canellos, G. P., Devita, V. T., Arseneau, J. C. et al.: Second malignancies complicating Hodgkins disease in remission. Lancet **1,** 947—949 (1975)
15. Canellos, G. P.: Second malignancies complicating Hodgkins disease in remission. Lancet **1,** 1294 (1975)

16. Coleman, C. N., Williams. C. J., Flint, A., Glatstein, E. J., Rosenberg, S. A., and Kaplan, H. A.: Hematologic neoplasia in patients treated for Hodgkins disease. N. Engl. J. Med. **297,** 1249—1252 (1977)
17. Lerner, H.: Second malignancies diagnosed in breast cancer patients while receiving adjuvant chemotherapy at the Pennsylvania Hospital. Proc. Am. Assoc. Cancer Res. **18,** 340 (1977)
18. Reimer, R. R., Hoover, R., Fraumeni, J. F., and Young, R. C.: Acute leukemia after alkylating-agent therapy of ovarian cancer. N. Engl. J. Med. **297,** 177—181 (1977)

2 Adjuvante Therapie bei den einzelnen Erkrankungen

2.1 Mammakarzinom

2.1.1 Adjuvant Chemo-Immuno-Therapy with LMF + BCG in Node-Negative and Node-Positive Breast Cancer*

Senn[1], H. J., Jungi[1], W. F., Amgwerd[2], R., Sprenger[3], F., Hochuli[3], E., Engelhart[3], G., Heinz[4], Ch., Wick[4], A., Enderlin[5], F., Simeon[6], B., Lanz[7], R., Bigler[8], R.

1 Med. Klinik C (Oncology), Kantonsspital St. Gallen
2 Klinik für Chirurgie, Kantonsspital St. Gallen
3 Kantonsspital Münsterlingen/TG
4 Kantonsspital Frauenfeld/TG
5 Kantonsspital Chur/GR
6 Kantonales Spital Walenstadt/SG
7 Bezirksspital Herisau/AR
8 Kantonales Spital Uznach/SG

Introduction

Breast Cancer is by far the most common neoplastic disease of women in western industrialized countries. Contrary to public hope and prevailing medical opinion, this tumor is apparently hard to cure, since eventually 60—70% of "radically" resected patients are going to succumb to their disseminated disease within 10 years after surgery [1, 2, 3]. Survival expectancy and mortality have essentially remained unchanged over the past 40 years.

The traditional surgical approach and the role of routine post-operative radiotherapy following "radical" mastectomy have therefore been seriously challenged recently [4, 5]. While early attempts involving short term adjuvant systemic treatment have either failed or yielded inconclusive results [6, 7], this logic therapeutic concept has been greatly stimulated by early results of two randomized trials conducted by American and Italian authors [8, 9]. Both investigations showed effective reduction of tumor recurrences within 2—3 years post mastectomy by adding either L-PAM intermittently for 2 years or CMF-combination chemotherapy for 1 year to surgery. Only patients with known histologic proof of homolateral axillary tumor involvement were entered in these two as well as several other current adjuvant trials.

It is however well known from the natural history of breast cancer, that at least 25—30% of patients with node-negative disease at the time of surgery will finally die of disseminated tumor within 5 years and about 35% within 10 years after "radical" mastectomy [1, 4, 5, 6]. This percentage seems to be higher in certain areas as for example in Eastern Switzerland [10]. We therefore felt justified to include both node-negative as well as node-positive breast cancer patients in

* Supported by the Regional Scientific Cancer Program sponsered by the Cancer Leagues of St. Gallen-Appenzell and Thurgau and by the E. E. Schellenberg-Stiftung

a well stratified, controlled trial to determine the effectiveness of a relatively short 6-months adjuvant oral chemotherapy with Leukeran+Methotrexate+5-Fluorouracil (LMF) followed by BCG skin scarifications on recurrence rate and survival. Chemo-immuno-therapy at the time of study design (1974) seemed to be a logic combination in postoperative adjuvant treatment due to its potential of eliminating small numbers of residual tumor cells after cytoreductive chemotherapy and to possibly reduce immunodepressive side effects of chemotherapy [11].

Patient Group and Study Methods

Patient Selection

A total of 242 breast cancer patients were entered in our trial between April 1974 and July 1977. Besides our centrally located oncology center several affiliated neighbourhood hospitals also participated in the current study. All patients had to fulfill the following study criteria:

— "radically" operable breast cancer $T_{1\text{-}3a}$, $N_{0\text{-}1}$ (histologically N− or N+), M_0
— less than 70 years of age at surgery
— geographically accessible to at least 3-monthly follow-up

Table 1 shows the main characteristics and risk factors of our study population. A total of 9 cases out of 242 were not evaluable due to clear cut staging errors (4 cases), concomitant second tumor (1 case) and lost to follow up or refusal to continue the adjuvant treatment program (4 cases). Risk factors and mean age are nearly ideally balanced within the 2 treatment regimens and nodal subgroups.

Adjuvant Treatment Program

After a standardized technique of "modified radical mastectomy", all patients underwent the usual diagnostic workup, including chest film, bone scan, bone

Table 1. Adjuvant Chemo-Immuno-Therapy in Breast Cancer
Patient Characteristics (OSAKO Study 06/74)

Patient Subgroup	Regimen A (Surgery only)	Regimen C (Surg.+LMF/BCG)	All patients
All	116	117	233
N_-	60	59	119
N_+	56	58	114
N_- (1—3)	35	40	75
N_- (4)	20	18	38
$T_{1\text{-}2a}$	104	105	209
T_{3a}	12	12	24
Premeno	55	57	111
Postmeno	61	60	121

Total randomized=242 patients. 9/242 not evaluable due to staging errors or lost to follow up

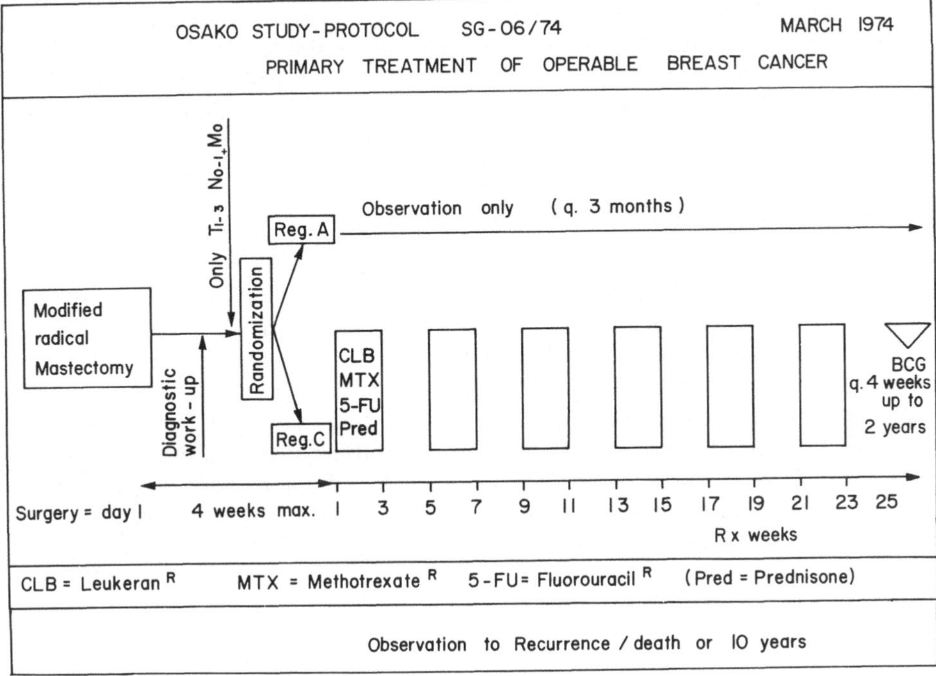

Fig. 1. Study design of adjuvant chemoimmunotherapy trial OSAKO 06/74 in primary breast cancer. The design does not display the step of stratification into node-negative and node-positive subgroups prior to randomization in treatment regimens A or C

marrow biopsy, routine laboratory tests and a standard skin test battery including 3 recall antigens and the neoantigen DNCB. Fig. 1 demonstrates the study design. Patients fulfilling the selection criteria mentioned above were first stratified according to the histology of the homolateral axillary nodes (N− or N+) and subsequently randomized to either the control regimen "A" (surgery only) or the adjuvant treatment regimen "C" (surgery followed by 6 months combination chemotherapy with LMF(P), then monthly BCG skin scarifications until recurrence or 2 years post surgery). The chemotherapy program, given intermittently, consisted of:

— Leukeran (chlorambucil) 6 or 8 mg po daily × 14 days,
— Methotrexate (amethopterin) 5 or 7.5 mg po daily day 1—3 and 8—10 of each monthly cycle,
— 5-Fluorouracil 500 or 750 mg po daily on day 1 and 8

Prednisone 50 or 75 mg po daily × 14 during the first cycle, reduced to 10 or 15 mg daily later, was added during the first phase of the study, but later omitted from the adjuvant program due to dosing problems and additional toxicity.

The lower drug doses were given to patients with less than 70 kg and the higher doses to patients above 70 kg of body weight, since the dosage per m2 with oral drugs does not permit an accurate dosing due to tablet strength anyway. Drug doses hat to be modified downwards in case of toxicity according to standard rules and to be increased by 25% in case of no toxicity observed.

The LMF(P) chemotherapy program was stopped after 6 months and patients on the adjuvant regimen "C" were then "immunostimulated" with monthly BCG skin scarifications alternating on their proximal upper arms up to 2 years or to recurrence of disease (lyophilized BCG vaccine, Schweiz. Serum- und Impfinstitut, Bern/Switzerland).

Follow-up Program and Statistical Analysis

Except for the therapeutically induced bi-weekly follow-ups during the first 6 months in patients of regimen "C", all patients in the trial were regularly seen every 3 months for examination of skin and nodes, routine laboratory tests and repetitous of skin test battery. Chest films were routinely performed every 6 months and repeat bone scan and bone marrow biopsy every 12 months, or in between for clinical suspicion. Tumor recurrence had to be well documented and proven histologically or cytologically if ever possible for topographic reasons.

Comparison of recurrence rates between the 4 main study groups (N−: Regimen "A" vs. "C"; N+: Regimen "A" vs. "C") were analyzed by the chi-square test. Treatment failure time distribution was compared within the study groups of the same nodal status using life table computation and the method of Kaplan-Meier (Statistical Center of the Swiss Group for Clinical Cancer Research).

Results

Comparative Treatment Failure (Recurrence Rates)

Table 2 presents the comparative recurrence rates at a mean postoperative observation time of 19 months (as of september 1, 1977). Recurrence rates for patients with negative as well as positive homolateral axillary nodes show a definite trend to be lower in the adjuvant regimen "C". However, the differences are not (yet) statistically significant (15% vs. 5.1% in node-negative and 32.1% vs. 19.0% in node-positive patients, p=0.13 and 0.17 respectively). It is interesting to note, that the failure rate for the comparable group of the node-positive women in the surgical control regimen (32.1% at 19 months) is virtually identical with the corresponding recurrence rates in the similar studies of Fisher (31.4% at 18 months) and of Bonadonna (32.0% at 24 months).

Table 2. Adjuvant Chemo-Immuno-Therapy in Breast Cancer Recurrence Rate and Treatment Regimen (OSAKO 6/74)

Axillary Nodal Stage	Regimen	Patients with Recurrence	P-Value
$N_{\ominus}$	Surgery only	9/60=15.0%	0.13
	Surg.+LMF/BCG	3/59= 5.1%	
$N_{\oplus}$	Surgery only	18/56=32.1%	0.17
	Surg.+LMF/BCG	11/58=19.0	

Mean postop. observation time=19 months (9/1/1977)

Table 3. Adjuvant Chemo-Immuno-Therapy in Breast Cancer
Recurrence Rate and Axillary Involvement (OSAKO 6/74)

Axilla	Regimen A (Surgery only)	Regimen C (Surg.+LMF/BCG)	P-Value
N⊖	9/60=15.0%	3/59=5.1%	0.13
N⊕ (1–3)	8/35=22.9%	6/40=15.0%	0.58
N⊕ (≥4)	10/20=50.0%	5/18=28.8%	0.27

Mean postop. observation time=19 months

Table 3 correlates once again in more detail the recurrence rates and the degree of axillary involvement. As noted above, statistical evidence for an effective decrease in recurrence rate at 19 months after surgery is still lacking. This is especially true and disturbing for the subgroup of patients with minor axillary involvement (1—3 positive nodes).

Table 4. Adjuvant Chemo-Immuno-Therapy in Breast Cancer
Recurrence Rate and Menopausal Stage (OSAKO 06/74)

Axillary Stage	Menopausal Stage	Surgery only (Regimen A)	Surg.+LMF/BCG (Regimen C)
N⊖	Premenopausal	5/26=19.2%	2/29=6.9%
	Postmenopausal	4/34=11.8%	1/30=3.3%
N⊕	Premenopausal	9/29=31.0%	7/28=25.0%
	Postmenopausal	9/27=33.3%	4/30=13.3%

Mean postop. observation time=19 months (9/1/1977)

Table 4 presents the recurrence rates for N− and N+ patients according to menopausal status. There is no major difference in relapse rates between pre- and postmenopausal women of the same axillary nodal subgroup within the patients of the surgical control regimen "A". Comparison of treatment failure rates between the 2 study regimens discloses no significant difference in favor of the adjuvant treatment at present time, although there is a trend to lower recurrence rates for pre- as well as postmenopausal women with negative nodes and for post-menopausal node-positive patients. There is however virtually no difference in relapse rate between the surgical control regimen and the adjuvant group in pre-menopausal node-positive patients (31.0% vs. 25.0%, p=0.68).

Table 5 summarizes the sites of first tumor recurrence among the 4 major study patient groups. The overall view shows about 50% of relapses at distant sites (mainly bone and lung) and 50% local (homolateral chest wall) or regional relapses (homolateral lymph node stations). No clear cut difference in relapse site distribution was noted so far between node-negative and node-positive women.

Fig. 2 presents the treatment failure time distribution curves for the therapeutic regimens A (surgery alone) and C (surgery+LMF/BCG) in node-negative patients (upper part of the figure) as well as node-positive cases (lower part of the figure). While there seems to be at least a definite trend to

Table 5. Adjuvant Chemo-Immuno-Therapy in Breast Cancer
Site of First Recurrence (OSAKO-Study 06/74)

Axilla	Treatment Regimen	Site of Recurrence Local	Regional	Distant	Total Recurr.
N⊖	Surgery only	3	2		49/60
	Surg.+LMF/BCG	0	0		33/59
N⊕	Surgery only	6	4		818/56
	Surg.+LMF/BCG	5	1		511/58
All Recurrences		14	7 (51%)		20 (49%)

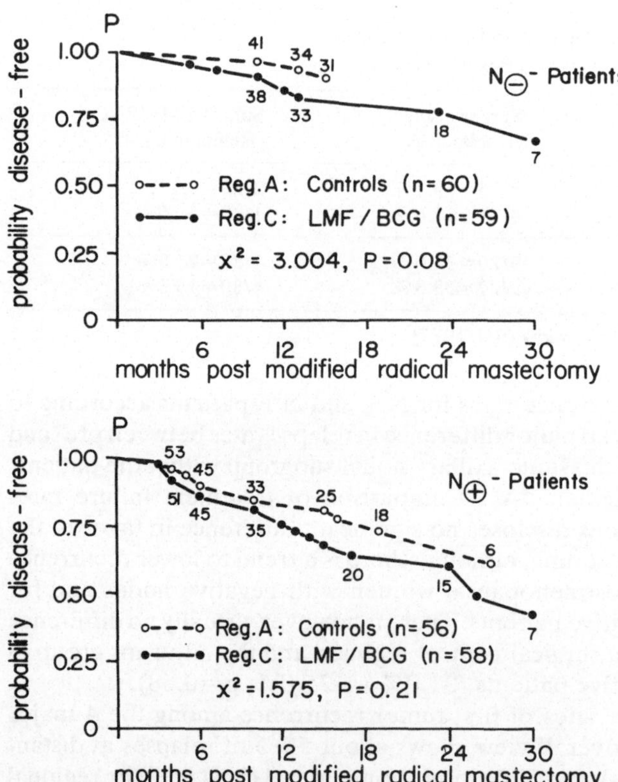

Fig. 2. Treatment failure time distribution of recurrences in the chemoimmunotherapy adjuvant trial OSAKO 06/74 for node-negative (upper part) and node-positive patients (lower part). "Controls" = patients with modified radical mastectomy alone, "LMF+BCG" = same surgery + chemoimmunotherapy.
Node-neg. pts: Controls:LMF+BCG, $x^2=3.004$, $p=0.08$
Node-pos. pts: Controls:LMF+BCG, $x^2=1.575$, $p=0.21$

a decreased or delayed recurrence rate for the adjuvant group as compared to the surgical controls in node-*negative* patients, there is at present time no statistical difference between the two corresponding treatment failure time distribution curves in node-*positive* cases at any point up to 24 months.

Table 6 shows the number and cause of death in our study population as of September 1, 1977. A total of 11 out of 233 study patients have meanwhile died on study. There appears as yet no difference in survival between the two treatment regimens (surgical control arm and adjuvant LMF/BCG arm), neither for node-negative nor node-positive patients. A median time of 1½ years post mastectomy with only 5% of the study population expired may be to early for a meaningful statistical comparison regarding survival trends of the two study regimens. There is however presently a slight excess mortality in the adjuvant regimen in node-positive patients due to 2 cases of definite or possible death from bone marrow toxicity (1 lethal infection during unexpected bone marrow toxicity at home; 1 bone marrow depression due to possible mistake in drug intake).

Table 6. Adjuvant Chemo-Immuno-Therapy in Breast Cancer
Number and Cause of Death on Study (OSAKO 06/74)

Axilla	Treatment Regimen	Death due to: Tu-Progression	Other Cause	All Death
N	Surgery only	1	0	1/60
	Surg.+LMF/BCG	1	1	2/59
N	Surgery only	3	0	3/56
	Surg.+LMF/BCG	3	2[a]	5/58

[a]=1 definite, 1 possible death due to toxicity

Toxicity of the LMF(P) regimen was generally very mild to moderate, except for the 2 cases of severe and unexpected hematologic complications mentioned above. Due to the choice of chlorambucil (Leukeran) instead of cyclophosphamide (Endoxan) there was virtually no hair loss and no chemical cystitis. Gastrointestinal toxicity was also very mild and the oral doses of amethopterin (Methotrexate) and 5-Fluorouracil were well tolerated in 70% of all patients. Minor nausea and occasional emesis occured in the rest, mostly well controlled with conventional antiemetic drugs. Refusal of adjuvant chemotherapy with oral LMF(P) occured only in 2/117 patients. In roughly 50% of patients treated with adjuvant LMF(P), the myelosuppressive drugs had to be reduced by 25—50% during the initial 6 months chemotherapy course, mostly temporarely. One third of patients in the adjuvant regimen showed no or only mild hematologic toxicity. In 12% of patients in the adjuvant regimen myelosuppressive cytostatic drugs were increased temporarely or for the rest of the 6 months chemotherapy course. Due to marked cardiovascular toxicity (fluid retention, thrombophlebitis with one episode of ?drug related pulmonary embolism) as well as additional drug dosing problems, prednisone was subsequently dropped from the study regimen.

The tolerance for the monthly BCG-skin-scarifications was excellent with only very occasional and mild regional lymphadenitis in the axillary lymph nodes.

No case of systemic BCG-disease was noted. The monthly BCG applications were better accepted by our patients than the 3-monthly skin test batteries for monitoring cell-mediated immune response. A report of the relevance of skin test data and their correlation with clinical data will be published separately in a later phase of the study.

Discussion

Based on animal tumor models [12] and on recent clinical data in other neoplasia such as pediatric tumors [13], Hodgkin's disease [14] and possibly melanoma and acute myelogenous leukemia [15], a number of controlled studies have been initiated during the last 3—4 years in breast cancer. Intermediate reports from the NSABP trial [8] using L-PAM monochemotherapy and from the Milano trial [9] working with CMF-iv combination chemotherapy have shown effective prolongation of disease-free intervals in premenopausal node-positive women. Recently updated reports of these two trials show however a clear tendency for merging of the treatment failure curves in all subsets of patients. In postmenopausal patients as well as those with minor axillary involvement, the earlier observed statistical difference in recurrence rates in favor of the adjuvant patient group has gradually disappeared after 24—36 months post mastectomy [16].

Design and present results of our controlled chemo-immunoadjuvant study in breast cancer differ in several aspects from the two trials cited above:

1. We have included — separately stratified and randomized — also node-*negative* patients, for it seems to us and our pathologists sometimes rather arbitrarely, to clearly distinguish between a truely tumor-free axilla and one with minor tumor involvement with 1 positive node. In addition we were disturbed by the fact, that in a retrospective analysis from our center nearly 40% of socalled "node-negative" patients presented with tumor recurrences and died from breast cancer within 5—6 years after "radical mastectomy" with or without additional radiotherapy [10].
2. All of our patients had standardized surgery (modified radical mastectomy) and none had postoperative radiotherapy.
3. We have used a very well tolerated, entirely orally administrated adjuvant regimen with LMF(P), well accepted by most patients and surgeons in the study. This LMF(P) combination yields objective remissions comparable to more toxic 4- and 5-drug regimens in advanced breast cancer (Senn H. J., Jungi W. F.: manuscript in preparation 1977).
4. We have stopped adjuvant therapy with LMF(P) after 6 months in analogy with earlier successful experience in osteosarcoma [13] and in order to minimize potential long-term or late sequelae of cytotoxic chemotherapy, especially in hopefully curable node-negative patients.
5. We have included "immunostimulation" with BCG skin scarifications after 6 months of LMF(P) chemotherapy to possibly enhance immunologic defense mechanisms against residual tumor burden, hopefully reduced by chemotherapy after mastectomy. For logistic reasons we were not able to include an additional study arm using LMF(P) chemotherapy alone.

Our present data after 19 months median observation time indicate a certain trend for lower recurrence rates in all patient subsets treated with additional LMF/BCG. Yet contrary to the clearcut data of the Milano trial [9, 16], this tendency in favor of the adjuvant group(s) is presently lacking statistical significance. While the treatment failure time distribution curves approach at least borderline statistical significance for the two treatment regimens in node-*negative* patients, this is clearly not the case in node-*positive* women (Fig. 2). We are especially disturbed by the fact, that the administred oral LMF(P) regimen of 6 months duration exerts virtually no protective effect at all on pre-menopausal "high risk" patients with positive axillary nodes. Again contrary to other studies [16, 17] our trial shows some trend to lower recurrence rates at present time for post-menopausal patients receiving LMF/BCG.

Very little information exists on controlled adjuvant chemotherapy in node-negative breast cancer patients, although their inclusion in such trials is voiced for theoretical reasons and on the basis of earlier (non-randomized) encouraging data of Donovan et al. [19]. In this retrospectively analyzed trial a significantly increased 10-year survival was found for patients receiving a 4—6 months course of i.v. cyclophosphamide as compared to antedating historical controls. No such difference was observed for node-positive patients, which to some extent parallels the present experience in our prospective trial. Several other ongoing studies in breast cancer adjuvant therapy include also variing proportions of node-negative patients or those with unexplored axillary status [20, 21]. Unfortunately not much firm information is to be expected from such trials with regard to the crucial management of node-negative patients.

Node-negative breast cancer patients would logically be the most suitable candidates for adjuvant chemotherapy to test the curative concept of additional systemic tumor eradication [12]. The differencial effect of the rather short adjuvant chemoimmunotherapy in our trial on patients with node-negative and node-positive axilla might be explained by the fact, that the amount of drug required to control effectively residual disease is dependent on residual tumor cell burden. It may be, that the more aggressive and partially intravenously administred CMF regimen in the Milano trial, given over 12 months duration, resulted in a greater residual tumor cell kill and longer tumor free postoperative interval than our shorter and definitely less toxic adjuvant LMF(P) regimen. Possibly greater variations in bioavailability of the entirely orally administred drugs might also be involved, although this reasoning does not explain the difference in recurrence data as compared with the NSABP trial [8, 17]. In addition, the LMF(P) regimen used in this study was clearly as effective[1] in a non-randomized comparison in our center as was the original CMF combination [18].

The borderline significant decrease of treatment failure time distribution in our node-negative patients receiving LMF/BCG was obtained with a minimum of subjective and objective toxicity. Substitution of chlorambucil for cyclophosphamide did avoid virtually all hairloss and problems with hemorrhagic cystitis and

1 for remission induction in advanced breast cancer

increased gastrointestinal intolerance seen with the latter alkylating agent. Only 2 of 117 patients in the adjuvant regimen C of our trial refused chemotherapy prior to the termination of the planned 6 months LMF(P) course, which is clearly an advantage as compared to the drop-out figures in more aggressive adjuvant trials [16, 21]. Yet the present unsatisfactory results (especially in pre-menopausal node-positive breast cancer patients) preclude a propagation of our LMF/BCG adjuvant regimen for any present routine use outside of well controlled and documented research trials. Clearly attempts should be undertaken to prospectively compare adjuvant regimens with apparently differing toxicity and possibly differing treatment results in the near future. Otherwise certain subsets of patients with primary operated breast cancer will be faced either with over- or undertreatment of their residual disease by means of to aggressive or to "soft" adjuvant therapy.

It is impossible to assess the contribution of the post LMF(P) BCG skin scarifications in our trial. A controlled study in breast cancer comparing CMF with CMF+BCG with CMF+BCG+tumor cells is currently in progress with no data as yet available [11]. In addition we are able to compare the protective effect of our LMF+BCG regimen with a concurrent study of the entire "Swiss Group for Clinical Cancer Research" in node-positive breast cancer cases, using the same oral chemotherapy, but without BCG. Preliminary data show no difference in recurrence rates at 12 months between the 2 otherwise identical patient groups [22]. No such comparison is possible for the subset of node-negative patients.

Prednisone was dropped from our LMF(P) adjuvant regimen after treating the first 120 patients in the study due to drug dosing problems and increased toxicity such as peptic ulceration and venous thrombosis. We are at present time unable to detect a difference in treatment failure time distribution between the early study phase (with prednisone) and the later phase (without prednisone). Definite proof of the beneficial effect of prednisone as an addition to CMF or LMF combination chemotherapy in advanced or early breast cancer is lacking [18, 22]. Meakin et al. reported evidence for prolonged survival in breast cancer patients treated by mastectomy+local radiation followed by ovarian irradiation and continuing medication of small daily doses of prednisone [23]. These data need confirmation in a controlled trial with stratification for axillary nodal status and menopausal age.

Several authors express serious objections to continue an adjuvant trial such as ours with a surgical control regimen [16, 17, 21, 24] regarding Bonadonna's recent data, showing a trend to increased survival rate in the CMF group 3 years after surgery [16]. However, we are presently unable to detect any survival difference between surgical control group and LMF+BCG group in our trial, admitting that a median observation time of 19 months seems to early for a meaningful comparison. Unfortunately we have encountered 2 drug deaths (1 definite+1 probable) in the LMF(P) patient group – problems that undoubtedly will increase, if adjuvant chemotherapy becomes a widely spread routine procedure outside of specialized oncology centers, as has been already advocated in a enthusiastic editorial [24] and greatly critized by others [25].

On the basis of discordant results between controlled studies and of unexplained variations in protection from recurrence between various subsets of patients, we would like to urge a word of caution to immature propagation of adjuvant chemo(immuno)therapy in breast cancer. More effective and yet safe, widely accepted adjuvant regimens still have to be designed and adequately tested in long-term trials by responsible study groups. Many questions as to optimal combination of drugs, dosage and timing, mode of administration and especially duration of adjuvant treatment remain to be solved.

There is at present time no standard adjuvant chemotherapy in breast cancer and the term "adjuvant chemotherapy" has to be qualified, for generalizations from one regimen to the other might be misleading, especially in the absence of appropriate control arms. Differentially tailored regimens will have to be worked out for various risk categories such as node-positive, node-negative, pre- and post-menopausal women with breast cancer, to avoid potential exposure of uncontrolled large populations of patients with this common disease to unnecessary toxicity as well as unpredictable late sequelae. Conflicting evidence is reported as regards to possible induction of second primary neoplasia after prolonged adjuvant chemotherapy in breast cancer [26, 27] indicating the definite need for careful long-term patient follow-up in controlled study conditions.

In our opinion it has not yet been shown that adjuvant chemo(immuno)therapy in breast cancer will definitely increase longterm tumor-free survival at 5 and 10 years from surgery and consequently decrease mortality from this disease. There is still the possibility that we are only going to duplicate previous experience with "prophylactic" oophorectomy by temporarely decreasing recurrence rate without greatly changing the ultimate course of the disease [28]. Clearly, adjuvant systemic therapy in breast cancer offers a great and hopefully more curative outlook for the future. "Effect on survival, on long-term undesirable sequelae and also on cost-benefit-ratio must await the passage of time; there is no justification for despondency. A major effort must be directed toward making systemic adjuvant therapy work better" [17].

Summary and Conclusions

In a randomized trial, 242 patients with primary breast cancer were followed for a median post-mastectomy interval of presently 19 months, comparing a surgical control group with an adjuvant chemoimmunotherapy group of women. Patients were subjected to standardized modified radical mastectomy without postoperative radiotherapy and all T_{1-3a}, N_{0-1}, M_0 stages were stratified into node-negative and node-positive subgroups. These subgroups were subsequently randomized to surgery alone and observation or to adjuvant therapy with LMF(P) cyclic chemotherapy for 6 months, followed by monthly BCG skin scarifications up to 2 years. Conclusions at present time are:

1. With this simple, entirely oral, well tolerated LMF(P)+BCG regimen, patients with histologically *negative* axillary nodes show a borderline significant decrease of treatment failures 19 months after surgery (15.0% vs. 5.1%).
2. The same adjuvant therapy offers no significant protection to patients with

positive axillary nodes (19.0% vs. 32.1%) with virtually no effect especially in node-positive premenopausal women (25.0% vs. 31.0% recurrences).

3. Protection from (early) recurrence seems to depend largely on residual tumor cell burden as well as on the type, intensity, route of administration and possibly duration of adjuvant treatment. Generalizations may be misleading as results apparently differ between studies.
4. The contribution of adjuvant "immunotherapy" by BCG after oral LMF(P) chemotherapy cannot be evaluated in this study. This will await comparison with the concurrent Swiss national breast cancer adjuvant study.
5. There is as yet no optimal standard adjuvant therapy in breast cancer. Differentially tailored drug programs will have to be worked out for various risk groups to avoid either over- or under-treatment of patient subsets with unnecessary toxicity or no clinical effectiveness.
6. Regarding the discordant results between studies it seems advisable to still design adjuvant breast cancer studies with an appropriate control regimen (surgery alone or original CMF).

Diskussion

Brücke: Das Rezidiv ist beim Mammakarzinom eine sehr spezielle Sache. Wir wissen, daß das Lokalrezidiv sehr gut zu beherrschen ist, und zwar sowohl vom Radiologen als auch vom Chirurgen. Es läßt sich vom Rezidiv allein sicher nicht auf die Überlebensrate schließen. Die Studie ist natürlich zu kurz, um über die Überlebensrate etwas auszusagen, aber sie läßt noch sicher nicht den Schluß zu, daß eine Gruppe auch tatsächlich länger lebt.

Senn: Das ist genau das, was ich sagen wollte. Wir können dazu nicht Stellung nehmen, die Beobachtungszeit ist noch zu kurz. Allerdings zeigt die Bonadonna-Studie jetzt nach drei Jahren einen Unterschied zu Gunsten des Nachbehandlungsarmes. Ob dieser bestehen bleibt, kann zur Zeit noch nicht entschieden werden. Darum möchte ich auch warnen, adjuvante Chemotherapien jetzt unter dem Druck von Seiten der Patientinnen und/oder von Seiten der Hausärzte oder sogar der Politiker selbst in praxi durchzuführen. Wir brauchen noch zwei bis drei Jahre Zeit, um zu prüfen, ob diese Aussage, daß mehr Patienten nach fünf Jahren tumorfrei überleben, auch wirklich wahr ist.

Diskussionsteiln.: Wie erklären Sie sich die Unterschiede zwischen Ihrer Studie und der Bonadonna-Studie. Und das andere: glauben Sie nicht, daß man mit einer postoperativen Radiotherapie etwas erreichen könnte?

Senn: Ich kann Ihnen die erste Frage nicht sicher beantworten. Wir haben eine andere Form der Nachbehandlung gewählt. Sie ist eindeutig weniger intensiv, sie ist weniger toxisch. Das war eine der Prämissen, warum wir sie gewählt haben. Wir wollten die Ergebnisse von Bonadonna, die doch mit einem recht hohen Maß an Toxizität, sowohl subjektiv als auch objektiv, erkauft werden mußten, während dieser 12monatigen Nachbehandlung, mit weniger starken Waffen erzielen. Das ist uns zumindest heute in dieser Form bei den nodal positiven Frauen nicht gelungen. Ob man bei den nodal negativen Frauen wirklich mehr braucht als diese einfache LMF Behandlung ist zur Zeit nicht geklärt.

Zum zweiten Problem der Radiotherapie: diese Frage ist völlig offen. Das Rezidivmuster läßt erwarten, daß man dadurch wahrscheinlich nicht sehr viel gewinnt. Das Lokalrezidiv läßt sich, wie bereits erwähnt wurde, gut behandeln, teils chirurgisch, teils radiotherapeutisch. Wir behandeln prinzipiell die radikal operierten Mammakarzinome nicht mehr zusätzlich durch Lokalbestrahlung. Die Kombination Nachbestrahlung plus adjuvante Chemotherapie ergibt nach unserer Erfahrung eine erhöhte Toxizität, bisher ohne therapeutischen Gewinn für die Patientinnen.

Diskussionsteiln.: Wenn ich Sie richtig verstanden habe, so besteht Ihre chirurgische Methode in Form einer eingeschränkten Radikaloperation. Können Sie mir sagen, in welcher Form diese Einschränkung besteht und ob sich nicht aus der Art Ihrer Lokalrezidive ableiten ließe, ob nicht eine radikalere Methode eine Verminderung dieser Lokalrezidivquote induzieren könnte.

Senn: Eingeschränkt radikal heißt, was die Amerikaner »total mastectomy« nennen. Das ist ein Eingriff, bei dem man die Axilla vollständig ausräumt, nicht nur ein »Sampling« von Lymphknoten durchführt, und den Tumor en bloc wegnimmt unter Belassung der Pektoralismuskulatur. Diese Standardoperation wird eigentlich heute fast überall angewandt.

Nachtrag

Die letzte Auswertung der adjuvanten Chemo-Immunotherapiestudie OSAKO-06/74 vom 1. 7. 1978 nach durchschnittlich *28 Monaten postoperativer Beobachtungszeit* ergab folgende Resultate:

1. Bei den *nodal-negativen* Patientinnen ist nun die Rezidivquote der adjuvant mit LMF/BCG behandelten Patientinnen im Vergleich zum chirurgisch allein behandelten Kontrollregime deutlich signifikant geworden (6,8% versus 25,4% Rezidive, P=0,01).
2. Bei den *nodal-positiven* Patientinnen lagen die entsprechenden Rezidivquoten für das adjuvante LMF/BCG-Regime und den chirurgischen Kontrollarm bei 32,2% versus 45,6% (P=0,20, nicht signifikant).
3. Bei den „Risikofrauen" der *prä*menopausal nodal-positiven Gruppe zeigt sich im adjuvanten Therapiearm im Vergleich zum chirurgischen Kontrollarm weiterhin nicht einmal ein Trend zur Rezidivverminderung (38,0% versus 48,4%, P=0,66!).
4. Die Tendenz zur ausgesprocheneren Rezidivsenkung bei den *post*menopausalen Patientinnen in der LMF/BCG-behandelten Gruppe hält sowohl bei den nodal-negativen Frauen (6,6% versus 28,9% Rezidive, P=0,04) wie auch bei den nodal-positiven Patientinnen an (26,6 versus 42,3% Rezidive, P=0,34=nicht signifikant).

References

1. Ross W. L.: The magnitude of the breast cancer problem in the USA. Cancer **24,** 1106 (1969)
2. Brinkley D., Haybittle J. L.: The curability of breast cancer. Lancet **2,** 95 (1975)
3. Cutter S. J., Myers M. H., Green S. B.: Trends in survival rates of patients with cancer. N. Engl. J. Med. **293,** 122 (1975)
4. Fisher, B., Slack N. H., Cavanaugh P. J. et al.: Postoperative radiotherapy in the treatment of breast cancer: results of the NSABP clinical trial. Ann. Surg. **172,** 711 (1970)
5. Stiernswärd J.: Decreased survival related to postoperative radiotherapy in early operable breast cancer? Lancet **2,** 1285 (1974)
6. Fisher B., Ravdin R. G., Ausman R. K., et al.: Surgical adjuvant chemotherapy in cancer of the breast: results of a decade of cooperative investigation. Ann. Surg. **168,** 337 (1968)
7. Tormey D. C.: Combined chemotherapy and surgery in breast cancer: a review. Cancer **36,** 881 (1975)
8. Fisher B., Carbone P., Economu S. G., et al.: L-PAM in the management of primary breast cancer: a report of early findings. N. Engl. J. Med. **292,** 117 (1975)
9. Bonadonna G., Brusamolino E., Valagussa P.: Combination chemotherapy as an adjuvant treatment in operable breast cancer. N. Engl. J. Med. **294,** 405 (1976)
10. Mutzner F., Amgwerd, R., Gessner U.: Prognose des lokalen primären Mammakarzinoms unter der bisherigen Therapie. Schweiz. Med. Wschr. **107,** 992 (1977)

11. Sparks F. C., Meyerowitz B. E., Ramming K. P., et al.: Adjuvant Chemotherapy and chemoimmunotherapy for breast cancer, in: Adjuvant therapy of cancer, Salmon S. S., Jones St. E. (ed.). Amsterdam—Oxford—New York: North-Holland Publishing company 1977, p. 109
12. Schabel F. M. jr.: Concepts for systemic treatment of micrometastases. Cancer **35,** 15 (1975)
13. Sutow W. W., Sullivan M. P.: Childhood cancer – the improving prognosis. Postgraduate Medicine **59,** 131 (1976)
14. Rosenberg S. A., Kaplan H. S.: The management of stages I, II and III Hodgkin's disease with combined radiotherapy and chemotherapy. Cancer **35,** 55 (1975)
15. Burchenal J. H.: A giant step forward – if! New Engl. J. Med. **291,** 1029 (1974)
16. Bonadonna G., Rossi A., Valagussa, P., et al.: Adjuvant chemotherapy with CMF in breast cancer with positive axillary nodes, in: Salmon S. S., Jones S. E. (ed.): Adjuvant therapy of cancer. Amsterdam—Oxford—New York: North-Holland 1977, p. 83
17. Fisher B., Redmond C., NSABP investigators: Studies of the national surgical adjuvant breast cancer project, in ibidem as (16)
18. Canellos G. P., DeVita V. T., Gold G. L., et al.: Cyclical combination chemotherapy for advanced breast carcinoma. Brit. Med. J. **1,** 218 (1974)
19. Donovan A., Powell J., Waterhouse J. A. H., et al.: A prolonged course of cyclophsphamide as an adjunct to mastectomy in the primary treatment of breast carcinoma. Br. J. Surg. **63,** 817 (1976)
20. Nissen-Meyer R., Kjellgren K., Mansson B.: Report from the Scandinavian adjuvant chemotherapy study group. 7th Int. Congress of chemotherapy, Prag 1971, abstract 2/B—6/7
21. Multicentre Breast Cancer Chemotherapy Group: Multimodal therapy for histological stage-II breast cancer. Lancet **2,** 396 (1977)
22. Swiss Group for Clinical Cancer Research: Adjuvante Chemotherapie zur Metastasenprophylaxe beim operierten Mammakarzinom, Studie SAKK—27/76, unpublished observations 1977
23. Meakin J. W., Allt W. E. C., Beale F. A., et al.: Ovarian irradiation and prednisone following surgery for carcinoma of the breast, in ibidem as (16)
24. Holland J. F.: Major advance in breast cancer therapy. editorial. New Engl. J. Med. **294,** 440 (1976)
25. Culliton B. J.: Breast cancer: Reports of new therapy are greatly exaggerated. Science **191,** 1029 (1976)
26. Lerner H.: Second malignancies diagnosed in breast cancer patients while receiving adjuvant chemotherapy at the Pensilvania Hospital. Meeting of the American Soc. Clin. Oncol. (1977), Denver, abstract C-295, p. 340
27. Sadoff, L., Chan P., Tyson S.: Incidence of second primary cancers in breast cancer patients after prolonged thiotepa therapy. Proc. Am. Assoc. Cancer Res./Am. Soc. Clin. Oncol. **15,** 145 (1974)
28. Ravdin R. G., Lewison E. F., Slack N. H., et al.: Results of a clinical trial concerning the worth of prophylactic oophorectomy for breast carcinoma. Surg. Gynecol. Obstet. **131,** 1055 (1970)

2.1.2 Präliminäre Resultate eines laufenden Studienprotokolles mit einer adjuvanten Chemotherapie beim primär operablen Mammakarzinom

Cavalli, F., Jungi, F., Alberto, P., Martz, G. und Brunner, K. W.

Inselspital, Onkolog. Abt., Bern
Schweizerische Arbeitsgruppe für Klinische Krebsforschung

Als Chemoprophylaxe oder als adjuvante Chemotherapie definiert man eine zytostatische Behandlung, die nach Vernichtung des lokalisierbaren Tumors durch Chirurgie und/oder Strahlentherapie verabreicht wird. Diese Behandlung wird in Situationen angewandt, in denen man annimmt, daß mit größter Wahrscheinlichkeit bereits mikroskopische Fernmetastasen vorliegen, die nur systemisch bekämpft werden können. Diese neue Strategie [1, 6] wird seit wenigen Jahren bei einigen soliden Tumoren angewandt und hat bereits ermutigende Resultate bei den kindlichen Tumoren [12] und beim osteogenen Sarkom [17] gezeigt.

Der Versuch einer adjuvanten Chemotherapie scheint beim primär operablen Mammakarzinom gerechtfertigt zu sein. Einerseits sind die Langzeitergebnisse der „klassischen" Therapie dieses Tumors in den letzten Jahrzehnten im wesentlichen stationär geblieben [15]. Kontrollierte klinische Studien zeigen, daß an den Überlebenszeiten weder verschiedene Operationsmethoden noch eine prä- oder postoperative Radiotherapie, noch prophylaktische endokrine Maßnahmen (z. B. Kastration) etwas ändern können [11, 18]. Wohl können Chirurgie und/oder Strahlenbehandlung in einzelnen Fällen lokale und regionale Tumorrezidive verhindern, erfahrungsgemäß sterben aber die meisten Mammakarzinompatientinnen an den bereits bei der Operation vorliegenden mikroskopischen Fernmetastasen [9, 24]. Anderseits läßt sich im Tierexperiment eine metastatische Aussaat verhindern, wenn gleichzeitig mit der vollständigen chirurgischen Entfernung des Primärtumors Zytostatika während einer gewissen Zeit gegeben werden. In den gleichen Tiermodellen gelingt dies weder mit Chirurgie noch mit Chemotherapie allein [10, 22].

Zur Einleitung der klinischen Prüfung einer adjuvanten Chemotherapie bei einer gegebenen Tumorart werden im allgemeinen gewisse Voraussetzungen (siehe Tabelle 1) als notwendig erachtet: diese sind im Falle des primär operablen Mammakarzinoms als erfüllt zu betrachten.

Tabelle 1. Voraussetzungen für eine adjuvante Chemotherapie

1. Die angewandte Chemotherapie muß zuerst im metastasierenden Stadium eine mindestens minimale Wirkung gezeigt haben.
2. Möglichkeit der Selektion einer Population mit erhöhtem Risiko („high risk").
3. Präliminäre Entfernung der Tumorhauptmasse („minimal disease").
4. Mitarbeit, d. h. Aufklärung des Patienten.

Erste klinische Studien beweisen, daß das Auftreten von Metastasen bei „kurativ“ operierten Mammakarzinompatientinnen in einem signifikanten Prozentsatz der Fälle durch eine postoperative Zytostatikatherapie verzögert, möglicherweise verhindert werden kann [2, 14]. Es herrscht dagegen noch eine vollständige Unklarheit bezüglich der Zeitperiode, während der eine solche adjuvante Chemotherapie verabreicht werden muß: dieser Fragenkomplex wurde deswegen als Kern unseres Studienprotokolles gewählt. Eine ähnliche Studie wird zur Zeit im Istituto Nazionale dei Tumori (Mailand) durchgeführt: dort erhalten die Patientinnen je nach Randomisation eine adjuvante Chemotherapie mit CMF (C=Endoxan, M=Methotrexat, F=5-Fluorurazil) entweder während 6 oder während 12 Monaten.

Zielsetzung, Methode und Patientengut

Das SAKK-Protokoll 27/76 (adjuvante Chemotherapie beim primär operablen Mammakarzinom) will folgende Fragen beantworten:

1. Verhindert oder verzögert eine Polychemotherapie im Anschluß an die Mastektomie das Auftreten von Metastasen (historische Kontrollen)?
2. Verlängert diese adjuvante Chemotherapie das Leben der Patientinnen (historische Kontrolle)?
3. Welches sind die kurz- und langfristigen toxischen Nebenwirkungen einer solchen Therapie? Im Hinblick auf vor kurzem erschienene Mitteilungen bei anderen Tumorarten [16, 20, 21] soll diese Frage besonders kritisch untersucht werden.
4. Wie lange muß die zytostatische Therapie nach der Mastektomie verabreicht werden?

Die Kriterien, aufgrund derer eine Patientin für diese Studie als auswählbar betrachtet wird, sind in Tabelle 2 zusammengefaßt. Im Protokoll sind zudem noch eine Reihe genau beschriebener Ausschlußkriterien festgelegt, z. B. Peau d'orange mehr als 1/3 der Mammaoberfläche einnehmend, Armödem, inflammatorische Karzinome, Zweittumor in der kontralateralen Brust, usw. In den Studieneinleitungen sind auch die obligatorischen hämatologischen, biochemischen, radiologischen und szintigraphischen Kontrollen in ihrer zeitlichen Folge genau festgelegt.

Tabelle 2. SAKK Protokoll 27/76: Adjuvante Chemotherapie beim primär operablen Mammakarzinom

Kriterien für die Auswahl der Patientinnen

1. Tumorstadium
   - operabler Primärtumor: T1a, T2a, T3a
   - befallene axilläre Lymphknoten: N1a oder N1b (histologisch verifiziert)
   - keine Fernmetastasen: M0
2. Lokale Therapie
   - Chirurgie: Mastektomie mit Wegnahme von Axillainhalt zur histologischen Beurteilung
   - „minimale“ Chirurgie: Ablatio simplex mit Wegnahme des „axillary tail« [7]
   - „maximale“ Chirurgie: modifizierte Radikaloperation mit Ausräumung der Axilla
   - Radiotherapie:
     - keine präoperative Strahlentherapie
     - wenn möglich auch keine postoperative Radiotherapie
3. Beginn der Chemotherapie
   - spätestens 4 Wochen nach Mastektomie (falls keine postoperative Radiotherapie)
   - spätestens 16 Wochen nach Mastektomie (falls postoperative Strahlentherapie)
4. Alter
   - Patientin jünger als 70 Jahre

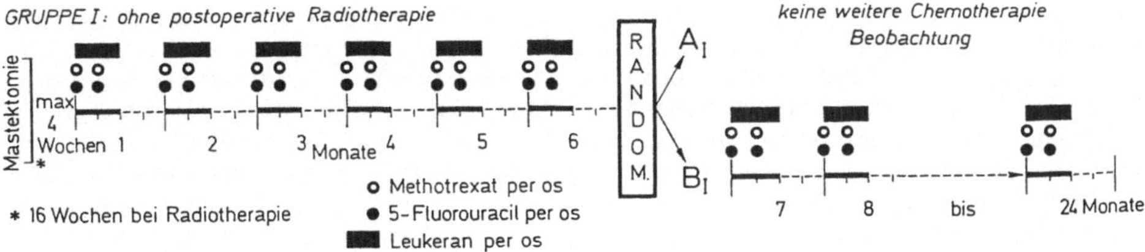

Abb. 1. SAKK Protokoll 27/76

Als adjuvante Chemotherapie wurde die perorale Kombination Leukeran (L; 5 mg/m^2 täglich), Methotrexat (M; 10 mg/m^2 1× pro Woche), 5-Fluorurazil (F; 500 mg/m^2 1× pro Woche) gewählt (LMF). Diese Polychemotherapie (siehe Abb. 1) wird in intermittierenden, zweiwöchigen Zyklen, gefolgt von jeweils zwei Wochen Pause, verabreicht.

Vor Beginn der adjuvanten Chemotherapie werden die Patientinnen in zwei Gruppen randomisiert: die eine Hälfte (Regime A) erhält die Behandlung während 6 Monaten, die zweite Gruppe (Regime B) bekommt die gleiche Therapie während insgesamt 24 Monaten. Mit der Zytostatikaverabreichung beginnt man spätestens 4 Wochen nach der Mastektomie: dieses Intervall kann bei den Patientinnen, die nach der Mastektomie noch nachbestrahlt werden, höchstens 16 Wochen betragen. Der Entscheid ob eine solche Nachbestrahlung durchgeführt wird oder nicht, liegt beim einzelnen Arzt: im Studienprotokoll wird empfohlen, diese Maßnahme zu unterlassen.

Präliminäre Daten

Vom 1. April 1976 bis 1. September 1977 wurden 275 Patientinnen in diese Studie aufgenommen (siehe Tabelle 3): 106 davon waren noch vor der Menopause, 27 in der perimenopausalen Periode (0—5 Jahre nach Menopause), bei 72 Patientinnen lag die letzte Menstruation länger als 5 Jahre zurück (postmenopausale). Von diesen 275 Fällen wurden 19 (8,5%) wegen Protokollfehler disqualifiziert, 51 wurden bis jetzt während weniger als zwei Monaten behandelt, weswegen sie als „noch nicht auswertbar“ gelten. Am 1. 9. 77 waren somit 205 Fälle auswertbar: davon entfielen 107 auf Regime A, 98 auf Regime B. Von diesen Patientinnen wurden 27 (etwas mehr als 10%) nachbestrahlt. Die Studie läuft zur Zeit weiter: es ist vorzusehen, daß in zirka 12 Monaten die geplante Fallzahl von 400 Patientinnen erreicht wird.

Selbst wenn dies klar aus Tabelle 2 hervorgeht, soll hier nochmals ausdrücklich betont werden, daß für diese Studie nur Patientinnen auswählbar sind, die bei der Mastektomie histologisch verifizierte Lymphknotenmetastasen in der Axilla aufwiesen.

Bis jetzt beträgt die mittlere Beobachtungszeit der 205 Patientinnen knapp 11 Monate. Da wir 6 versus 24 Monate Behandlung vergleichen wollen, ist diese mittlere Beobachtungszeit noch relativ kurz. Deswegen wollen wir zur Zeit auf die Veröffentlichung der vorläufigen Rezidivrate noch verzichten. Immerhin stellen wir fest, daß der Prozentsatz der Rückfälle in unserer Studie bis jetzt etwa ähnlich ist mit denen von Fisher et al. [14] und Bonadonna et al. [2], bei gleicher Beobachtungszeit.

Die Rezidive sind durchschnittlich 273 Tage (kürzestes Intervall: 110 Tage; längstes Intervall 479 Tage) nach Beginn der adjuvanten Chemotherapie aufgetreten.

Tabelle 3. SAKK Protokoll 27/76: Vorläufige Auswertung (1. 9. 1977)

Angemeldete Patientinnen	275
bereits auswertbare Fälle	205, davon
– prämenopausale	106
– perimenopausale	27
– postmenopausale (5 Jahre)	72

Bei etwa 50% der Patientinnen mußte die Zytostatikadosierung im Verlaufe der Behandlung gelegentlich oder mehrmals reduziert werden, da die Leukozyten unter 4000/mm³ und/oder die Thrombozyten unter 150000/mm³ gefallen waren. Chlorambuzil (Leukeran) ruft bei den meisten Patientinnen eine Nausea leichteren Grades hervor. In zirka einem Drittel der Fälle sind dagegen die gastrointestinalen Nebenwirkungen der peroralen Anwendung von 5-Fluorurazil (Trinkampullen) erheblich: diese nehmen meistens mit dem Fortgang der Therapie zu. In einzelnen Fällen mußte deswegen die perorale Applikation verlassen werden und an ihrer Stelle 5-Fluorurazil i.v. angewandt werden. Bei den meisten Patientinnen in der Prämenopause tritt infolge der adjuvanten Chemotherapie eine vorübergehende Amenorrhoe auf.

Eine genaue Aufschlüsselung der Therapieresultate nach Anzahl der histologisch positiven axillären Lymphknoten zur Zeit der Mastektomie ist noch nicht vorgenommen worden: dies wird eine genaue Überprüfung aller Operationsbefunde bedingen. Diese Arbeit wird erst bei der definitiven Auswertung der Studie vorgenommen werden.

Diskussion

Wir haben hier die ersten Daten unseres Studienprotokolles mit einer adjuvanten Chemotherapie bei Patientinnen, die bei der Operation eines primär operablen Mammakarzinoms histologisch verifizierte axilläre Lymphknotenmetastasen aufweisen, vorgestellt. Unsere Studie läuft weiter. Deswegen müssen wir uns hier auf einige wenige Bemerkungen beschränken.

Zuerst möchten wir die Wahl der in unserem Studienprotokoll eingesetzten Chemotherapie besprechen. Die LMF-Kombination wurde aufgrund der bis jetzt vorliegenden vorläufigen Ergebnisse ähnlicher Studien und der SAKK-Erfahrungen auf dem Gebiet des metastasierenden Mammakarzinoms ausgelesen. Die besten Resultate mit einer adjuvanten Chemotherapie bei einem ähnlichen Krankengut wurden bisher mit der CMF-Kombination von Bonadonna et al. [2] erreicht. Die Analyse seiner Resultate zeigt, daß dabei der größte Teil der Nebenwirkungen dem Endoxan zuzuschreiben ist.

Die Summe dieser toxischen Erscheinungen schien uns für eine prophylaktische Behandlung an der Grenze der Zumutbarkeit. Die SAKK hat indessen in früheren Studien beim metastasierenden Mammakarzinom [4, 5] indirekt zeigen können, daß Leukeran (Chlorambuzil) trotz geringer Toxizität dem Endoxan bei der Behandlung des Mammakarzinoms höchstwahrscheinlich ebenbürtig ist. Ein direkter Vergleich Endoxan versus Leukeran als Monotherapie ist heutzutage beim metastasierenden Mammakarzinom kaum denkbar. Aufgrund der erwähnten SAKK-Erfahrungen und einer Pilot-Studie der St. Gallener Gruppe [23] fühlten wir uns berechtigt, Endoxan durch Leukeran zu ersetzen, selbst wenn über Leukeran als Monotherapie beim Mammakarzinom in der Literatur nur spärliche Angaben vorliegen [19].

Bei einem Tumor, der einen so verschiedenartigen Verlauf haben kann wie das Mammakarzinom, müssen wir sicher auf eine deutlich längere mittlere Beobachtungszeit warten, bevor wir stichhaltige Vergleiche mit anderen Studien anstellen. Zudem muß unser Krankengut noch nach der Anzahl der positiven Lymphknoten und weiteren prognostischen Faktoren aufgeschlüsselt werden [13]. Zur Zeit zeigt z. B. unser Patientengut ein Überwiegen von prämenopausalen Patientinnen, während in den zwei bereits erwähnten Studien [2, 14] diese Kategorie nur 30—40% des Krankengutes ausmacht. Da bei den prämenopausalen Patientinnen ein Rezidiv früher als bei postmenopausalen Frauen auftritt, haben wir es diesbezüglich mit einer ungünstigen Patientenselektion zu tun. Das gleiche könnte auch bei der Verteilung der Fälle nach Anzahl der positiven axillären Lymphknoten zutreffen.

Bislang können wir also nur annehmen, daß zur Zeit unsere Resultate etwa zwischen denen von Fisher et al. [14] und denjenigen von Bonadonna et al. [2] liegen. Als die Resultate dieser zwei erwähnten Studien bekannt wurden, spekulierte man, daß die niedrigere Rückfallsrate bei Bonadonna et al. [2] der erhöhten Effektivität der Polychemotherapie (CMF) im Vergleich zur Monochemotherapie (L-PAM; Alkeran) von Fisher et al. [14] zuzuschreiben ist. Falls unsere endgültigen Resultate wirklich denen von Bonadonna signifikant unterlegen sein sollten, könnte dies möglicherweise auch auf eine schwächere Antitumorwirkung unserer „milden" peroralen LMF-Kombination gegenüber derjenigen des aggressiveren CMF-Schemas zurückgeführt werden. Das jetzt noch laufende Studienprotokoll der SAKK beim metastasierenden Mammakarzinom scheint nämlich erste Hinweise dafür zu geben, daß diese perorale LMF-Kombination anderen, intensiveren Polychemotherapien bei dieser Tumorart unterlegen sein könnte [8].

Unsere Studie sieht keine unbehandelte Kontrollgruppe vor. Dies stellt kein Abweichen von unserem Prinzip der kontrollierten, prospektiv randomisierten klinischen Studien dar. In der Tat führt zur Zeit die St. Gallener Gruppe [23] ebenfalls ein Studienprotokoll bei primär operablen Mammakarzinomfällen durch, in dem die Patientinnen entweder in einem Kontrollarm, oder dann in einer Gruppe randomisiert werden, die mit derselben LMF-Kombination behandelt wird.

Aus der definitiven Auswertung dieser beiden, gleichzeitig laufenden Studien erhoffen wir uns eine Antwort sowohl bezüglich des Wertes dieser adjuvanten Chemotherapie beim primär operablen Mammakarzinom als auch zur Frage der Zeitdauer, während der eine solche Behandlung durchgeführt werden muß.

Zusammenfassung

Im April 1976 haben wir eine kooperative Studie mit der peroralen Kombinationstherapie Leukeran, Methotrexat, 5-Fluoruracil (LMF) als adjuvante Chemotherapie beim primär operablen Mammakarzinom begonnen. Bei der Wahl der Chemotherapie haben wir vor allem die früheren Erfahrungen unserer Gruppe in der Behandlung des metastasierenden Mammakarzinoms berücksichtigt. Hauptanliegen unseres laufenden Studienprotokolls ist die Suche nach der optimalen Zeitperiode, während der eine solche postoperative zytostatische Therapie verabfolgt werden muß. Bis zum 1. 9. 77 wurden 275 Patientinnen in diese Studie aufgenommen, 205 davon sind bereits auswertbar. Die mittlere Beobachtungszeit beträgt bis jetzt zirka 11 Monate.

Vergleiche mit anderen zur Zeit laufenden Studien sind verfrüht und bedürfen einer längeren mittleren Beobachtungszeit und einer genauen Aufschlüsselung des Krankengutes nach den verschiedenen prognostischen Faktoren.

Literatur

1. Bonadonna G.: Treatment of residual neoplastic disease in solid tumors. Biomedicine **24,** 141 (1976)
2. Bonadonna G., Brusamolino E., Valagussa P. et al.: Combination chemotherapy as an adjuvant treatment in operable breast cancer. N. Engl. J. Med. **294,** 405 (1976)
3. Bonadonna G.: Present results and indications for adjuvant chemotherapy in primary operable breast cancer. Chemotherapiekongress Zürich, Symposium 1977 (im Druck)
4. Brunner K. W., Martz G. et al.: Kontrollierte Untersuchungen über zytostatische Kombinationstherapien beim metastasierenden Mammakarzinom. Internist **14,** 643 (1973)
5. Brunner K. W., Sonntag R. W. et al.: A controlled study in the use of combined drug therapy for metastatic breast cancer. Cancer **36,** 1208 (1975)
6. Burchenal M.: Karnofsky Lecture. Cancer **35,** 1121 (1976)
7. Cant E. L. M. et al.: Lymphnode biopsy during simple mastectomy. Lancet I, 995 (1975)
8. Cavalli F., Alberto P. and Jungi F.: Tamoxifen alone or combined with multiple drug chemotherapy in disseminated breast cancer. Proceedings 10. internationaler Chemotherapiekongreß Zürich, 1977, Abstract Nr. 510 (im Druck)
9. Carbone P.: Chemotherapy in the treatment strategy of breast cancer. Cancer **36,** 633 (1975)
10. Chirigos M. et al.: Evaluation of surgery and chemotherapy in the treatment of mouse mammary adenocarcinoma 755. Cancer Chemother. Rep. **22,** 49 (1962)
11. Easson E. C.: Postoperative radiotherapy in breast cancer. In: Prognostic factors in breast cancer, S. 118 (Forest A. P. M., Kunkler P. P., Herausgeber). Baltimore: William and Wilkins 1968
12. Evans A.: The success and failure of the multimodal therapy for cancer by children. Cancer **35,** 48 (1975)
13. Fisher B., Slack N. et al.: Cancer of the breast, size of neoplasm and prognosis. Cancer **24,** 1071 (1969)
14. Fisher B., Carbone P., Economou S. et al.: L-phenylalanine mustard (L-PAM) in the management of primary breast cancer: a report of early findings. N. Engl. J. Med. **292,** 117 (1975)
15. Fisher B.: Cooperative clinical trials in primary breast cancer: a critical appraisal. The 7th National Cancer Conference Proceedings. Philadelphia: J. B. Lippincott 1973, Seite 285 et ff.
16. Harris C.: The carcinogenity of anticancer drugs: a hazard in man. Cancer **37,** 1914 (1976)
17. Jaffé N. et al.: Adjuvant Methotrexate and Citrovorumfactor treatment of osteogenic sarcoma. N. Engl. J. Med. **291,** 994 (1974)
18. Kennedy P., Mielke P. et al.: Therapeutic castration versus prophylactic castration in breast cancer. Surg. Gynec. Obst. **118,** 524 (1964)
19. Moore T., Pross I., Ausman R. et al.: Effects of Chlorambucile in 374 patients with advanced cancer. Cancer chemother. Rep. **52,** 661 (1968)
20. Penn I.: Second malignant neoplasm associated with immunosuppressive medication. Cancer **37,** 1024 (1976)
21. Rosner F.: Acute leukemia as a delayed consequence of cancer chemotherapy. Cancer **37,** 1033 (1976)
22. Schabel F. M.: Cocepts for systemic treatment of micrometastases. Cancer **35,** 15 (1975)
23. Senn H. J.: Present results and indications for adjuvant chemotherapy in primary operable breast cancer. Proceedings 10. Internationaler Chemotherapiekongreß, Symposium, Zürich, 1977 (im Druck)
24. Tormey D.: Combined chemotherapy and surgery in breast cancer. Cancer **36,** 881 (1975)

2.2 Bronchuskarzinom

2.2.1 Zytostatische Adjuvanstherapie beim Bronchuskarzinom

Karrer, K.

Institut für Krebsforschung der Universität Wien

Schon seit längerer Zeit sind erfahrene Chirurgen übereinstimmend davon überzeugt, daß sich die Ergebnisse der chirurgischen Behandlung des Bronchuskarzinoms kaum mehr wesentlich steigern lassen werden [78, 99].

Unter günstigsten Umständen wird bei echten Frühfällen mit kleinen Tumoren ohne Lymphknotenabsiedelungen nur eine 5-Jahres-Überlebensrate von rund 40% erreicht.

Das bedeutet, daß bei weit mehr als der Hälfte dieser Patienten die Operation nicht in der Lage war, alle Tumorzellen völlig zu entfernen. Die Ergänzung dieser lokalen Maßnahme mit einer im ganzen Körper wirksamen Chemotherapie kann als eine Möglichkeit zur Verbesserung dieser Resultate angesehen werden. Es erscheint logisch, daß jene Zytostatika, die das Wachstum weiter fortgeschrittener solider Tumoren hemmen können, bei kleinen Tumorzellmengen, wie sie nach der sogenannten „Radikal-Operation" im Organismus verbleiben, dazu um so eher imstande sind. Darüber hinaus ist anzunehmen, daß Patienten zur Zeit der Radikaloperation noch am ehesten über Abwehrkräfte verfügen, die gemeinsam mit einer Chemotherapie diese restlichen Tumorzellen zu vernichten in der Lage sind. Die Zielsetzung einer chemotherapeutischen Rezidivprophylaxe — oder adjuvanten Chemotherapie, wie sie auch genannt wird — stellt eine gegen vorhandene klinisch latente Mikrometastasen gerichtete Therapie dar.

Zunehmend werden daher Empfehlungen zur Anwendung einer Chemotherapie zur Rezidivprophylaxe beim Bronchuskarzinom ausgesprochen [1, 26, 27, 56, 94, 109, 121].

Solche Empfehlungen sind neben der Notwendigkeit zur Verbesserung der klinischen Resultate auch theoretisch gut begründet und mit ausgedehnten Tierexperimenten belegt [8, 18, 41, 53, 55, 58, 59, 61, 77, 104, 106, 107].

Versuche der Verbesserung der Heilungsrate durch eine Chemotherapie zur Rezidivprophylaxe wurden seinerzeit zunächst unter der Vorstellung unternommen, den Tumorzell-Shower im Blut, der durch die Manipulation bei der Operation ausgelöst wird, durch ein im strömenden Blut wirksames Zytostatikum so zu schädigen, daß diese Tumorzellen nicht mehr zu Metastasen heranwachsen können.

In diesem Sinne wurden in Wien schon 1954 klinische Untersuchungen mit Mitomen — dem N-oxid des Stickstoff-Lost [19] — und ab 1957 in den USA mit dem Original-Stickstoff-Lost begonnen [34, 105].

Auch in England sind ähnliche Untersuchungen mit Endoxan unternommen worden [22]. Mit Ausnahme der positiven Ergebnisse von Wingfield [123] und der Verbesserung der Überlebensrate in der kleinen Untergruppe der Patienten mit Oatcell-Karzinomen [33] waren die Erfolge dieser kurzzeitigen Chemotherapie im allgemeinen unbefriedigend. Es traten nur gewisse Verzögerungen der Rezidive ein [126]. Die Heilungsrate konnte jedoch nicht verbessert werden, obwohl zum Teil eine erhebliche Belastung durch Toxizität in Kauf genommen wurde. Es war anzunehmen, daß diese Therapie zu kurz war und sie nicht alle Tumorzellen ausrotten konnte [127].

Deshalb wurden in der zweiten Phase die Therapieprogramme verlängert und intermittierende und Dauertherapieformen verglichen. Die intermittierende Verabreichung mit therapiefreien Intervallen zeigte sich der Dauertherapie überlegen.

Patienten, bei denen eine Leukopenie auftrat — also eine individuell hohe Wirkungsdosis erhalten hatten — zeigten eine bessere Überlebensrate als vergleichbare Patienten, bei denen die gleiche Therapie keine Leukopenie bewirkte [52, 53, 108].

In mehreren Studien hatte die adjuvante Chemotherapie keinen Einfluß auf die Überlebensrate [11, 80, 101, 103]. In einer Schweizer Studie sind Schädigungsmöglichkeiten durch die angewandte Chemotherapie aufgedeckt worden [10]. In einer Reihe von Studien haben sich bemerkenswerte Erfolge herausgestellt [2, 3, 17, 25, 57, 66, 68, 83, 84, 86, 87, 88, 92, 93, 117, 122].

Es haben sich demnach insgesamt gesehen doch schon bei verschiedenen Monotherapien in Abhängigkeit von Dosierung und deren zeitlicher Verteilung Möglichkeiten der Verbesserung der Überlebensrate abgezeichnet.

In mehreren Arbeitskreisen sind die inzwischen als vorteilhaft erscheinenden Kombinationen mehrerer Zytostatika mit verschiedenem Wirkungsmechanismus [43] zur Rezidivprophylaxe eingesetzt worden [57]. Es sind verschiedene Kombinationen in Anwendung, z. T. auch in Kombination mit Immunotherapie [50], z. T. auf Grund vorausgehender in-vitro-Austestung im Sinne eines Onkobiogrammes [114]. Es liegen davon teilweise bereits positive Ergebnisse vor [62, 63]. In der Studie unserer Wiener Arbeitsgruppe haben sich einige besonders interessante Detail-Ergebnisse ergeben, die im folgenden kurz dargestellt werden: Seit Herbst 1969 wird an der I. Chir. Abt. der Wiener Krankenhäuser in Lainz und Baumgartner Höhe systematisch eine kombinierte Chemotherapie angewendet und der Effekt dieser zusätzlichen Chemotherapie durch Vergleich mit streng randomisierten nur operierten Patienten beurteilt. Die Chemotherapie erfolgte intermittierend durch 3 Jahre, beide Gruppen wurden in gleichen Zeitabständen nachuntersucht und einheitlich symptomatisch behandelt. Die Chemotherapie wurde in Form von Therapiestößen mit 500 ml 5%iger Lävulose infundiert. Während der 40 Minuten dauernden intravenösen Infusion wurden jeweils im Abstand von 10 Minuten 12 mg/kg Endoxan, 12 mg/kg 5-FU, 0,5 mg/kg Methotrexat und 0,1 mg/kg Velbe injiziert. Nach jeder Infusion wurde 1 mg Vitamin B_{12} und 300 mg Vitamin B_6 intramuskulär und am nächsten Tag wurde 15 mg Folsäure oral verabreicht. Nach kurzer klinischer Beobachtung der Verträglichkeit werden die Patienten wieder nach Hause entlassen. Der Zeitplan sieht 6 Tage nach der Operation die erste derartige Infusion, eine Woche später die zweite und eine weitere Woche später die dritte Infusion vor. Diese drei Infusionen machen einen Therapiestoß aus, der erste davon wird während des postoperativen stationären Aufenthalts durchgeführt und verlängert diesen im allgemeinen nicht. Die weiteren Therapiestöße werden ambulant verabfolgt.

Im ersten Halbjahr sind zwei weitere derartige Therapiestöße vorgesehen, in den weiteren fünf Halbjahren je zwei. Insgesamt werden laut Programm in den drei postoperativen Jahren dreizehn solcher Therapiestöße gegeben. Die so behandelten Patienten werden nach den TNM-Stadien [42, 79, 98, 115, 116], den histologischen Haupttypen [67] und nach der Feinstein-Einteilung [7, 23] klassifiziert. Damit sind mit dem TNM-System die anatomische Ausbreitung und mit den Feinstein-Kategorien die klinische Symptomatik berücksichtigt, die beide wie auch der histologische Typ die Prognose beeinflussen [12, 119, 125]. Nach der Feinstein-Einteilung sind in Klasse 1 Zufallsbefunde und Patienten ohne Anamnese einzuteilen, in Klasse 2 jene, deren pulmonale Symptomatik 6 Monate und mehr andauert, wie dies bei langsam wachsenden Tumoren der Fall ist, in Klasse 3 kommen Patienten mit pulmonaler Symptomatik von höchstens 6 Monaten, was für schnell wachsende Tumoren spricht. In Klasse 4 sind Patienten, die wie in Klasse 2 mehr als 6 Monate dauernde pulmonale als auch Allgemeinsymptome haben und in Klasse 5 solche, die wie in Klasse 3 pulmonale Symptome von weniger als 6 Monaten Dauer und allgemeine Symptome aufweisen. Klasse 6 ist durch Symptome wie in Klasse 4 und Metastasen charakterisiert und Klasse 7 hat Symptome wie in Klasse 5 und noch zusätzlich Metastasen. Patienten der Klasse 8 geben extrapulmonale Symptome an. Diese wegen der hypothetischen Korrelation von Symptomatik bzw. Anamnesedauer und Wachstumsgeschwindigkeit des Tumors herangezogene Einteilung ist naturgemäß weniger exakt abgrenzbar als die objektiv feststellbare anatomische Tumorausbreitung [44, 76, 120]. Zur TNM-Klassifizierung wurden der Operationsbefund und der von einem einzigen Pathologen erhobene Befund herangezogen [6, 36, 51, 54, 100]. In der Tabelle 1 sind die Zahlen der verabreichten Therapiestöße und die dadurch aufgetretene Leukopenie, aufgeschlüsselt nach TNM-Stadien und Grad der Leukopenie, angeführt.

Auf Grund der bei 219 Patienten verabfolgten 2442 Therapiestöße kann gesagt werden, daß deren Verträglichkeit gut ist. Es traten nur relativ selten

Tabelle 1. Wegen Bronchuskarzinom radikal operierte Patienten mit oder ohne Leukopenie nach Polychemotherapie

	TNM-Stadien													
	I			II			III			IV				
Leukozyten nicht unter	Zahl d. Pat.	verabr. Infusionen	Summe d. Inf.	Zahl d. Pat.	verabr. Infusionen	Summe d. Inf.	Zahl d. Pat.	verabr. Infusionen	Summe d. Inf.	Zahl d. Pat.	verabr. Infusionen	Summe d. Inf.	Patienten	Summe der Infusionen
2000	71	1–45	892	47	1–42	545	40	1–40	380	36	1–35	326	194	2143
1500	3	2–13	17	5	3–33	79	–	–	–	5	1–26	41	13	137
1000	5	3–32	57	–	–	–	2	14–38	52	2	2–30	32	9	141
700	1	11	11	–	–	–	–	–	–	2	4–6	10	3	21
	80	1–45	977	52	1–42	624	42	1–40	432	45	1–35	409	219	2442

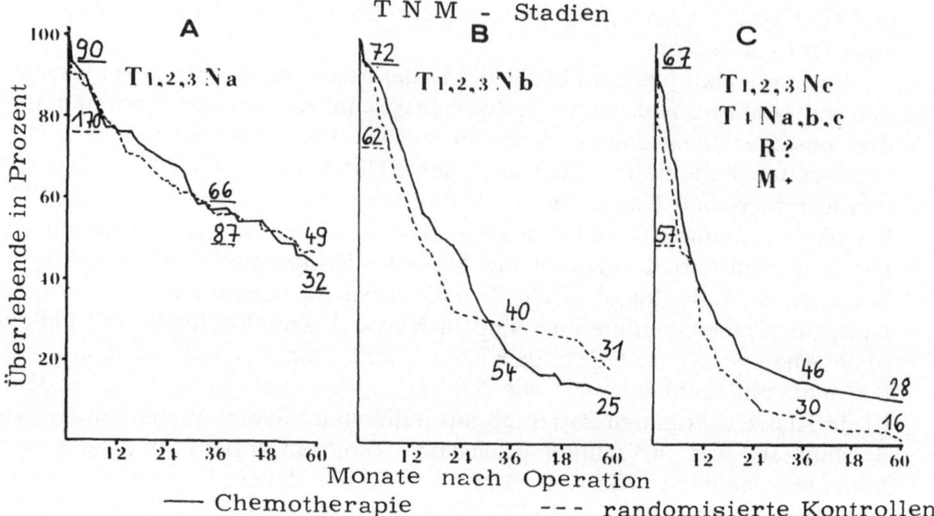

Abb. 1. Vergleich der Überlebenskurven von Patienten mit und ohne adjuvante Chemotherapie nach Radikaloperation beim Bronchuskarzinom

Leukopenien auf, was für die meist ambulante Therapie von großer Wichtigkeit ist. Bei 194 von 219 Patienten trat keine Leukopenie unter 2000 ein.

In der Abb. 1 sind die nach der Life Table Methode berechneten Absterbekurven der behandelten und nur operierten Patienten-Gruppen, aufgeteilt nach den TNM-Stadien A ($T_{1-3}N_a$), B ($T_{1-3}N_b$) und C ($T_{1-3}N_cM_0$, $T_4N_{a,b,c}M_0$, $T_xN_xM_+$), gegenübergestellt.

Die linear geteilte Abszisse gibt die nach der Operation vergangene Beobachtungszeit in Monaten an, die linear geteilte Ordinate gibt die Zahl der Überlebenden in Prozent der beurteilten Gruppe an.

Die voll ausgezogenen Kurven repräsentieren die Absterbekurven der Behandelten, die strichlierten Kurven die der Kontrollgruppe. Die an den Kurven angeführten Zahlen geben an, wieviele Patienten am Beginn, nach drei bzw. fünf Jahren nach der Operation der Berechnung zugrunde liegen und das Gewicht der Beurteilung ausmachen. Erwartungsgemäß zeigen beide Absterbekurven der TNM-Gruppe A einen deutlich günstigeren Verlauf als bei weiter fortgeschrittener Tumorausdehnung (B, C). Es zeigt sich der große Prognoseeinfluß des Befalls regionaler Lymphknoten N_+(B) gegenüber (N_0(A) und die demgegenüber deutlich noch schlechtere Prognose der noch weiter fortgeschrittenen Tumorausbreitung (C).

Bei den Stadiengruppen A und B läßt sich in den ersten Jahren nach der Operation eine geringe Verschiebung der Kurven zugunsten der Behandelten ablesen. Dieser Unterschied erscheint bei Gruppe B etwa 30 Monate nach der Operation aufgehoben und kehrt sich danach ins Gegenteil, wie die sich kreuzenden Kurven anzeigen. 5 Jahre nach der Operation nähern sich die Kurven wieder einander an. Demnach wäre hier ein gewisser lebensverlängernder Effekt der Chemotherapie anzunehmen, der aber nur so lange anhält, solange die

FEINSTEIN - Klassifikationen

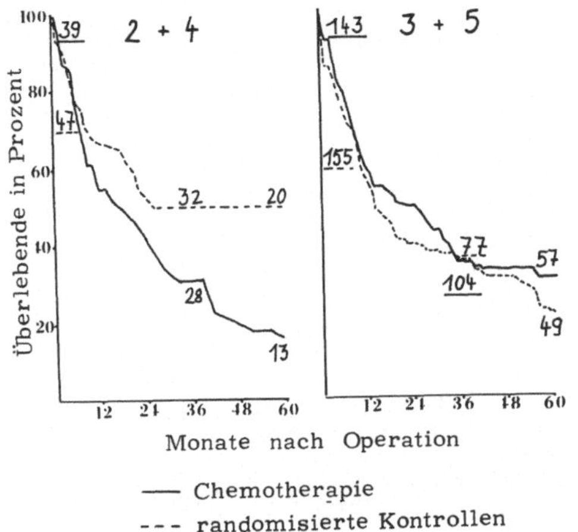

Abb. 2. Vergleich der Überlebenskurven von Patienten mit und ohne adjuvante Chemotherapie nach Radikaloperation beim Bronchuskarzinom

Chemotherapie angewandt wird, aber nicht zur Vermehrung der 5-Jahres-Überlebensrate führt. Bei der Stadiengruppe C erscheint hingegen eine Vermehrung der Heilungsrate ablesbar, diese ist aber nicht statistisch signifikant.

In der Abb. 2 sind in ähnlicher Weise wie in Abb. 1 die Absterbekurven der nach der Feinstein-Klassifikation unabhängig von der Tumorausdehnung aufgeteilten Patienten dargestellt. Es sind nur die Gruppen Feinstein 2 und 4 (langsam wachsend) und Gruppen 3 und 5 (schnell wachsend) gegenübergestellt.

Es zeigt sich bei den Patienten mit den langsam wachsenden Tumoren (F2 + 4) im Vergleich mit den nur operierten Kontrollen eine ungünstigere Prognose der behandelten Patienten. Bei schnell wachsenden Tumoren (F3 + 5) ist demgegenüber ein gewisser Vorteil der Behandelten gegenüber den Kontrollen abzulesen. Daraus kann geschlossen werden, daß das in der Feinstein-Klassifikation berücksichtigte klinische Verhalten der Wachstumsgeschwindigkeit der Tumoren eine wichtige Information darstellt, die bei der Beurteilung eines Therapieeffektes mit berücksichtigt werden soll. Weiter läßt sich die Hypothese ableiten, daß die angewandte Chemotherapie bei den schneller wachsenden Tumoren einen größeren Effekt bewirkt, als dies bei den langsam wachsenden der Fall zu sein scheint. Diese Hypothese bedarf noch der weiteren Überprüfung an Hand größerer Patientengruppen, die sowohl hinsichtlich der TNM-Klassifikation als auch innerhalb derselben noch zusätzlich nach der Feinstein-Einteilung aufgegliedert sind. Die in Abb. 3 dargestellten Absterbekurven entsprechen den nach 4 histologischen Hauptgruppen klassifizierten Patienten ohne Rücksicht auf Tumorgröße (TNM) oder Anamnesedauer (Feinstein).

Es zeigen sich deutliche Unterschiede der Therapieeffekte in Abhängigkeit von der Histologie der Tumoren. Anscheinend sind die Plattenepithel- und auch die Adeno-Karzinome von dieser Chemotherapie eher ungünstig beeinflußt

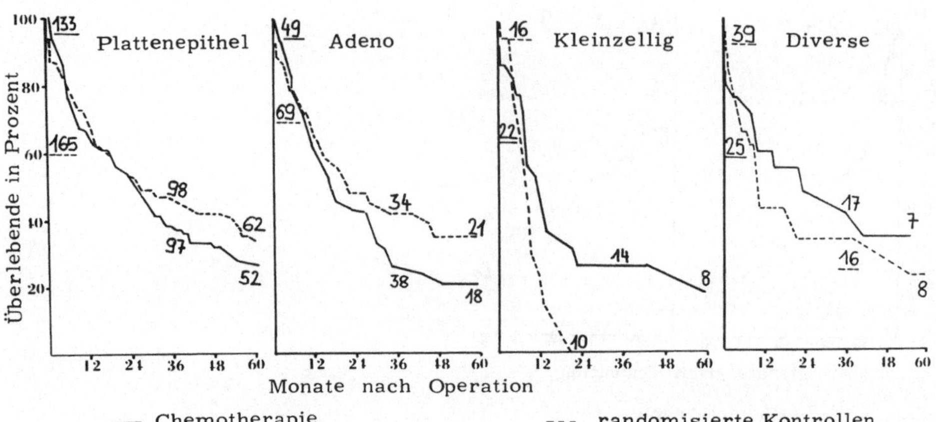

Abb. 3. Vergleich der Überlebenskurven von Patienten mit und ohne adjuvante Chemotherapie nach Radikaloperation beim Bronchuskarzinom

worden, während sich bei kleinzelligen und allen übrigen diversen histologischen Typen ein deutlich positiver Therapieeffekt abzeichnet. Auch dieser ist allerdings wegen der kleinen Zahlen statistisch nicht signifikant. Nach Studium dieser Absterbekurven wird der große Einfluß der untersuchten Faktoren wie Tumorausdehnung (TNM), Anamnesedauer (Feinstein) und histologischer Typ des Tumors auf die Prognose und die Ansprechbarkeit auf die angewandte Chemotherapie deutlich. Es wurden deshalb im weiteren noch Absterbekurven von Untergruppen mit Übereinstimmung von wenigstens zwei Prognosefaktoren berechnet und ein Beispiel in Abb. 4 dargestellt.

Es lassen sich davon wichtige Hypothesen ableiten, die allerdings wegen der durch die Unterteilung stark verringerten Zahlen noch der Bestätigung von Ergebnissen anderer Arbeitsgruppen bedürfen.

In der Abb. 4 zeigt sich, daß die Unterteilung der selektionierten Gruppen mit den angenommen schnell wachsenden Tumoren (F3+5) nach 3 histologischen Hauptgruppen nun auch bei den Plattenepithel-Karzinomen gewisse positive Therapieeffekte aufdeckt. Bei den Adeno-Karzinomen ist hingegen auch in dieser selektionierten Gruppe kein positiver Therapieeffekt ablesbar. Bei weiterer Unterteilung aller Plattenepithel-Karzinome nach dem Grad der Verhornung zeigen sich sowohl Unterschiede der Prognose als auch der Therapieansprechbarkeit: Die verhornenden Plattenepithel-Karzinome lassen keinen positiven Therapieeffekt erkennen, während sich bei den nicht verhornenden ein deutlicher, allerdings vorübergehender lebensverlängernder Effekt abzeichnet.

Es war daraus zu schließen, daß für die biologisch verschiedenen Tumorarten — die alle noch unter dem einen Sammelbegriff *des* Bronchus-Karzinom*s* statt *der* Bronchus-Karzinom*e* eingeordnet sind — verschiedene Therapie-Optima zu suchen sind. Dies wird am zweckmäßigsten in entsprechend großen kooperativen Studiengruppen zu erreichen sein [60].

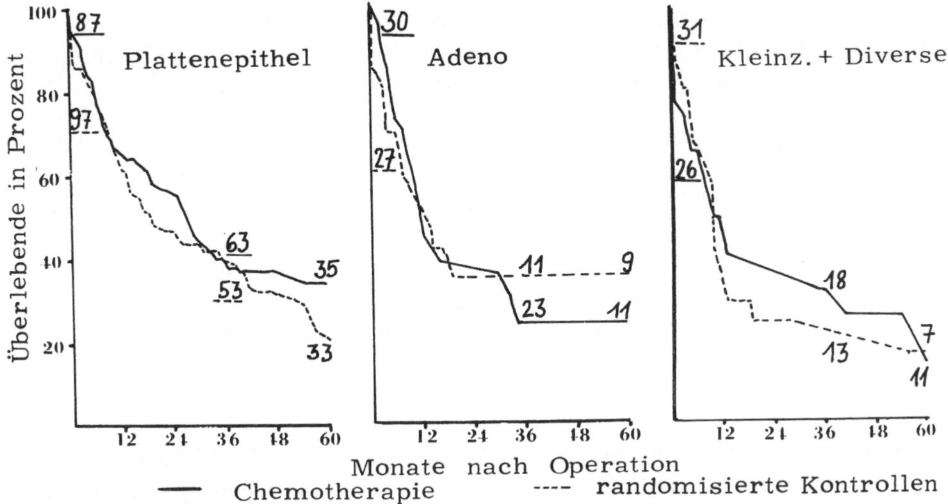

Abb. 4. Vergleich der Überlebenskurven von Patienten mit und ohne adjuvante Chemotherapie nach Radikaloperation beim Bronchuskarzinom Feinstein. — Klassifikationen 3+5 unterteilt in histologische Typen

Es gibt Hinweise, daß Patienten mit Bronchuskarzinomen immunologische Defekte aufweisen, die durch eine Operation noch vertieft werden könnten, womit auch eine ungünstigere Prognose einhergeht [39, 118].

Wichtig erscheint auch die Feststellung, daß der Immunstatus, der die individuelle Abwehr reflektiert, sich nicht zur Tumorausbreitung proportional verhält. Der Immunstatus hat jedoch sowohl bei lokalisierten als auch bei ausgebreiteten Stadien eine definitive prognostische Bedeutung. Auch bei Frühfällen sind jene mit schlechter Prognose damit differenzierbar [45, 46, 69].

Anscheinend vermag die Gabe von Levamisol solche Immundefekte zu bessern oder zu beheben. Dabei ist bemerkenswert, daß sich relativ hohe Ausgangswerte durch die Levamisolbehandlung nicht mehr so deutlich steigern lassen, wie dies bei geringen Ausgangswerten der Fall zu sein scheint [5]. Die Hoffnung auf eine Immunotherapie beim Bronchuskarzinom basiert z.T. auf Beobachtungen, daß Patienten nach überstandenem postoperativem Pleuraempyem eine günstigere Überlebensquote aufweisen als vergleichbare sonstige Patienten. Möglicherweise werden dabei die regionalen Lymphknoten aktiviert, die dann filtrierte Tumorzellen zu eliminieren vermögen [97].

Die klinische Bedeutung einer Immunotherapie maligner Tumoren ist noch nicht ausreichend festgestellt und bedarf noch eingehender Untersuchungen [13, 95]. Zwischen dem histologischen Bild und der Immun-Aktivität regionaler Lymphknoten einerseits und der Prognose von Bronchuskarzinomen andererseits scheint eine Relation zu bestehen [64]. In letzter Zeit stellt sich zunehmend die Wichtigkeit der Makrophagen sowohl bei spezifischer als auch bei der nichtspezifischen Zytotoxizität gegenüber Tumorzellen heraus. Eine Reihe biologischer und synthetischer Stoffe ist bekannt geworden, welche das retikuloendotheliale System zu stimulieren vermögen, die Makrophagenfunktion fördern und auch eine Resistenz gegen das Tumorwachstum induzieren können.

BCG (Vaccine Bacille Calmette-Guérin von Mycobacterium tuberculosis bovis) wurde bisher am häufigsten als Immun-Stimulator zur Beeinflussung von Tumoren eingesetzt. Diese Behandlung mit lebendem BCG kann aber auch schwere Nebenwirkungen, wie Leberschädigungen, Hautulzerationen, Fieber und Septikämien auslösen. Es wurden deshalb auch Präparationen von BCG-Zellmembranen unter der Annahme der gleich guten tumorhemmenden Effekte verwendet [129]. Auch Corynebacterium parvum ist als ein potenter Stimulator des Immunsystems bekannt [28, 82, 102, 124]. Auf Grund des in zahlreichen Tierversuchen nachweisbaren hemmenden Effekts auf das Tumorwachstum [9, 14, 15, 16, 29, 30, 71] wird angenommen, daß C.p. möglicherweise auch einen Wert in der Behandlung menschlicher Tumoren haben könnte [20, 24, 37, 47]. Es sind daher auch bereits klinische Untersuchungen zur Feststellung des Effektes solcher Immun-Stimulanzien auf Patienten mit Bronchuskarzinomen unternommen worden.

Die zum Teil randomisierten Studien konnten wegen der kleinen Gruppen der vergleichbaren Patienten noch keine ausreichend gesicherten Schlußfolgerungen herbeiführen. Auch liegen zum Teil widersprüchliche Ergebnisse vor. Es gibt Erfolgsberichte über solche adjuvante Immunotherapieformen, wonach — wie zu erwarten — es nur bei sehr frühen Stadien zu signifikanten Verbesserungen der Heilungsraten kam, nicht aber bei weiter fortgeschrittenen Stadien und größeren Tumoren. So konnte McKneally über Erfolge nach intrapleuraler Gabe von BCG berichten [73, 74]. Auch die Arbeitsgruppe von Mathé kam zu ähnlichen Ergebnissen [89, 90]. Wider Erwarten ist aber auch das Umgekehrte beobachtet worden. So berichtete Amery und Holmes über Erfolge der adjuvanten Behandlung mit Levamisol nur bei den Stadien III und IV der radikal operierten Patienten, während die gleiche Behandlung bei frühen Stadien (I und II) zu keiner Verbesserung führte [4, 40].

Ähnlich wirkte auch eine Therapie mit BCG-Zellmembranen in Verbindung mit autologen Tumorzellen in unerwarteter Weise bei den weiter fortgeschrittenen Tumorstadien günstiger als bei den frühen Stadien I und II [128, 129].

Diese Ergebnisse sind in gewisser Beziehung in Widerspruch zu den Ergebnissen zahlreicher experimenteller und klinischer Untersuchungen, bei denen sich herausgestellt hatte, daß bei größeren Tumoren keine Tumorregressionen zu erzielen waren, obwohl einige der den Immunstatus anzeigenden Parameter einen Anstieg zeigten [70, 96]. Zusammenfassend wurde kürzlich in einem Überblick festgestellt, daß bisher noch mit keiner einzigen klinischen Studie ein Erfolg einer Immunotherapie maligner Tumoren überzeugend demonstriert werden konnte [75]. Erst größere kooperative Studien werden die Grenzen der Indikationen dieser neuen Therapieformen klarstellen und verläßliche Richtlinien zur allgemeinen Anwendung erbringen können. Eine große europäische Arbeitsgemeinschaft hat sich durch die Initiative von Stjernswärd und Kaufmann in Lausanne gebildet, so daß bestimmte Patienten von 12 europäischen Thorax-Chirurgischen Abteilungen zentral randomisiert werden [64, 72]. Dabei lautet die Fragestellung: Kann eine bestimmte Corynebacterium parvum-Präparation, die 10 Tage nach der Radikaloperation von Platten-, Adeno- oder großzelligen Karzinomen in den TNM-Stadien I oder II intrapleural instilliert wird, die rezidivfreie Überlebenszeit um mehr als die Hälfte verlängern und die Überlebensrate erhöhen?

Auf Grund der großen Zahl der zu erwartenden Patienten können die ersten Ergebnisse dieser Studie schon im Frühjahr 1979 erwartet werden.

Der sich aus diesen Grundlagen ergebende Ausblick in die Zukunft kann mit gebotener Vorsicht doch positiv optimistisch sein. Es gibt noch weitere erfolgversprechende Entwicklungen der Immunotherapie, da auch eine gewisse Effektivität einer autologen Tumorvakzine als Adjuvans zur Radikaloperation nachgewiesen werden konnte [31, 38, 111, 113].

Neben der möglichen Kombination verschiedener immunstimulierender Agentien [35] zeichnen sich bereits Ergebnisse der Kombination von Immuno- und Chemotherapie ab, die weiter ausbaufähig erscheinen und in Verbindung mit der Radikaloperation eine Anhebung der Heilungsrate bewirken könnten. Es ließ sich zeigen, daß durch die Kombination mit Corynebacterium parvum oder BCG die Toxizität von Zytostatika verringert werden kann, und so die zytostatische Therapie längere Zeit anwendbar war [21, 48, 49, 65, 91, 112]. Es scheint aber auch möglich, daß sich die Effektivität der Immunstimulation und die der Chemotherapie synergistisch ergänzen könnten [38, 81, 85, 110].

Bei der Entwicklung der Immunotherapie maligner Tumoren sind folgende wichtige Grundsätze als Leitlinie zu beachten:

Die maximale Reduktion der Tumormenge vor oder am Beginn der Immunotherapie ist zwingend, eine große oder zunehmende Tumormenge schließt jeden Nutzen aus.

Die Wiederherstellbarkeit der Immunokompetenz ist für einen Effekt notwendig, sie ist eines der Ziele der Immunotherapie.

Es hat sich herausgestellt, daß eine Immunosuppression oft von einer überschießenden Wiederherstellung der Immunokompetenz nach einer, durch eine Chemotherapie induzierten Immunosuppression gefolgt ist. Es ist deshalb am besten zu warten, bis diese Periode vorüber ist, bevor man die Immunotherapie beginnt.

Die Spezifität von passiven Antisera, Transfer-Faktor, immunogener RNA und Tumorantigen ist sehr wichtig, weshalb die möglichst spezifischen Reagenzien verwendet werden sollten.

Das maximal tolerierte und minimal toxische Regime kann nur durch Studien über die zeitliche Verteilung, die Frequenz und Dosis der Immunotherapie entwickelt werden. Auch die Lokalisation der Anwendung der Immunotherapie ist besonders wichtig. Wenn der Primärtumor in situ verbleibt, ist die regionale Immunotherapie nicht effektiv, da bekannt ist, daß der Tumor sowohl spezifische als auch nicht spezifische immunosuppressive Faktoren abgibt. Aber, nach Entfernung des Primärtumors kann eine Immunotherapie sehr gut die regionalen Lymphknoten stimulieren, die schon mit einigen Tumorzellen involviert waren, und so kann möglicherweise deren Ausdehnung über diese Lymphknoten hinaus verhindert werden. Die Erkenntnisse über regionale Immunreaktionen, regionaler Lymph-Immunität und regionaler Abwehr sind von großer Bedeutung.

Immunotherapeutische Maßnahmen sollten darauf ausgerichtet sein, die zellständige Immunität selektiv wieder herzustellen und, wenn möglich, Anti-Körper-Bildung zu unterdrücken, die das Tumorwachstum fördern können.

Programme zur Entwicklung der Immunotherapie müssen sorgfältig immunologisch überwacht werden [32].

Abschließend kann noch darauf hingewiesen werden, daß sich offenbar die Erkenntnis zunehmend durchsetzt, daß die große Fülle offener Probleme durch die systematische Zusammenarbeit im Rahmen großer Arbeitsgemeinschaften rascher und verläßlicher gelöst werden kann, als dies in kleinen, isolierten Arbeitskreisen mit naturgemäß geringen Zahlen vergleichbarer ausreichend homogener Patientengruppen der Fall ist.

Es kann als ein ganz entscheidender Fortschritt gewertet werden, daß sich solche geeignete Arbeitsgemeinschaften auch tatsächlich wirksam gebildet haben und noch zunehmend bilden werden.

Zusammenfassung

Die Ergebnisse der chirurgischen Behandlung des Bronchuskarzinoms werden sich kaum noch wesentlich steigern lassen. Es ist anzunehmen, daß bei weit mehr als der Hälfte der noch operablen Patienten zur Zeit der ersten Diagnose bereits Mikrometastasen im ganzen Körper vorhanden sind. Eine im ganzen Körper wirksame Chemotherapie könnte die Radikaloperation ergänzen und als eine Möglichkeit zur Verbesserung der Heilungsrate angesehen werden.

Diese Möglichkeit ist theoretisch gut begründet und durch eindeutige Ergebnisse vieler Modellversuche unterstützt.

Erste klinische Studien verschiedener Arbeitsgruppen mit der kurzzeitigen Anwendung einzelner Zytostatika konnten keine wesentliche Verbesserung der Heilungsquoten herbeiführen.

Nach Anwendung verlängerter Therapieprogramme traten in einer Reihe von Arbeitsgemeinschaften positive Teilergebnisse auf, die zur Optimierung weiterer folgender Behandlungspläne herangezogen werden konnten.

Durch langdauernde intermittierende Anwendung von hochdosierter Polychemotherapie sind wichtige Teilerfolge erzielt worden. Es zeichneten sich Unterschiede der Ansprechbarkeit biologisch verschiedener Tumorarten auf die Chemotherapie ab, die es zulassen, Arbeitshypothesen zu formulieren, die zu unterschiedlichen Therapieoptima für einzelne Tumorarten führen könnten.

Zur Charakterisierung der biologisch verschiedenen Tumorarten werden die Tumorgröße und -ausdehnung nach dem TNM-System, die Einteilung in die histologischen Haupttypen Plattenepithel-, Adeno-, kleinzellige und übrige diverse Karzinome, sowie die Anamnesedauer mittels der Feinstein-Klassifikation, von der angenommen wird, daß sie einen Hinweis auf die Wachstumsgeschwindigkeit des Tumors ergibt, herangezogen.

Weiter wird in diesem Überblick auf begonnene Studien mit verschiedenen Formen einer adjuvanten Immunotherapie und auf die erfolgversprechenden Möglichkeiten der Kombination von Chemo- und Immunotherapie hingewiesen.

Die Notwendigkeit der Überprüfung solcher Arbeitshypothesen im Rahmen größerer kooperativer Gruppen wird betont.

Diskussion

Cavalli: Die SAKK konnte in der von Brunner veröffentlichten Arbeit nachweisen, daß eine Endoxantherapie in der adjuvanten Behandlung des Bronchuskarzinoms mehr schadet als nützt. Eine adjuvante Chemotherapie beim Plattenepithel- und Adenokarzinom erscheint uns nur dann sinnvoll, wenn im metastasierenden Stadium ein eindeutig positiver Effekt durch die Chemotherapie erwiesen ist. Eine Adjuvanstherapie könnte bei diesen Tumoren höchstens dann gerechtfertigt werden, wenn sie in einer streng kontrollierten, gut aufgebauten Studie erfolgt. Das gleiche gilt für die Immunotherapie. Hier muß insbesondere auf die Gefahr des Tumorenhancement hingewiesen werden.

Karrer: Ich stimme völlig überein, daß man Probleme der Adjuvanstherapie beim Bronchuskarzinom nur in prospektiv randomisierten Studien, die groß genug angelegt sind, lösen kann. Wegen der Häufigkeit des Plattenepithelkarzinoms der Lunge und der schlechten Langzeitaussicht dieses Tumors halten wir den Versuch, unter kontrollierten und randomisierten Bedingungen eine Verbesserung der Prognose anzustreben für gerechtfertigt. Ich glaube nicht, daß wir heute schon vor dem Plattenepithelkarzinom die Waffen der Chemotherapie völlig streichen sollten. Es gibt nach wie vor eine Reiche von ernstzunehmenden Untersuchungen, die auch bei diesem Tumor mit den derzeit verfügbaren Chemotherapeutika eine Verbesserung erreichen. Und es ist, wie schon heute erwähnt wurde, vorstellbar, daß die marginalen Effekte, die bei den inoperablen Fällen erzielt werden können, sich bei den radikal operierten günstig auswirken. Die Frage der Immunotherapie muß geprüft werden. Ich kann nur sagen: bei der Chemotherapie, wie wir sie verwendet haben, scheint es so zu sein, daß wir bei den Plattenepithel- und bei den Adenokarzinomen jetzt eine neue Modalität prüfen dürfen. Ob diese wirklich besser ist, das ist die Frage der Studie!

Schreml: Ich komme auf die Bemerkung von Herrn Cavalli gerade über die Immunotherapie und auf die zitierte Studie McKneally zurück. Ich weiß nicht, ob Herr Stjernwärd noch da ist, er hat gerade an einem Symposion über Tumorimmunologie teilgenommen, und ich war beim Zuhören sehr überrascht, daß diese Studie stark kritisiert wird, und zwar, weil deren Kontrollgruppe offensichtlich im Vergleich mit anderen Kontrollgruppen schlecht abschneidet. Die therapierte Gruppe liegt in dem Bereich, in welchem bei anderen Studien die Kontrollgruppen liegen, so daß auch bei dieser einen zitierten Immunstudie ganz große Vorsicht geboten ist.

Karrer: Das Problem dieser Studie ist kein anderes, als das der kleinen Zahl und der damit verbundenen Gefahr einer Selektion. Es hat gar keinen Sinn, in die Diskussion einzutreten, ob seine Kontrollgruppe wesentlich schlechter ist als üblich, es ist einfach eine kleine Studie mit einer geringen Aussagekraft. Doch wird die Frage der Wirksamkeit von intrapleuralem BCG beim operierten Plattenepithelkarzinom derzeit von mehreren Arbeitsgruppen an großen Patientenzahlen untersucht.

Mähr: Herr Karrer, bei Ihrer Studie haben Sie die Radiotherapie völlig ausgeschaltet?

Karrer: Diese Patientengruppe hatte keine Radiotherapie erhalten.

Cavalli: Das Problem der Immunotherapie ist insofern wichtig, als wir täglich mit einer Fülle von Literatur vor allem von paramedizinischer Seite überflutet werden und die Patienten nach Behandlungen dieser Art verlangen. Ich habe kürzlich an einem Meeting des NCI teilgenommen, wo man einen Rückblick über die gesamte Immunotherapie gemacht hat. Die einzige Arbeit, die einigermaßen positiv ausfiel, war die eben zitierte Studie von McKneally, die aber auch anfechtbar ist. Ich glaube, es ist wichtig, daß man das weiß.

Literatur

1. Addis G. J.: Treatment of bronchial carcinoma. Lancet 7970, 1184 (1976)
2. Adelberger L., Wörn H.: Erfahrungen und Aussichten der kombinierten chirurgisch-zytostatischen Behandlung des Bronchialkarzinomes. Mitteilungsdienst d. Ges. z. Bek. d. Krebskrankh. **8,** 521 (1962)
3. Adelberger L.: Die Chemotherapie bei malignen Tumoren des Brustraumes. Med. Welt **18/39,** 2296 (1967)

4. Amery W. K.: Overview of other controlled clinical data: an attempt at defining the future position of levamisole in cancer therapy. Symposium on Immunotherapy of Malignant Diseases, Nov. 9—10, 1977, Vienna
5. Amery W. K.: Adjuvant therapy of lung cancer. Brit. Med. J. **1,** 573 (1977)
6. Arnal M. L., Dold U., Ehlers C. Th., Gögler E., Hamperl H., Karrer K., Oberhoffer G., Ott G., Pascher W., Proppe A., Scheibe O., Schmolling E., Spiessl B., Thurmayer R., Wildner E. P.: Zur Klassifizierung der Geschwulstkrankheiten. Der „gesicherte" TNM-Schlüssel (Erweiterungsvorschlag zu den „General Rules" der UICC). Meth. Inf. Med. **6,** 70 (1967)
7. Berndt H., Krüger C. W.: Die klinische Klassifikation des Lungenkrebses nach Feinstein. Arch. Geschwulstforsch. **34,** 211 (1969)
8. Block J. B., Isacoff W. H.: Adjuvant chemotherapy in cancer. Seminars in Oncol. **4,** 109 (1977)
9. Bomford R., Olivetto M.: Inhibition by corynebacterium parvum of lung nodule formation by i.v. injected fibrosarcoma cells. In „Corynebacterium parvum – Application in experimental and clinical oncology". p. 268 (B. Halpern Ed.) New York: Plenum Press 1974
10. Brunner K. W., Marthaler Th., Müller W.: Unfavourable effects of long-term adjuvant chemotherapy with endoxan in radically operated bronchogenic carcinoma. Europ. J. Cancer **7,** 285 (1971)
11. Buyze E. A. C., Nelemans F. A.: A study of postoperative cytostatic medication in patients with operable carcinoma of the lung. Arzneimittel-Forsch. **23,** 860 (1973)
12. Campobasso O., Invernizzi B., Musso M., Berrino F.: Survival rates of lung cancer according to histological type. Brit. J. Cancer **29,** 240 (1974)
13. Carter S. K.: Immunotherapy in the strategy of cancer treatment. Cancer Immunol. Immunother. **1,** 115 (1976)
14. Castro J. E., Sadler T. E., Jones P.: The effects and mode of action of corynebacterium parvum on a metastasising tumour. Bull. Soc. Int. Chir. **34,** 461 (1975)
15. Castro J. E., Sadler T. E.: Combined surgery and corynebacterium parvum for treatment of a metastasising tumor in mice. Brit. J. Surg. **62,** 22 (1975)
16. Cheng V. S. T., Suit H. D., Wang C. C., Cummings C.: Non-specific immunotherapy by corynebacterium parvum. Cancer **37,** 1687 (1976)
17. Crosbie W. A., Kamdar H. H., Belcher J. R.: A controlled trial of vinblastine sulphate in the treatment of cancer of the lung. Brit. J. Dis. Chest **60,** 28 (1966)
18. Cruz E. P., McDonald G. O., Cole W. H.: Prophylactic treatment of cancer. Surgery **40,** 291 (1956)
19. Denk W., Karrer K.: Modellversuch einer Rezidivprophylaxe des Karzinoms. Wr. Klin. Wschr. **67,** 986 (1955)
20. Denk W., Karrer K.: Untersuchungen über die Möglichkeit einer Immunoprophylaxe des Karzinomes. Österr. Zschr. f. Erforschung und Bekämpfung der Krebskrankheit **25,** 30 (1970)
21. Dimitrov N. V., Singh T., Conroy J., Suhrland G. L.: Combination therapy with corynebacterium parvum and adriamycin in patients with lung carcinomas. Proc. 12th ann. meeting of the Amer. Soc. Clin. Oncol., Toronto, May 4—8, 1976, Abstr. C—222
22. Dolton E. G.: Combined surgery and chemotherapy for carcinoma of bronchus. Lancet **1,** 40 (1970)
23. Feinstein A. R.: Symptomatic patterns, biologic behavior and prognosis in cancer of the lung. Ann. of Internal Med. **61,** 27 (1964)
24. Fisher B., Rabin H., Sartrano G., Ennis L., Wolmark N.: Observation following corynebacterium parvum administration in patients with advanced malignancy. — A phase I study. Cancer **38,** 119 (1976)
25. Galle P.: Ergebnisse der mehrjährigen postoperativen Rezidivprophylaxe mit Endoxan nach Radikaloperation maligner Tumoren. Krebsarzt **22/2,** 91 (1967)
26. Garin A. M., Lichinicer M. R.: Methodical aspects of cancer chemotherapy after radical surgery. Cancer Chemother. Rep. **58,** 129 (1974)
27. Gütgemann A., Kreutzberg B., Lichtenthäler J., Savić B.: Ergebnisse und Erfahrungen zum Bronchialkarzinom. Die Med. Welt **27,** 835 (1976)
28. Halpern B. N.: Stimulation de l'activité phagocytaire du systeme reticuloendothelial provoquée par Corynebacterium parvum. J. Retic. Soc. **1,** 77 (1964)
29. Halpern B. N., Biozzi G., Stiffel C., Mouton D.: Inhibition of tumor growth by administration of killed corynebacterium parvum. Nature **212,** 853 (1966)

30. Halpern B.: Corynebacterium parvum-Applications in experimental and clinical Oncology. Plenum Press — New York—London 1975
31. Han T., Takita H.: Inhibition of mixed lymphocyte reaction by thoracic duct lymph: Removal of inhibitory effect by thoracic duct drainage in lung cancer. J. of Surg. Oncol. **8,** 237 (1976)
32. Hersh E. M., Mavligit G. M., Gutterman J. U.: Immunotherapy as related to lung cancer: A review. Sem. in Oncol. **1,** 273 (1974)
33. Higgins G. A., Humphrey E. W.: Cytoxan as an adjuvant to surgery for lung cancer. J. Surg. Oncol. **1,** 221 (1969)
34. Higgins G. A.: Use of chemotherapy as an adjuvant to surgery for bronchogenic carcinoma. Cancer **30,** 1383 (1972)
35. Hill L. D., Wright P. W., Hammar S. P., Bernstein I. D., Morgan E. H., Petersen A.: Immunotherapy of resectable, non-oat cell cancer of the lung: a prospective comparison of intrapleural BCG (IP-BCG)+levamisole versus IP-BCG versus placebo. Second National Cancer Institute Conf. on Lung Cancer Treatm., Airlie House, Virginia, May 22—24, 1977, Abstr. 24
36. Hinson K. F. W., Miller A. B., Tall R.: An assessment of the World Health Organization classification of the histologic typing of lung tumors applied to biopsy and resected material. Cancer **35,** 399 (1975)
37. Hirshaut Y., Pinsky C. M., Wanebo H. J., Oettgen H. F.: Design of phase I trials of immunopotentiators for cancer therapy: levamisole and corynebacterium parvum. Ann. New York Akad. Scie. **277,** 252 (1976)
38. Hollinshead A. C.: Immune stimulation with cell fractions and vaccine. Second National Cancer Institute Conf. on Lung Cancer Treatm., Airlie House, Virginia, May 22—24, 1977, Abstr. 25
39. Holmes C., Golub S. H.: Immunologic defects in lung cancer patients. J. Thorac. Cardiovasc. Surg. **71,** 161 (1976)
40. Holmes C., Carmack E., Golub S. H., Sidney H.: Surgical adjuvant immunotherapy studies in patients with lung cancer. Second National Cancer Institute Conf. on Lung Cancer Treatm., Airlie House, Virginia, May 22—24, 1977, Abstr. 26
41. Humphreys S. R., Karrer K.: Relationship of dose schedules to the effectiveness of adjuvant chemotherapy. Cancer Chemoth. Rep. **54,** 379 (1970)
42. Ishikawa S.: Staging system on TNM classification for lung cancer. Jap. J. Clin. Oncol. **6,** 19 (1973)
43. Israel L., Galey J.-J.: Expérience préliminaire d'association chirurgie-polychimiothérapie dans les cancers bronchiques. Ann. Chir. Thor. Car. **7,** 479 (1968)
44. Israel L., Chahinian P.: Evaluation of the survival gain in 22 measurable lung tumors treated with chemotherapy. Europ. J. Cancer **5,** 631 (1969)
45. Israel L., Mugica J., Chahinian P.: Prognosis of early bronchogenic carcinoma. Survival curves of 451 patients after resection of lung cancer in relation to the results of pre-operative tuberculin skin test. Biomedicine **19,** 68 (1973)
46. Israel L.: Cell-mediated immunity in lung cancer patients: data, problems and propositions. Cancer Chemother. Rep. **4,** 279 (1973)
47. Israel, L.: Preliminary results of non specific immunotherapy for lung cancer. Cancer Chemother. Rep. **4,** 283 (1973)
48. Israel L.: Immunotherapy with corynebacterium parvum in disseminated cancer. Ann. New York Acad. Scie. **277,** 241 (1976)
49. Israel L., Depierre A.: Long duration complete response to immunotherapy in oat cell carcinomas of the lung. Proc. 12th ann. meeting of the Amer. Soc. Clin. Oncol., Toronto, May 4—8, 1976, Abstr. C—10
50. Israel L., Bonadonna G., Silvester R.: Controlled study with adjuvant radiotherapy, chemotherapy and immunotherapy in operable epidermoid bronchial carcinoma. Second National Cancer Institute Conf. on Lung Cancer Treatm., Airlie House, Virginia, May 22—24, 1977, Abstr. 28
51. Kanhouwa S. B., Matthews M. J.: Reliability of cytologic typing of lung cancer. Acta Cytol. **20,** 229 (1976)
52. Karrer K.: Zur kombinierten cytostatischen und operativen Behandlung des Carcinoms. Arzneimittel-Forsch. **14,** 859 (1964)

53. Karrer K., Humphreys S. R., Goldin A.: Relationship of drug toxicity to chemotherapeutic effectiveness. Antimicrob. Agents and Chemother. 539 (1965)
54. Karrer K., Wurnig P.: Die Verwendbarkeit der histologischen Einteilung des Bronchuskarzinoms für die Klinik. Krebsarzt **21,** 325 (1966)
55. Karrer K., Humphreys S. R., Goldin A.: Ein neues experimentelles Modell zum Studium der Beeinflußbarkeit der Metastasierung maligner Tumoren. Krebsf. u. Krebsbek. **6,** 166 (1967)
56. Karrer K.: Ethische und rechtliche Probleme bei der Prüfung und Anwendung von Krebsheilmitteln. Int. Zschr. f. Klin. Pharmakol., Therapie u. Toxikol. **2,** 139 (1971)
57. Karrer K., Denck H.: Weitere Vorschläge zur chemotherapeutischen Rezidivprophylaxe des Bronchuskarzinoms. Wr. Med. Wschr. **121,** 112 (1971)
58. Karrer K.: Importance of dose schedules in adjuvant chemotherapy. Cancer Chemother. Rep. **56,** 35 (1972)
59. Karrer K.: Zur Bedeutung eines Tumormodells für die klinische Chemotherapie maligner Tumoren. Österr. Ärzteztg. **29,** 1370 (1974)
60. Karrer K., Pridun N., Denck H., Sighart H.: Polychemotherapie bei Patienten nach radikaler Operation wegen Bronchus-Karzinom. Österr. Zschr. f. Onkol. **3,** 127 (1976)
61. Karrer K.: Zur Übertragbarkeit tierexperimenteller Ergebnisse einer zytostatischen Chemotherapie auf den Menschen. Advances in Clin. Pharmacol. **14,** 89 (1977)
62. Karrer K., Pridun N., Denck H.: Study of polychemotherapy as surgical adjuvant in lung cancer. Experience of the Viennese Group. Second National Cancer Institute Conf. on Lung Cancer Treatm., Airlie House, Virginia, May 22—24, 1977, Abstr. 31
63. Katsuki H., Shimada K., Koyama A., Okita M., Yamaguchi Y., Okamoto T.: Long-term intermittent adjuvant chemotherapy for primary, resected lung cancer. J. Thorac. Cardiovasc. Surg. **70,** 590 (1975)
64. Kaufmann M., Wirth K., Scheurer J., Zimmermann A., Luscieti P., Stjernswärd J.: Immunomorphological lymph node changes in patients with operable bronchogenic squamous cell carcinoma. Cancer **39,** 2371 (1977)
65. Kimura I., Ohnoshi T., Yasuhara S., Sugiyama M., Urabe Y., Fujii M., Machida K.: Immunochemotherapy in human lung cancer using the streptococcal agent OK—432. Cancer **37,** 2201 (1976)
66. Koyama A.: Clinical studies on longterm intermittent adjuvant chemotherapy for lung cancer. J. Jap. Ass. Thorac. Surg. **17,** 863 (1969)
67. Kreyberg L. et al.: International histological classification of tumors. 1. Histological typing of lung tumors. WHO, Genf 1967
68. Kutschera W., Schnetzer J.: Zytostatika nach Lungenresektion wegen Krebs. Wr. Klin. Wschr. **77,** 289 (1965)
69. Laval P., Besson J., Meyer G., Kleisbauer J.-P., Cesarini J.-P., Rouquette D.: Surveillance des défenses immunitaires au cours du traitement des carcinomas bronchique primitifs. Bulletin du Cancer **58,** 91 (1971)
70. Lichtenfeld J. L., Wiernik P. H.: Phase I trial of levamisole (L) in non resectable bronchogenic carcinoma (NRBC). Proc. of the 67th annual meeting of the American Association for Cancer Research, 4.—8. Mai 1976, Toronto; Abstr. 260
71. Likehite V. V.: Experimental cancer immunotherapy: Comparison of tumor rejection in F 344 rats given mycobacterium bovis (strain BCG) and killed C. Parvum. J. Nat. Cancer Inst. **46,** 985 (1976)
72. Ludwig Lung Cancer Cooperative Group: Search for the possible role of "immunotherapy" in operable bronchial non-small-cell carcinoma (Stage I and II): A Phase I Study with Corynebacterium parvum intrapleurally. Cancer Immunology and Immunotherapy **4,** 69—75 (1978)
73. McKneally M. F., Maver C., Kausel H. W., Alley R. D.: Regional immunotherapy with intrapleural BCG for lung cancer. J. of Thoracic and Cardiovasc. Surg. **72,** 333 (1976)
74. McKneally M. F., Maver C. M., Kausel H. W.: Intrapleural BCG immunostimulation in lung cancer. The Lancet **I,** 595 (1977)
75. Mastrangelo M., Berd D., Belled R. E.: Critical review of previous reported clinical trials of cancer — immunotherapy with non specific immunostimulant. Ann. New York Acad. Scie. **277,** 94 (1976)
76. Mikaelyan S. G., Pirogov A. I., Shiyataya O. K.: Application of the kinetic method for the

evaluation of the effectiveness of lung cancer treatment. Izv. Akad. Nauk. SSSR, Ser. Biol. **1,** 60 (1973)

77. Morales F., Bell M., McDonald G. O., Cole W. H.: The prophylactic treatment of cancer at the time of operation. Ann. of Surg. **146,** 588 (1957)
78. Mountain C. F.: Keynote address on surgery in the therapy for lung cancer: Surgical prospects and priorities for clinical research. Cancer Chemother. Rep. **4,** 19 (1973)
79. Mountain C. F., Carr D. T., Anderson W. A. D.: A system for the clinical staging of lung cancer. Am. J. of Roent., Rad. Ther. and Nucl. Med. **120,** 130 (1974)
80. Mountain C. F.: The effectiveness of oral CCNU as an adjuvant to "curative" surgery. Second National Cancer Institute Conf. on Lung Cancer Treatm., Airlie House, Virginia, May 22—24, 1977, Abstr. 45
81. Newman C. E., Ford C. H. J., Davies D. A. L., O'Neill G. J.: Antibody-drug synergism: an assessment of specific passive immunotherapy in bronchial carcinoma, The Lancet **2,** 163 (1977)
82. Oettgen H. F., Pinsky C. M., Delmonte L.: Treatment of cancer with immunomodulators. Med. Clin. North Amer. **60,** 511 (1976)
83. Peterson B. E.: Effectiveness of oral CCNU as an adjuvant to curative surgery. Second National Cancer Institute Conf. on Lung Cancer Treatm., Airlie House, Virginia, May 22—24, 1977
84. Pfeiffer K. M., Middendorp U. G., Marthaler T.: Cytostatische Recidivprophylaxe operierter maligner Tumoren. Schweiz. Med. Wschr. **96,** 903 (1966)
85. Pines A.: A 5 years controlled study of BCG and radiotherapy for inoperable lung cancer. The Lancet **1,** 380 (1976)
86. Pirogov A. I., Trakhtenberg A. K.: Late results of the combined (surgical and chemotherapeutic) treatment in pulmonary cancer. Vop. Oncol. **18,** 77 (1972)
87. Pirogov A. I., Pavlov A., Trachtenberg A., Volkova M., Maximov U., Matveeva T.: Principal results of combined treatment of lung cancer patients. First National Cancer Institute Conf. on Lung Cancer Treatm., Airlie House, Virginia, Oct. 1972
88. Pirogov A. I., Trakhtenberg A. K.: Results and prospects of combined surgery and antitumor chemotherapy for lung cancer. Cancer Treatm. Rep. **60,** 1489 (1976)
89. Pouillart, P., Mathé G., Palangie T., Schwarzenberg L., Huguenin P., Morin P., Gautier M., Parrot R.: Trial of BCG immunotherapy in the treatment of resectable squamous cell carcinoma of the bronchus (stage I and II). Cancer Immunol. Immunother. **1,** 271 (1976)
90. Pouillart P., Mathé G., Palangie T., Huguenin P., Morin P., Gautier H., Baron A., Ledente A.: Immunotherapy of resectable squamous cell carcinoma of the bronchus (stage I and II). Second Nat. Cancer Inst. Conf. on Lung Cancer Treatm., Airlie House, Virginia, May 22—24, 1977, Abstr. 53
91. Pouillart P., Mathé G., Palangie T., Huguenin P., Morin P., Gautier H., Baron A., Ledede nte A.: Pre-chemotherapy (CT) adjuvant immunotherapy of stage III and IV bronchus carcinoma (BC). 2nd Nat. Cancer Inst. Conference on Lung Cancer Treatment, Airlie House, Virginia, 22.—24. Mai 1977; Abstr. 54
92. Poulsen O.: Prae- und postoperative cytostatische Behandlung von Lungenkarzinomen mit Cyclophosphamid. Arzneimittel-Forschung **11,** 238 (1961)
93. Poulsen O.: Reduction of late metastases and ultimate destruction of malignant tissue by cyclophosphamide as adjuvant in surgery of human lung cancer. IX. Intern. Congr. of Cancer, Tokyo 1966
94. Rall D. P.: New approaches in administration of anticancer drugs. Cancer Res. **29,** 2471 (1969)
95. Ritts R. E.: The rationale for immunoprophylaxis in resectable early lung cancer. 2nd Nat. Cancer Inst. Conference on Lung Cancer Treatment, Airlie House, Virginia, 22.—24. Mai 1977; Abstr. 57
96. Robinson E.: The effects of methanol extraction residue of BCG on patients with advanced lung cancer. 12th annual meeting of the American Society of Clinical Oncology, 4.—8. Mai 1976; Toronto, Abstr. C-280
97. Ruckdeschel J. C., Codish St. D., Stranahan A., McKneally M. F.: Postoperative empyema improves survival in lung cancer. Documentation and analysis of a natural experiment. New Engl. J. of Med. **287,** 1013 (1972)
98. Salzer G.: Vorschlag einer Einteilung des Bronchuskarzinomes nach pathologisch-anatomisch-klinischen Gesichtspunkten. Wr. Med. Wochenschr. **101,** 102 (1951)

99. Salzer G.: Behandlungsergebnisse im Frühstadium des Lungenkrebses. Wr. Med. Wochenschr. **75,** 888 (1963)
100. Salzer G.: Klinische Überlegungen zur Histologie des Bronchuskarzinomes. Das Fiasko der Klassifizierung. Thoraxchirurgie Vask. Chir. **15,** 121 (1967)
101. Scadding J. G.: Study of cytotoxic chemotherapy as an adjuvant to surgery in Carcinoma of the bronchus. Brit. Med. J. **2,** 421 (1971)
102. Scott M. T.: Corynebacterium parvum as an immunotherapeutic anticancer agent. Seminars in Oncology **1,** 367 (1974)
103. Shields Th. W., Robinette D., Keehn R. J.: Bronchial carcinoma treated by adjuvant cancer chemotherapy. Arch. of Surg. **109,** 329 (1974)
104. Skipper H. E.: Combination therapy: Some concepts and results. Cancer Chemother. Rep. **4,** 137 (1974)
105. Slack N. H.: Bronchogenic carcinoma: Nitrogen mustard as a surgical adjuvant and factors influencing survival. Cancer **25,** 987 (1970)
106. Schabel F. M. Jr.: Drug treatment of malignant tumors of man and animals — A rational approach to cancer chemotherapy. Bulletin of the Southern Med. Ass. **57,** 40 (1969)
107. Schabel F. M.: Rationale for adjuvant chemotherapy. Cancer **39/6** Suppl., 2875 (1977)
108. Stott H., Stephens R. J., Fox W., Roy D. C.: 5-year follow-up of cytotoxic chemotherapy as an adjuvant to surgery in carcinoma of the bronchus. Br. J. of Cancer **34,** 167 (1976)
109. Straus M. J.: Lung Cancer: 1974, Sem. in Oncol. **1,** 285 (1974)
110. Street E. W.: Effective chemotherapy for bronchial carcinoma. Paper — 9th Intern. Congress of Chemotherapy, 16. Juli 1975
111. Takita H., Brugarolas A.: Adjuvant immunotherapy for bronchogenic carcinoma: Preliminary results. Cancer Chemother. Rep. **4,** 293 (1973)
112. Takita H., Moayeri H.: Effects of corynebacterium parvum and chemotherapy in lung carcinomas. 12th annual meeting of the American Society of Clinical Oncology, Toronto 4.—8. Mai 1976: Abstr. C-221
113. Takita H., Evans J. T., Han T., Minowada J., Cohen E.: Thoracic duct cannulation in a patient with lung cancer. J. of Sur. Oncol. **8,** 143 (1976)
114. Tanneberger S., Jacobasch K., Matthes T., Matthias M., Morack, G., Peek U., Pockrandt H., Rieche K., Widow W.: Actual results of two randomized clinical trials evaluating in vitro predicted postoperative chemotherapy (lung cancer, ovarian cancer). 9th Intern. Congr. of Chemother., London 1975, Abstr. C-89
115. UICO, Union Internationale Contre le Cancer: Clinical stage classification and presentation of results. The TNM-system. Description of the extent of the disease — general rules. Wld. Hlth. Org. techn. Rep. Ser. 53 (1952)
116. UICC, Union Internationale Contre le Cancer: TNM classification of malignant tumors. Geneva (1968)
117. Urabe M., Yamamoto K., Kobayashi T., Tsunamura S.: Study on chemotherapy of malignant tumors. Study on Mitomycin **120,** 1 (1961)
118. Urist M. M., Boddie A. W., Townsend C. M., Holmes E. C.: In vitro evidence for increased cellular immunity to lung cancer antigen during levamisole immunotherapy. J. Thor. Cardiovasc. Surg. **73,** 189 (1977)
119. Viadana E., Bross I. D. J., Pickren J. W.: The relationship of histology to the spread of cancer. J. Surg. Oncol. **7,** 177 (1975)
120. Weiss W.: The mitotic index in bronchogenic carcinoma. Amer. Rev. Resp. Dis. **104,** 536 (1971)
121. Weiss W., Gillick J. S.: The metastatic spread of bronchogenic carcinoma in relation to the interval between resection and death. Chest **71,** 725 (1977)
122. Wilde J.: Probleme der Chemotherapie beim operierten Bronchialkarzinom. Zschr. Erkr. Atm. **142,** 101 (1975)
123. Wingfield H. V.: Combined surgery and chemotherapy for carcinoma of the bronchus. The Lancet **1,** 470 (1970)
124. Woodruff M. F. A., Dunbar N.: The effect of corynebacterium parvum and other reticuloendothelial stimulants on transplanted tumors in mice. Immunopotentiation, Ciba Found. Symp. **18,** 287 (1973)
125. Wurnig P.: Zur Methode der Beurteilung kurativer Erfolge der Carcinomchirurgie an Hand des Bronchuscarcinoms. Thoraxchir. **2,** 281 (1954)

126. Wurnig P.: Ergebnisse und Grundsätze der Rezidivprophylaxe mit Mitomen bei radikal operierten malignen Tumoren an Hand des Bronchuskarzinoms. Wr. Klin. Wschr. **70,** 63 (1958)
127. Wurnig P., Scheuba G., Karrer K.: Vorläufige Ergebnisse der chemotherapeutischen Rezidivprophylaxe mit Mitomen beim operierten Bronchuscarcinom. Acta Union Int. Contre le Cancer **16,** 935 (1960)
128. Yamamura Y.: Immunotherapy of lung cancer with oil-attached cell-wall skeletons of M. bovis BCG and N.rubra. Second Nat. Cancer Inst. Conf. on Lung Cancer Treatm., Airlie House, Virginia, May 22—24, 1977, Abstr. 74
129. Yasumoto K., Manabe H., Ueno M., Ohta M., Ueda H., Iida A., Yamamura Y., Azuma I.: Immunotherapy of human lung cancer with BCG cell wall skeleton. Gann **67,** 787 (1976)

2.2.2 Kombinierte Behandlungsmodalitäten beim Bronchuskarzinom

Huber, H., Rieche, K.

Med. Univ.-Klinik, Innsbruck und Westminster Hospital, London

Die ungünstige Prognose der meisten Patienten auch mit lokalisierten Bronchuskarzinomen läßt nach Verbesserungen der Behandlungsmodalitäten suchen. Die Rolle adjuvanter zytostatischer Therapien nach Tumorresektion wurde diskutiert (Karrer, 1978) und die möglicherweise günstige Wirkung immunotherapeutischer Maßnahmen bei diesen Patienten besprochen. Wir wollen die Rolle kombinierter Behandlungsmodalitäten

1. beim kleinzelligen Bronchuskarzinom aller Stadien
2. bei inoperablen Bronchuskarzinomen anderer Histologien, im Stadium der regionären Erkrankung und
3. therapeutische Entwicklungen der näheren Zukunft

diskutieren.

1. Behandlungsmodalitäten beim kleinzelligen Bronchuskarzinom

Das kleinzellige Bronchuskarzinom als chirurgisch mit Langzeitremissionen äußerst selten beeinflußbarer Tumor spricht auf die Strahlentherapie oder verschiedene zytostatische Substanzen an, wobei erhebliche Chancen für Vollremissionen bestehen (Übersicht bei Selawry und Hansen, 1973). Die ausgeprägte Tendenz zur Frühmetastasierung bei hoher Teilungsaktivität der Tumorzellen ist Grund für den möglichst frühen Einsatz dieser medikamentösen Therapie. Vor allem in lokalisierten Stadien der Erkrankung spricht die Wirksamkeit der Hochvolt- bzw. Megavolttherapie für die kombinierte Behandlungsmodalität (Übersicht z. B. bei Holoye et al., 1977; Livingston, 1977). Einige Arbeitsgruppen zeigten tatsächlich einen Vorteil dieser kombinierten Therapie, wenn die Erkrankung auf einen Hemithorax begrenzt ist. Von anderer Seite wird allerdings schon in diesem Stadium die vergleichbare Wirksamkeit intensiver zytostatischer Therapien betont (Aisner et al., 1977 u. a.). Bei fortgeschrittenem Krankheitszustand scheint der günstige Effekt der zusätzlichen Hochvolttherapie des betroffenen Feldes nicht gesichert, sie wird dann unter palliativen Gesichtspunkten eingesetzt (Livingston, 1977). Die prophylaktische Strahlentherapie des Zentralnervensystems wird zunehmend empfohlen.

Unter den kombinierten Behandlungsmodalitäten wurden bei Patienten, deren Erkrankung auf einen Hemithorax beschränkt war, eine zumindest einjährige Überlebensdauer von 38% bis über 50% beobachtet (Livingston, 1977), während diese Zahl bei alleiniger Strahlentherapie um 20% liegt. Ob die Strahlentherapie vor, zwischen oder nach den einzelnen Chemotherapiekursen angewendet wird, dürfte von geringer Bedeutung sein (Gilby et al., 1977). Der größere Spielraum für die Verträglichkeit zytostatischer Medikamente in der Initialbehandlung spricht allerdings neben anderen Gründen dafür, die zytostatische Behandlung an den Anfang zu stellen und in den Intervallen die Strahlenbehandlung durchzuführen (Seeber et al., 1977). Besonders wirksame zytostatische Chemotherapien enthalten Adriamycin, Cyclophosphamid und Vincristin (Seeber, Hornback, et al., u. a.). Allerdings ist nach Holoye et al. (1977) die Kombination von hochdosierten Cyclophosphamid und Vincristin für das kleinzellige Bronchuskarzinom ausreichend, insbesondere unter dem Gesichtspunkt der sequentialen Kombination mit der Strahlentherapie. Die Patientenbelastung unter dieser kombinierten zytostatischen und Strahlenbehandlung ist erheblich. Komplikationen bis zu Todesfällen als Therapiefolge wurden beobachtet (siehe z. B. Hornback et al.).

Im Stadium fortgeschrittener Erkrankung dürfte die Kombination von Strahlen- und zytostatischer Behandlung gegenüber der alleinigen Therapie mit diesen Medikamenten keine gesicherte Lebensverlängerung bringen (Livingston, 1977). Auswertungen, die einen hohen Prozentsatz von Patienten mit fortgeschrittener Erkrankung umfassen, zeigen eine geringe Wirksamkeit der zusätzlichen Strahlentherapie des befallenen Feldes (z. B. Williams et al., 1977). Effektive zytostatische Behandlungsprotokolle auch dieses Stadiums sind ACO (Adriamycin, Cyclophosphamid, Vincristin; z. B. Hornback et al.; Seeber et al.), POCC (Procarbazin, Vincristin, Cyclophosphamid, BCNU, z. B. Williams et al., 1977), Kombinationen mit Adriamycin, Cyclophosphamid und VP 16–213 (Aisner et al., 1977) u. a. Ein sehr praktikables Chemotherapieprogramm ist z. B. auch die Kombination von Cyclophosphamid, Methotrexat und CCNU (Bunn et al., 1977). Im Falle einer Resistenz kann auf Vincristin, Adriamycin und Procarbazin und schließlich auf VP 16–213 übergegangen werden.

Die zerebrale Metastasierung ist eine nicht seltene Komplikation des kleinzelligen Bronchuskarzinoms, die mit verbesserten Lebenserwartungen dieser Patienten zunimmt. Eine prophylaktische Bestrahlung des Schädels wird daher diskutiert (Livingston) und ist in mehrere Behandlungsprotokolle aufgenommen worden (z. B. Seeber et al., Williams et al., 1977). Auch wenn eine Verlängerung der mittleren Überlebensdauer durch diese Maßnahmen noch nicht gesichert scheint (Williams et al.), sind Metastasen in diesem Bereich nach der prophylaktischen Behandlung ungewöhnlich.

2. Behandlungsmodalitäten des inoperablen Bronchuskarzinoms außerhalb der kleinzelligen Formen im Stadium der regionären Erkrankung

Wichtigste Rolle in diesem Stadium spielt die Strahlentherapie, während die Wirksamkeit zusätzlicher Maßnahmen, wie insbesondere einer zytostatischen Behandlung, noch zur Diskussion steht. Eine niedrigdosierte Langzeitbehandlung mit alkylierenden Substanzen bringt keine Verbesserung der Überlebensdauer. Nach den Ergebnissen mehrerer Arbeitsgruppen wurden jedoch mit Protokollen höher dosierter, intermittierender Zytostatikagaben Verbesserung erzielt. Die z. T. erhebliche Patientenbelastung bei nicht selten marginalem Effekt bleibt bei diesen kombinierten Behandlungen allerdings zu berücksichtigen.

Die Strahlentherapie in Form fraktionierter Dosen allein bringt nach neueren Zusammenstellungen (Salazar et al., 1976) eine mittlere Überlebensdauer von 6,5 Monaten mit Ansprechraten des Primärtumors von 32% (Adenokarzinom) bis 55% (großzellige differenziertes Karzinom). Lokalrezidive sind selten und wurden in der zitierten Serie nur in 9% festgestellt. Ergebnisse an bisher noch kleineren Serien lassen eine Verbesserung der Überlebensdauer bei kombinierter Behandlung vermuten. Dabei kann eine zytostatische Monotherapie, wie nach vorläufigen Ergebnissen mit Adriamycin in Kombination mit der Strahlentherapie eine günstige Wirkung zeigen (Chan et al., 1976; Livingston, 1977). Zytostatische Polychemotherapien, wenn auch in ihrem Effekt der Monotherapie nicht gesichert überlegen, sind nach mehreren Studien erfolgversprechend. Die intermittierende Gabe von Bleomycin, Methotrexat und Vincristin in Kombination mit der Strahlentherapie („Sandwich") führte beim Plattenepithelkarzinom zu einer mittleren Überlebensdauer von mehr als einem Jahr (Samuels et al., 1975). Die Gefahren von Bleomycin in Kombination mit Strahlenbehandlungen sollten allerdings nicht unterschätzt werden. Intermittierende Gabe von Cyclophosphamid und Methotrexat mit Strahlenbehandlung nach der „Sandwich"-Technik — während der Bestrahlung wurden Vincristin und Actinomycin D verabreicht — erbrachten insbesondere beim Adeno- und großzellig undifferenzierten Karzinom verhältnismäßig günstige Überlebensraten von im Mittel über 15 Monaten (Hansen et al., 1972). Seeber et al. beobachteten z. T. günstige Effekte bei Anwendung von Adriamycin, Cyclophosphamid und Vincristin in Kombination mit einer Strahlentherapie. Offensichtlich unterscheiden sich optimal geführte Polychemotherapieprogramme bei diesen Karzinomtypen kaum in therapeutischer, jedoch manchmal in toxikologischer Hinsicht, so daß wir Programme von möglichst geringer Patientenbelastung empfehlen.

3. Therapeutische Entwicklungen in näherer Zukunft

Beim kleinzelligen Bronchuskarzinom mögen Verbesserungen in der Kombination der vielen, hier wirksamen Zytostatika Behandlungsfortschritte bringen (de Vita, 1977). Die Induktionsbehandlung wird in manchen Zentren weiter intensiviert, so daß sie an jene bei unreifzelligen Leukämien erinnert (Cohen et al., 1976). Die Diskussion über die Rolle der Strahlenbehandlung in Kombination mit einer hochdosierten zytostatischen Behandlung ist ebenfalls nicht abgeschlossen (Livingston). Dies gilt auch für die Stellung der prophylaktischen Schädelbestrahlung, die zunehmend zur Anwendung kommt, und für die Rolle einer eventuellen vorbeugenden Leberbestrahlung im Behandlungsplan. Wieweit die Immunotherapie nach verschiedenen Protokollen zusätzliche Verbesserungen bringt, bleibt ebenfalls noch abzuklären.

Bei Bronchuskarzinomen anderer Histologien werden die Effekte der Immunotherapie mit BCG (intrapleural, intradermal), mit C. parvum, Levamisol u. a. derzeit auf breiter Basis ausgewertet (z. B. Louie et al., 1977). Die prätherapeutische Testung der Immunkompetenz bei nicht-kleinzelligem Bronchuskarzinom wird weiterhin interessant und klinisch bedeutsam bleiben (Pouillart et al., 1978). Die in vieler Hinsicht noch wenig befriedigende zytostatische Behandlung läßt nach wirksameren Kombinationen suchen. Wenn auch potenzierende Effekte einer Heparinisierung bei zytostatischer Polychemotherapie nicht gesichert sind (Rohwedder et al., 1977), bedarf die Frage der Rolle von Antikoagulantien u. Fibrinolytika bei der Strahlen- und Chemotherapie weiterer Untersuchungen. Die Frage eines günstigen Effektes postoperativer Strahlenbehandlungen einerseits, der Intensivierung ihrer Wirksamkeit (insbesonders bei inoperablen Tumoren) durch Radiosensitizer andererseits wird in laufenden Studien ausgewertet.

Zusammenfassend haben die Bemühungen, durch kombinierte Behandlungsmodalitäten die Prognose der verschiedenen histologischen Formen und Krankheitsstadien des Bronchuskarzinoms zu verbessern, insbesondere beim kleinzelligen Bronchuskarzinom Fortschritte erbracht und mögen auch bei anderen Formen zu schrittweisen Verbesserungen der Remissionschancen führen.

Literatur

Aisner, J., Wiernik, P., Esterhay, R. J.: Treatment of small cell carcinoma of the lung with cyclophosphamide, Adriamycin and „VP16-213 with or without MER." „Adj. Therapy of Cancer", S. S. Salmon, and S. E. Jones (eds.), pp. 245—250. Amsterdam: Elsevier North-Holland Biomedical Press 1977

Bunn, P. A. et al.: Advances in small cell bronchogenic carcinoma. Cancer Treatment Rep. **61,** 333—342 (1977)

Chan, P., et al. (1976): Coincident adriamycin and X-ray therapy in bronchogenic carcinoma: response and cardiotoxicity. Proc. ASCO-AACR **17,** 276

DeVita, V. T.: Adjuvant therapy — an overview. „Adj. Therapy of Cancer", S. S. Salmon and S. E. Jones (eds.), pp. 61—641. Amsterdam: Elsevier North-Holland Biomedical Press 1977

Gilby, E. D., Bondy, P. K. et al.: Combinat on chemotherapy for small cell carcinomae of the lung. Cancer **39,** 1959—1966 (1977)

Holoye, P. Y., Samuels, M. L. et al.: Combination chemotherapy and radiation therapy for small cell carcinoma. J. Am. Med. Ass. **237,** 1221—1224 (1977)

Hornback, N. et al.: Oat cell carcinoma. Early treatment results of combination radiation therapy and chemotherapy. Cancer **37,** 2658—2664 (1976)

Karrer, K.: Zytostatische Adjuvanstherapie beim Bronchuscarcinom. In „Adjuvante Zytostatische Chemotherapie", H. Huber, M. Falkensammer, H. J. Senn (Hrsg.), Berlin, Heidelberg, New York: Springer (dieser Band)

Livingston, R. B. et al.: Combined modality approaches in lung cancer „Adj. Therapy of Cancer", S. S. Salmon, S. E. Jones (eds.). Amsterdam: Elsevier North-Holland Biomedical Press 1977

Louie, A., Mikulski, S., Daniel, D., von Hoff, M. Rozencweig, Muggia, F. M.: Current Trends in Adjuvant Therapy trials for solid tumors. Adj. Therapy of Cancer, S. S. Salmon, S. E. Jones (eds.), p. 569. Amsterdam: Elsevier North-Holland Biomedical Press 1977

Pouillart, P., Palangie, T. et al.: Cancers epidermoides bronchiques inoperables. Nouv. Presse méd. **7,** 265—269 (1978)

Rohwedder, J. J. et al.: Heparin and polychemotherapy for treatment of lung cancer. Cancer Treatment Rep. **61,** 1399—1401 (1977)

Salazar, O., et al.: Predictors of radiation response in lung cancer. A clinico-pathological analysis. Cancer **37,** 2636—2650 (1976)

Samuels, M., et al.: Combination chemotherapy with bleomycin, vincristine, and methotrexate plus split course radiotherapy in the treatment of non oat cell bronchogenic carcinoma. Cancer **30,** 315—324 (1975)

Seeber, S., Schmidt, C. G., Holfeld, H., Scherer, E.: Integrale Behandlung (Chemo- und Radiotherapie) des inoperablen Bronchialkarzinoms. DMW, **102,** 147—151 (1977).

Selawry, O. S. and Hansen, H. H.: Lung Cancer. In: Cancer Medicine. Holland, J. F., Frei, E. (eds.), p. 1473. Philadelphia: Lea & Febiger 1973

Williams, C. J., Alexander, M., Glatstein, E., Daniels, J. R.: Treatment of oat cell carcinoma of the lung Standford experience 1972—1976. „Adj. Therapy of Cancer", S. S. Salmon and S. E. Jones (eds.). pp. 237—244. Amsterdam: Elsevier/North Holland Biomedical Press 1977

2.3 Lymphome

2.3.1 Adjuvante Chemotherapie bei malignen Lymphomen

Obrecht, J. P.

Onkologische Abt., Kantonsspital Basel

Wir verstehen unter der adjuvanten Chemotherapie eine medikamentöse Behandlung, die nach erfolgreicher Primärtherapie — Operation oder Bestrahlung — eingesetzt wird mit dem Ziel, das krankheitsfreie Intervall und die Überlebenszeit zu verlängern. Dem Wortsinn nach sind auch noch andere Definitionen möglich. Die adjuvante Chemotherapie wird in kurativer Absicht angewandt. Sie ist bei Neoplasien indiziert, die zu raschen Rezidiven oder zur Metastasierung neigen und für die eine wirksame Chemotherapie zur Verfügung steht. Dazu gehören auch die malignen Lymphome.

Der Therapieerfolg der adjuvanten Chemotherapie wird an den Meßgrößen: krankheitsfreies Intervall oder Remissionsdauer und Überlebenszeit gemessen. Außerdem sind evtl. prognostische Faktoren oder Risikofaktoren zu analysieren, weil diese — neben der Therapie — ebenfalls das Resultat der Behandlung beeinflussen können. Bei malignen Lymphomen kommen folgende prognostische Faktoren in Betracht: das Krankheitsstadium, die klinische Symptomatik (A, B), der histologische Typ, das Alter, das Geschlecht, die Vorbehandlung, evtl. die klinische Präsentation (z. B. Mediastinaltumoren beim M. Hodgkin).

1. Der Morbus Hodgkin

Die modernen Techniken der Radiotherapie erlauben die Bestrahlung großer Volumina bis zur totallymphatischen Bestrahlung (Johnson u. Mitarb. 1970; Kaplan, 1970). Die zuverlässigere Kenntnis der Krankheitsausbreitung, wie sie durch die explorative Laparotomie und Splenektomie möglich wurde, und die Applikation dieser neuen Bestrahlungstechniken haben die Behandlungsresultate von Patienten in den pathologischen Stadien I, II und III einerseits entscheidend gebessert (Kaplan, 1972). Trotzdem treten immer noch Rezidive auf; zudem ist die Morbidität der Großraumbestrahlung beträchtlich. Die Einführung der kombinierten Chemotherapie durch DeVita u. Mitarb. (1970) sowie andere Autoren hat die Resultate der chemotherapeutischen Behandlung auch fortgeschrittener Hodgkin-Lymphome andererseits signifikant verbessert. Aufgrund dieser Voraussetzungen lassen sich folgende Hypothesen ableiten:

a) durch sequentielle Anwendung von Radiotherapie und kombinierter Chemotherapie kann das Ergebnis der alleinigen Strahlentherapie bei lokoregionalen Stadien des M. Hodgkin verbessert werden.
b) Die Radiotherapie kann wahrscheinlich ohne nachteilige Folgen auf befallene Lymphknotenregionen („involved field") limitiert werden, wenn anschließend eine intensive kombinierte Chemotherapie verabreicht wird.

c) Die adjuvante Chemotherapie ist eine wirksame Alternative zur Bestrahlung. Sie kann okkulte Lymphome in nicht bestrahlten Lymphknotenregionen wirksam beeinflussen.
d) Die adjuvante Chemotherapie ist zur Kontrolle disseminierter Lymphome in extranodalen Geweben, die nicht bestrahlt werden können (Leber, Knochenmark, Lunge), wirksam.

Randomisierte, prospektive klinische Studien zur Prüfung dieser Hypothesen wurden von einigen Zentren bzw. kooperativen Gruppen vorgenommen: an der Stanford University von Rosenberg u. Mitarb. (1972; 1975; 1977), von der E.O.R.T.C. (1972), in Baltimore (O'Connell u. Mitarb. 1975), am Roswell Park Institute Buffalo (Grasso u. Mitarb. 1977) sowie an der Medizinischen Univ.-Klinik Freiburg (Obrecht u. Mitarb. 1968).

Methode

Initial wird immer bestrahlt. Bei alleiniger *Strahlentherapie* ist in der Regel die „extended field"-Technik angewandt worden. Bei der Kombination Strahlentherapie + adjuvante Chemotherapie wurden nur die befallenen Regionen bestrahlt („involved field"). Die eingestrahlte Dosis lag zwischen 3500 und 4500 rad. Zur *Chemotherapie* verwendeten Rosenberg u. Mitarb. (1977) sowie O'Connell u. Mitarb. (1975) das MOPP-Regime. Wegen erheblicher radiogener Toxizität (Castellino u. Mitarb. 1974) nach abruptem Absetzen der Kortikosteroide wurde später das Prednison aus der Kombination entfernt (Tabelle 1). Eine Wirkungseinbuße war damit nicht verbunden (Jacobs u. Mitarb. 1976). Die E.O.R.T.C. benutzte Vinblastin als Monotherapeutikum (Tabelle 2; Mathé u. Mitarb. 1977). Wir behandelten mit Endoxan allein (Obrecht u. Mitarb. 1968). In einer neueren Studie (Grasso u. Mitarb. 1977) ist die chemotherapeutische Kombination von Clorambucil, Vincristin, Vinblastin, Procarbazin und Prednison eingesetzt worden.

Ergebnisse

Tabelle 3 gibt die erzielten Resultate gemessen am Prozentsatz der Patienten, die rezidivfrei blieben und die 3, 8 und 10 Jahre überlebten, wieder. Die Überlegenheit der adjuvanten Chemotherapie gegenüber der alleinigen Bestrahlung ist besonders deutlich am krankheitsfreien Intervall abzulesen. In allen 3 Kollektiven ist der Anteil der Patienten ohne Rezidiv nach 3, 8 bzw. 10 Jahren in der Gruppe Radiotherapie + Chemotherapie signifikant höher als im nur bestrahlten Kollektiv. Die Kurven der ersten Remission (Abb. 1) veranschaulichen die Vorteile der angewandten Chemotherapie am Beispiel der Serie der E.O.R.T.C. (Mathé u. Mitarb., 1977) und des Kollektivs von Rosenberg u. Mitarb. (1977).

Das verlängerte krankheitsfreie Intervall führt überraschenderweise nicht zu einer verbesserten Überlebenszeit (Abb. 2). Das gilt sowohl für das Kollektiv von Grasso u. Mitarb. (1977), für das bisher nur die 3-Jahres-Werte vorliegen, als auch für das Kollektiv der E.O.R.T.C. (Mathé u. Mitarb., 1977); nur im Krankengut von Stanford (Rosenberg u. Mitarb., 1977) deutet sich ab 3. Jahr nach Strahlentherapie eine geringe Überlegenheit der Kombination Strahlentherapie — adjuvante Chemotherapie an. Der Unterschied zur Gruppe, die nur bestrahlt wurde, erreicht aber nie eine statistische Signifikanz.

Der Anteil der Langzeit-Überlebenden in beiden Behandlungsgruppen der

Tabelle 1. Hodgkin-Lymphome

Adjuvante Chemotherapie PS I–III
Regime nach Rosenberg u. Mitarb., 1972; 1975; 1977

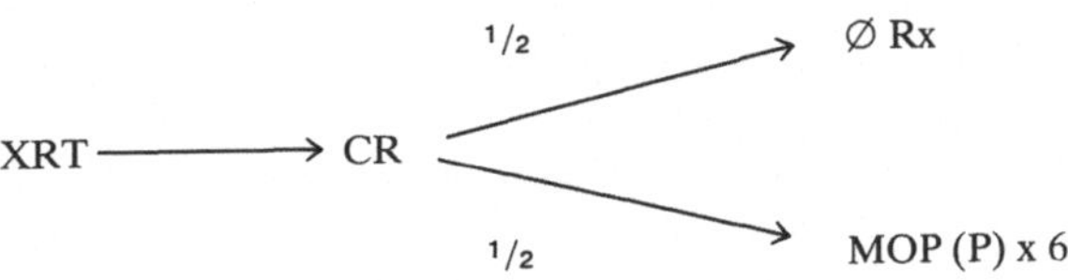

XRT = „Involed Field"-Bestrahlung 4'400 rad
MOP (P) = Nitrogen Mustard, Oncovin, Procarbazin (Prednison)
CR = Komplette Remission
PS = „Pathologisches" Stadium

Tabelle 2. Hodgkin-Lymphome

Adjuvante Chemotherapie Stadium I–II (CS)
Regime Eortc (1972: Mathé u. Mitarb., 1977)

1/2 → Ø Rx
XRT → CR
1/2 → VLB

XRT = „Extended Field"-Bestrahlung 4'000–4'500 rad
VLB = Vinblastin 6 mg / M^2 / W i.v., 2 Jahre lang
CR = Komplette Remission
CS = „Klinisches" Stadium

Tabelle 3. Hodgkin-Lymphome
Ergebnisse Stadium I–III
Strahlentherapie (RT) vs RT + Chemotherapie (CT)

	Remissionsrate (%)			Überlebensrate (%)			Zahl der Patienten	Referenz
	RT	RT+CT	P	RT	RT+CT	P		
Nach 3 Jahren	57	85	0,01	89	94		101	Grasso u. Mitarb., 1977
Nach 8 Jahren	61,6	81,5	0,001	77,7	87,5	0,11	243	Rosenberg u. Mitarb., 1977
Nach 10 Jahren	38	63	0,01	70	70		296	Eortc, Mathé u. Mitarb., 1977

E.O.R.T.C. ist nach 10 Jahren mit 70% annähernd gleich. Der Kurvenverlauf scheint eine Stabilisierung anzuzeigen. Gleichzeitig ist die Zahl der Rezidive im allein radiotherapierten Kollektiv größer.

Das weist darauf hin, daß der erste Rückfall in der bestrahlten Serie gut zu beherrschen ist und eine größere Zahl von Patienten geheilt oder zumindest am Leben erhalten werden kann. Das wird auch noch durch die Beobachtung unterstrichen, wonach das Intervall zwischen dem ersten und zweiten Rezidiv in beiden Therapiegruppen etwa gleich lang war (16,7 Monate nach RT+CT vs. 18 Monate nach RT).

Der Prozentsatz der Patienten mit einem zweiten Rezidiv war in beiden Gruppen identisch. Das ist nicht erstaunlich, da das erste Rezidiv gleichartig behandelt wurde.

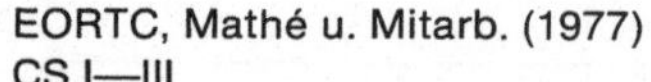

EORTC, Mathé u. Mitarb. (1977)
CS I—III

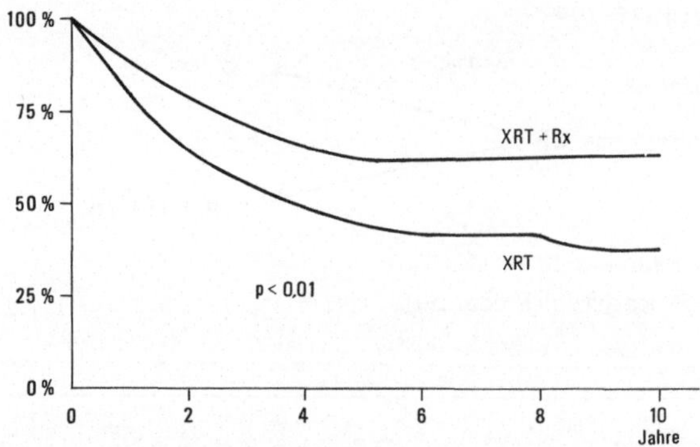

XRT = Radiotherapie (152 Pat.)
Rx = Vinblastin (136 Pat.)

Rosenberg u. Mitarb. (1977)
PS I—III

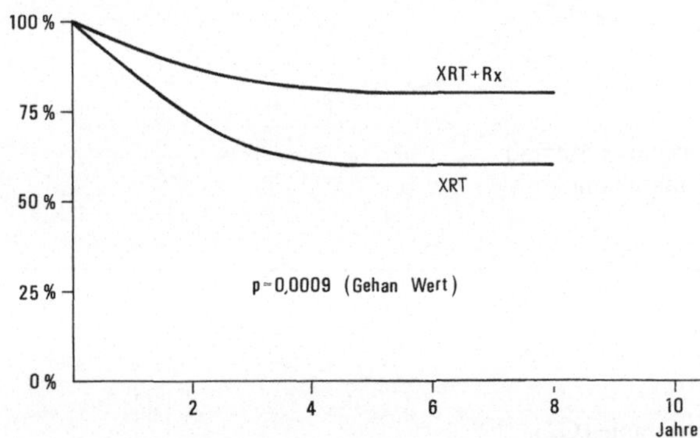

XRT = Radiotherapie (125 Pat.)
Rx = MOP(P) (116 Pat.)

Abb. 1. M. Hodgkin. Aktualisierte Kurve der ersten Remission

Der fehlende Unterschied in der langdauernden Überlebenszeit beruht daher wahrscheinlich auf Differenzen der Überlebensraten nach dem zweiten Rezidiv. Möglicherweise spielt zudem eine bessere Verträglichkeit gegenüber der späteren Therapie in der Radiotherapie-Gruppe eine Rolle. Die zweijährige Vinblastin-Behandlung nach initialer Radiotherapie könnte, so kann spekuliert werden, die Verträglichkeit gegenüber einer sekundären Chemotherapie des Rezidivs herabsetzen.

Von besonderem Interesse ist, ob die erwähnten *prognostischen Faktoren* krankheitsfreies Intervall und Überlebenszeit der untersuchten Kollektive beeinflussen und ob der Vorteil der adjuvanten Chemotherapie auch in den verschiedenen prognostischen Gruppen zu erkennen ist. Die bisher vorliegenden Daten hierüber sind spärlich und z. T. widersprüchlich. Sie sind darüber hinaus zu

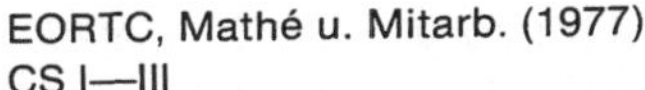
EORTC, Mathé u. Mitarb. (1977)
CS I—III

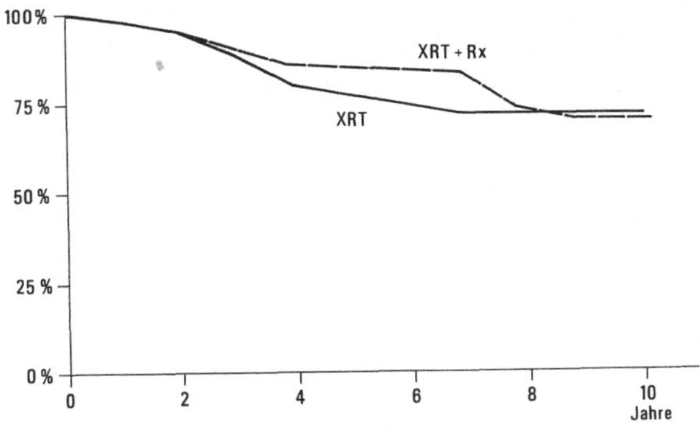

XRT = Radiotherapie (152 Pat.)
Rx = Vinblastin (136 Pat.)

Rosenberg u. Mitarb. (1977)
PS I—III

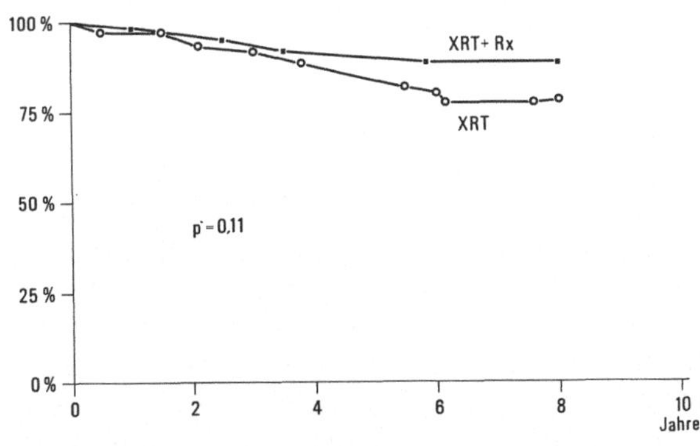

XRT = Radiotherapie (125 Pat.)
Rx = MOP(P) (116 Pat.)
P' = Gehan Wert nach 4 Jahren

Abb. 2. M. Hodgkin. Aktualisierte Kurve der Überlebenszeit

verschiedenen Zeitpunkten nach Ende der Radiotherapie erhoben worden, so daß ihre Aussagekraft nicht sehr groß ist.

Die überlegene Wirkung der kombinierten Chemotherapie ist wahrscheinlich vom *Stadium* unabhängig. Sie führt, vielleicht mit Ausnahme der Stadien IB und IIB, in allen untersuchten Stadien zu verlängerten krankheitsfreien Intervallen (Rosenberg u. Mitarb., 1977; Grasso u. Mitarb., 1977). Die Fälle mit fehlender *klinischer Symptomatik* (A) sind hingegen vermutlich chemosensibler als die Patienten mit B-Symptomatik (Grasso u. Mitarb., 1977; Rosenberg u. Mitarb., 1977). Eine Anhebung der Überlebenszeit tritt, wie zu erwarten, niemals auf.

* Der Vollständigkeit halber sei erwähnt, daß die aufgeführten Stadien extranodale (E)- und sogen. Milz (S)-Untergruppen, d. h. Patienten mit Milzbefall, enthielten.

Die E.O.R.T.C. (Mathé u. Mitarb., 1977) und Grasso u. Mitarb. (1977) haben den Einfluß der *histologischen Typen* (Lukes u. Mitarb., 1966) untersucht. Danach scheint die adjuvante Chemotherapie bei poor-risk-Histologie („mixed cellularity"), bezogen auf das krankheitsfreie Intervall, nützlicher zu sein als bei den Histologien, die ohnehin eine gute Prognose haben (noduläre Sklerose und lymphocytic predominance-Typ). In der Gruppe der Patienten mit nodulärer Sklerose, die kombiniert behandelt wurde, ist in einer Serie (Grasso u. Mitarb., 1977) allerdings der Prozentsatz der Rezidive ebenfalls niedriger als nach alleiniger Radiotherapie. Die Überlebenszeit bleibt von diesen Veränderungen wiederum unberührt.

Männer profitieren von der adjuvanten Chemotherapie mehr als Frauen.

Auf Grund der verschiedenen prognostischen Faktoren unterscheidet die E.O.R.T.C. zwei Gruppen von Patienten: Eine Gruppe mit sogen. *guter Prognose.* Sie umfaßt Patienten, die jünger sind als 40 Jahre, mit nodulärer Sklerose oder lymphocytic predominance-Typ, Mediastinalbefall, ohne Allgemeinsymptome und einer Senkungsbeschleunigung von weniger als 50 mm in der ersten Stunde. Zur sogenannten poor-risk-Gruppe werden alle anderen Patienten gerechnet. Die Rezidivrate liegt bei der Gruppe mit guter Prognose bei 30% und bei der poor-risk-Gruppe bei 60%. In beiden Fällen ist die adjuvante Chemotherapie wirksam. Sie reduziert die Inzidenz von Rezidiven in beiden Gruppen auf etwa 50%.

Schlußfolgerungen

Der Stellenwert der adjuvanten Chemotherapie bei lokoregionalen Stadien des M. Hodgkin ist noch nicht definitiv zu bestimmen. Die Tatsache, daß sie selbst in Form einer milden Monotherapie in der Lage ist, vorübergehend okkulte Krankheitsherde zu kontrollieren und die Häufigkeit der Rezidive zu vermindern ohne gleichzeitig zu einer Verlängerung der Überlebenszeit zu führen, weist darauf hin, daß zumindest ein Teil der behandelten Fälle von der adjuvanten Chemotherapie nicht profitiert. Das sind vermutlich die Kranken mit ohnehin guter Prognose, die durch die Radiotherapie allein in eine langjährige Remission kommen oder sogar geheilt werden können, z. B. Kranke im Stadium IA mit „günstiger" Histologie, vielleicht auch in den Stadien IB und IIB. Künftige Studien werden zu klären haben, welches die Risikogruppen sind, die von einer adjuvanten Chemotherapie einen Nutzen haben können. Hierbei wird der Einfluß weiterer Risikofaktoren, wie z. B. Milzbefall, Gefäßwandeinbruch neben den bereits erwähnten zu bestimmen sein.

Adjuvante Chemotherapie beim M. Hodgkin sollte bis auf weiteres nur im Rahmen von kontrollierten klinischen Studien durchgeführt werden, namentlich bei Risikogruppen. Dabei ist nach dem optimalen Chemotherapieregime zu suchen, das nicht notwendigerweise das MOPP sein wird. Offensichtlich ist es durch die adjuvante Chemotherapie möglich, ohne Wirkungsverlust auf großvolumige Bestrahlung zu verzichten und nur noch mit der „involved-field"-Technik zu bestrahlen. Bei der Abwägung, ob zusätzlich chemotherapiert werden soll, muß nicht zuletzt die Morbidität und Belastung des Patienten durch die langdauernde medikamentöse Behandlung berücksichtigt werden. Hier ist vor allem an Zweitneoplasien, insbesondere akute Leukämien sowie an die irreversible Sterilität beim Mann zu erinnern (Arseneau u. Mitarb., 1972; Kaplan u. Mitarb., 1977).

2. Die Non-Hodgkin-Lymphome (NHL)

Bei Patienten mit NHL in locoregionalen Stadien sind die therapeutischen Ergebnisse trotz verbesserter Strahlentechniken unbefriedigend und weit schlechter als beim M. Hodgkin. Die 5-Jahre-Überlebenszeit beträgt nach primärer Radiotherapie in den Stadien I und II nicht mehr als 50%. Die häufigsten Rezidive treten in nicht bestrahlten Lymphknotenregionen oder extrnodal auf (Fuks u. Mitarb., 1975; Bonadonna u. Mitarb., 1976). Nach Chemotherapie findet man die meisten Versager hingegen in bekanntermaßen befallenen Gegenden. Eine adjuvante Chemotherapie nach erfolgreicher Radiotherapie scheint daher bei NHL eher indiziert zu sein (Tabelle 4) als beim M. Hodgkin.

Tabelle 4. Non-Hodgkin Lymphome

Begründung für eine adjuvante Chemotherapie
1. 5-Jahres-Überlebenszeit der Stadien I—II beträgt nicht mehr als 50%.
2. Die meisten Rezidive treten während der ersten 2 Jahre nach der Radiotherapie auf.
   2.1. Hohe Inzidenz extranodaler Manifestationen.
3. Rezidive nach Chemotherapie in vorher befallenen Regionen.
4. Radiotherapie sterilisiert klinisch sichtbare Tumoren.
5. Chemotherapie soll die subklinischen Lymphomherde zerstören.

Bisher wurden nur wenige randomisierte, prospektive Studien durchgeführt. Wir zitieren die Untersuchung von Lattuada u. Mitarb. (1977) bzw. Monfardini u. Mitarb. (1977) vom Istituto Nazionale dei Tumori in Mailand (Tabelle 5), die Untersuchung von Glatstein u. Mitarb. (1977) von der Stanford University (Tabelle 6) sowie von Panahon u. Mitarb. (1977) vom Roswell Park Memorial Institute aus Buffalo. Letztere verabreichten nach initialer Radiotherapie während 6 Monaten Nitrogen Mustard, BCNU, Cyclophosphamid und Prednison.

Tabelle 5. Non-Hodgkin Lymphome
Adjuvante Chemotherapie Stadium I–II
Regime nach Lattuada u. Mitarb. (1977)

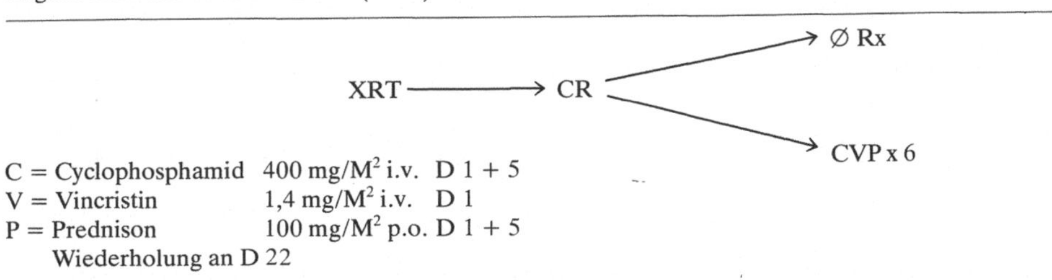

Tabelle 6. Non-Hodgkin Lymphome

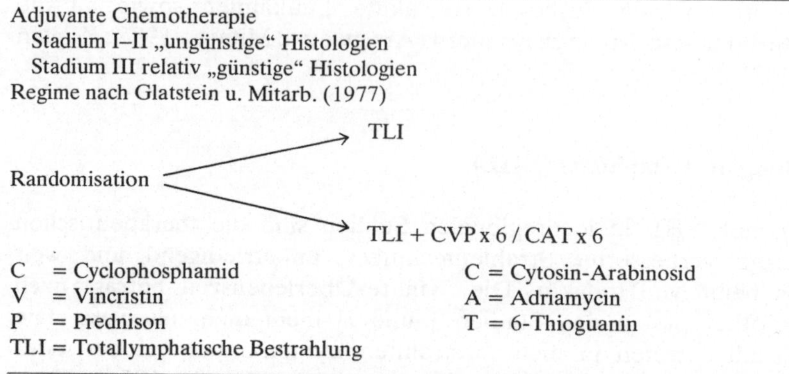
Adjuvante Chemotherapie
Stadium I–II „ungünstige" Histologien
Stadium III relativ „günstige" Histologien
Regime nach Glatstein u. Mitarb. (1977)

Randomisation → TLI
Randomisation → TLI + CVP x 6 / CAT x 6

C = Cyclophosphamid	C = Cytosin-Arabinosid
V = Vincristin	A = Adriamycin
P = Prednison	T = 6-Thioguanin
TLI = Totallymphatische Bestrahlung	

Die publizierten Resultate sind oft widersprüchlich. Dafür dürften unterschiedliche Therapien, möglicherweise aber auch die nicht einheitlich gehandhabte histologische Diagnostik verantwortlich sein.

Ergebnisse

Als Einziges kann das Tumorzentrum Mailand über positive Resultate bei NHL berichten. Die Tabelle 7 dokumentiert die Überlegenheit der adjuvanten Chemotherapie im Vergleich zur alleinigen Strahlentherapie. Meßgrößen waren die Rezidiv- und die Überlebensraten nach 3 Jahren. Die CT führt im Gesamtkollektiv zu einer signifikanten Senkung der Rezidivrate im Vergleich zur RT-Gruppe von 55% auf 29%. Damit geht ein deutlicher Anstieg der 3-Jahre-Überlebensrate parallel.

Die Überlegenheit der kombinierten Therapie kommt im Stadium I und II gleichermaßen zum Ausdruck und dürfte vor allem auf der eindrücklichen Chemosensibilität der Lymphome mit diffuser Histologie beruhen; sie machen etwa 70% der behandelten Lymphome aus. Bei den Lymphomen mit nodulärer Histologie scheint hingegen die adjuvante Chemotherapie nicht wirksam zu sein.

Tabelle 7. Non Hodgkin Lymphome
(nach Lattuada u. Mitarb., 1977)

A) 3-Jahre-Rezidiv-Rate	RT (%)	RT + CT (%)	P
Total	55 %	29 %	0,005
Stadium I	42 %	13 %	0,05
Stadium II	70 %	48 %	0,03
Diffuse Histologie	62 %	29 %	0,005
Noduläre Histologie	43 %	33 %	0,71
Lymphozytäre Lymphome	70 %	8 %	0,09
Nicht lymphozytäre Lymphome	51 %	36 %	0,03
B) 3-Jahre-Überlebens-Rate	65 %	76 %	0,05

RT = Radiotherapie (51 Pat.)
CT = Chemotherapie (48 Pat.; Cyclophosphamid, Vincristin, Prednison)

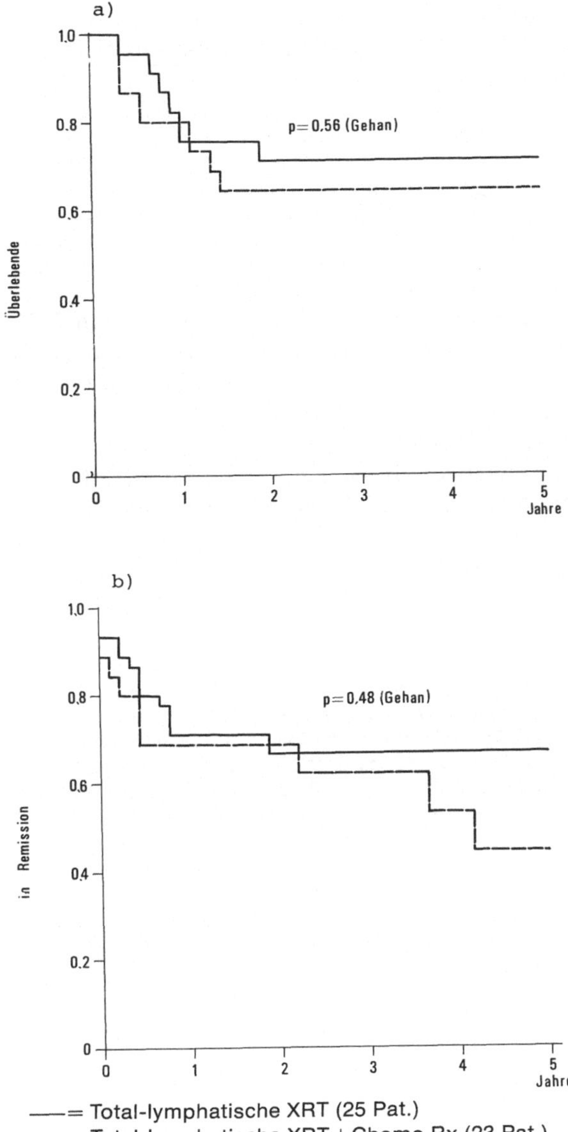

Abb. 3. PS I—II (A oder B mit/ohne E) „ungünstige Histologie": NH, DLPD, DM, DH, DU. Aktualisierte Kurven der Überlebens- (a) und rezidivfreien (b) Zeit (nach Glatstein u. Mitarb., 1977)

Nicht-lymphozytäre Lymphome sprechen offenbar wieder besser an als lymphozytäre.

Lattuada u. Mitarb. (1977) sowie Monfardini u. Mitarb. (1977) haben insgesamt 133 Patienten behandelt (Tabelle 7). 51 erhielten eine locoregionale Strahlentherapie. Auf die befallene Region wurden 4000 rad und auf die nichtbefallenen Bezirke 3000—3500 rad eingestrahlt. 48 Patienten wurden bestrahlt und erhielten zusätzlich 4 Wochen nach Beendigung der Radiotherapie 6 Zyklen von Cyclophosphamid, Vincristin und Prednison (CVP). Die Patienten waren hinsichtlich klinischem Stadium, pathologischem Stadium, nodaler Präsentation, histologischem Typ und Muster vergleichbar.

Im Gegensatz zu Lattuada u. Mitarb. (1977) konnten Glatstein u. Mitarb. (1977) keinen Vorteil der adjuvanten Chemotherapie gegenüber der allgemeinen Strahlentherapie nachweisen (Abb. 3).

Sie hatten 48 Patienten mit prognostisch ungünstiger Histologie (NH, DLPD, DM, DH, DU) der Stadien I und II entweder totallymphatisch bestrahlt oder totallymphatisch bestrahlt und zusätzlich 6 Zyklen einer adjuvanten Chemotherapie verabreicht. (Tabelle 6). Das gleiche Procedere hatten sie bei Patienten im Stadium III mit vergleichsweise günstiger Histologie angewandt. Die Strahlendosis betrug gewöhnlich 4400 rad. Die Chemotherapie bei diffusen, histiozytären Lymphomen bestand aus der Kombination Cytosin-Arabinosid, Adriamycin und 6-Thioguanin (CAT), die bei diesem Lymphomtyp zu einer Response-Rate von 75% führt (Rosenberg u. Kaplan, 1975; Glatstein u. Mitarb., 1977). Patienten mit anderen Histologien erhielten das CVP-Regime.

Nach beiden Therapiearmen wurde eine 5-Jahres-Überlebensrate von 75% in den Stadien I und II erreicht. Ebensowenig differierten die Rezidivraten. Nach 5 Jahren waren in beiden Kollektiven etwa 60% noch rezidivfrei. Auffallend waren die überraschend guten Ergebnisse der totallymphatischen Bestrahlung bei den genannten Histologien.

Auch im Stadium III mit relativ günstiger Histologie waren nach 4 Jahren die Überlebensraten (75% in beiden Armen) sowie die Remissionsraten (60% in beiden Armen) praktisch gleich.

Zu negativen Resultaten der adjuvanten Chemotherapie, abgesehen von einer etwas niedrigeren Rezidivrate bei diffusen Lymphomen, kommen auch Panahon u. Mitarb. (1977).

Diese Autoren hatten von Februar 1971 bis Juni 1975 73 Patienten mit NHL der Stadien I—III bestrahlt. Im Stadium I erhielten alle Zelltypen eine „involved field"-Bestrahlung. Die totalnodale oder totallymphatische Bestrahlung kam in den Stadien II und III zur Anwendung. Nach erfolgreicher Bestrahlung und Randomisation wurde die Hälfte der Serie einer 6 Monate dauernden kombinierten Chemotherapie unterzogen. Sie bestand aus Nitrogen Mustard, BCNU, Cytoxan, Vincristin und Prednison. Die andere Hälfte blieb behandlungsfrei. Die 3-Jahre-Remissions- und -Überlebensraten betrugen nach Radiotherapie 61% und 77%, verglichen mit 76% und 85% für die bestrahlten und chemotherapierten Kranken. Der Unterschied war nicht statistisch signifikant. Alle Patienten mit nodulären Zelltypen hatten nach 3 Jahren eine Remissionsrate von 76% und eine Überlebensrate von 87%, verglichen mit 64% und 74% ($p<0,5$) beim diffusen Zelltyp. Die 3-Jahre-Remissions- und -Überlebensraten nach Radiotherapie und Radiotherapie + Chemotherapie waren in allen Stadien und bei allen Zelltypen annähernd gleich. Es konnte lediglich im Stadium IIIA ein leichter Trend zu Gunsten der Chemotherapie festgestellt werden.

Schlußfolgerungen

Aus den geschilderten Befunden kann abschließend gefolgert werden (Tab. 8):

1. Auch bei den NHL kann in den Stadien I—II bzw. III der Nutzen der adjuvanten Chemotherapie nach initialer Strahlenbehandlung nicht sicher nachgewiesen werden. In der Praxis sollte daher nach erfolgreicher primärer Radiotherapie keine Chemotherapie mehr durchgeführt werden. Diese sollte allein randomisierten, prospektiven klinischen Studien vorbehalten bleiben.

2. Wie in fortgeschrittenen Erkrankungsstadien sind auch bei der adjuvanten Chemotherapie wahrscheinlich Differentialregime z. B. je nach Histologie anzuwenden: bei „ungünstigen" Histologien sind entsprechend aggressive Kombinations-Chemotherapien angezeigt, während bei nodulären und differen-

Tabelle 8. Non-Hodgkin Lymphome

Adjuvante Chemotherapie — Zusammenfassung

1. Überlegenheit der adjuvanten Chemotherapie in den Stadien I—II (III) bisher nicht sicher nachgewiesen.
2. Weitere randomisierte, prospektive Studien sind erforderlich mit Stratifikation nach Stadium und Histologietyp.
3. Ähnlich der Behandlung fortgeschrittener Erkrankungsstadien ist anzunehmen, daß auch für die adjuvante Chemotherapie verschiedene Regime anzuwenden sind.
4. Bei „ungünstigen" Histologien dürften verschiedene Kombinations-Chemotherapien angezeigt sein.
5. Bei „nodulären" und „differenzierten" Lymphomen genügt wahrscheinlich eine zytostatische Monotherapie, z. B. mit einem oralen Alkylans (Portlock u. Mitarb., 1976).
6. Der natürliche Verlauf der diffusen, histiozytären Lymphome legt die Durchführung von 6—8 Zyklen einer aggressiven zyklischen Chemotherapie nahe, um Heilungen erzielen zu können (DeVita u. Mitarb., 1975; Schein u. Mitarb., 1976). Bei nodulären und lymphozytären Lymphomen sollte dagegen eine Langzeittherapie angewandt werden.

zierten Lymphomen wahrscheinlich eine zytostatische Monotherapie ausreicht (Portlock u. Mitarb., 1976). Wie lange die adjuvante Chemotherapie anzuwenden ist, sollte sich ebenfalls nach dem natürlichen Verlauf der verschiedenen Lymphomtypen richten. Das bedeutet, daß bei diffusen, histiozytären Lymphomen 6—8 Zyklen (Monate) einer Chemotherapie verabreicht werden sollten (DeVita u. Mitarb., 1975; Schein u. Mitarb., 1976). Bei nodulären und lymphozytären Lymphomen sollte dagegen eine Langzeittherapie angewandt werden — z. B. 2 Jahre — um eine verlängerte rezidivfreie Zeit oder sogar eine Heilung zu erzielen.

Zusammenfassung

Der klinische Verlauf (Rezidivrate) und die Ansprechbarkeit auf Chemotherapie der Hodgkin- und Non-Hodgkin-Lymphome in den locoregionalen Stadien legen die Anwendung einer adjuvanten Chemotherapie nach Induktion einer strahlenbedingten vollen Remission nahe. Die vorliegenden spärlichen Ergebnisse zeigen, daß bei Hodgkin-Lymphomen eine Senkung der Rezidivrate zu erzielen ist, ohne daß aber gleichzeitig die Überlebenszeit verlängert wird. Bei Non-Hodgkin-Lymphomen sind die Resultate widersprüchlich. Die adjuvante Chemotherapie bei malignen Lymphomen ist vorläufig noch rein experimentell. Weitere Fortschritte sind nur von prospektiven, randomisierten und klinisch kontrollierten Studien zu erwarten.

Literatur

Arseneau, J. C., Sponzo, R. W., Levin, D. L., Schnipper, L. E., Bonner, H., Young, R. C., Canellos, G. P., Johnson, R. E., a. DeVita, V. T.: Non-lymphomatous malignant tumors complicating Hodgkin's Disease. N. Engl. J. Med. **287**, 1119 (1972)

Bonadonna, G., Lattuada, A., a. Banfi, A.: Recent Trends in the Medical Treatment of non Hodgkin's Lymphomas. Eur. J. Cancer **12**, 661 (1976)

Castellino, R. A., Glatstein, E., Turbow, M. M., Rosenberg, S. A., a. Kaplan, H. S.: Latent Radiation Injury of Lungs or Heart Activated by Steroid withdrawal. Ann. Intern. Med. **80,** 593 (1974)

DeVita, V. T., jr., Canellos, G. P., Chabner, B. A. et al.: Advanced Histiocytic Lymphoma, a potentially curable disease. Results with Combination Chemotherapy. Lancet 248 (1975)

E.O.R.T.C. Radiotherapy — Chemotherapy Group. Europ. J. Cancer **8,** 553 (1972)

E.O.R.T.C. Radiochemotherapy Cooperative Group Presented by G. Mathé, M. Tubiana a. M. Hayat: Adjuvant Chemotherapy after Radiotherapy in Stage I and II Hodgkin's Disease. In: Adjuvant Therapy of Cancer, S. E. Salmon a. S. E. Johns (eds.), pp. 517. Amsterdam: Elsevier/North Holland Biomedical Press 1977

Fuks, A., Glatstein, E., a. Kaplan, H. S.: Patterns of Praesentation and Relapse in the non Hodgkin's Lymphomata. Brit. J. Cancer **31**/Suppl. II, 286 (1975)

Glatstein, E., Donaldson, S. S., Rosenberg, S. A., a. Kaplan, H. S.: Combined Modality Therapy in Malignant Lymphomas. Cancer Treatment Reports **61,** 1199 (1977)

Grasso, J. A., Panahon, A., Kaufman, J. H., Friedman, M., Moore, R., Stutzman, L.: A Randomized Study of Radiation Therapy (RT) vs. RT and Chemotherapy (CT) in Stage IA—IIIB Hodgkin's Disease. AACR Abstracts, p. 173 (1977)

Jacobs, C., Portlock, C. S., a. Rosenberg, S. A.: Prednisone in MOPP Chemotherapy for Hodgkin's Disease. Br. Med. J. **2,** 1469 (1976)

Johnson, R. E., Thomas, L. B., Schneiderman, M. et al.: Preliminary Experience with totalnodal Irradiation in Hodgkin's Disease. Radiology **96,** 603 (1970)

Kaplan, H. S.: On the Natural History, Treatment and Prognosis of Hodgkin's Disease. In: The Harvey Lectures, 1968—1969, pp. 215—259. New York: Academic Press 1970

Kaplan, H. S.: Hodgkin's Disease. Cambridge, Harvard Univ. Press, 1972

Kaplan, H. S., Glatstein, E., a. Thoelecke, L.: Unpublished Observations 1977

Lattuada, A., Bonadonna, G., Milani, S., Banfi, A., Valagussa, T., DeLena, M., Monfardini, S.: Adjuvant Chemotherapy with CVP under Radiotherapy (RT) in Stage I—II Non-Hodgkin's Lymphomas. In: Adjuvant Therapy of Cancer, S. E. Salmon a. S. E. Johns (eds.), pp. 537. Amsterdam: Elsevier/North Holland Biomedical Press 1977

Monfardini, D., Lattuada, A., Melanesi, F., Banfi, A., a. Bonadonna, G.: Controlled Study with Radiotherapy (RT) vs. RT+CVP in Stage I—II Non-Hodgkin's Lymphomas. Proc. Amer. Soc. Clin. Oncol. p. 283 (1977)

Obrecht, J. P., Musshoff, K., Boutis, L., Strickstrock, K. H., Woenckhaus, H. J., u. Ladous, A.: Zur Frage der chemotherapeutischen Rezidivprophylaxe bei der malignen Lymphogranulomatose. Klin. Wschr. **46,** 392 (1968)

O'Connell, M. J., Wiernik, T. H., Brace, K. C., Byhard, R. W. u. Greene, W. H.: A Combined Modality Approach to the Treatment of Hodgkin's Disease. Cancer **35,** 1055 (1975)

Panahon, A., Kaufman, J. H., Grasso, J. A., Friedman, M., Stutzman, L.: A Randomized Study of Radioation Therapy (RT) vs. RT and Chemotherapy (CT) in Stage IA—IIIB Non-Hodgkin's Lymphoma (NHL). Proc. Amer. Soc. Clin. Oncol. p. 321 (1977)

Portlock, C. S., Rosenberg, S. A., Glatstein, E. et al.: Treatment of Advanced Non Hodgkin's Lymphomas with favorable Histologies: Preliminary Results of a prospective Trial. Blood **47,** 747 (1976)

Rosenberg, S. A., Moore, M. R., Bull, J. M., Johns, S. F. a. Kaplan, H. S.: Combination Chemotherapy and Radiotherapy for Hodgkin's Disease. Cancer **30,** 1505 (1972)

Rosenberg, S. A. a. Kaplan, H. S.: Clinical Trials in the Non Hodgkin's Lymphomata at Stanford University. Experimental Design and Preliminary Results. Brit. J. Cancer **31**/Suppl. II, 456 (1975).

Rosenberg, S. A., Kaplan, H. S., Glatstein, E., Portlock, C. S.: The Role of Adjuvant MOPP in the Radiation Therapy of Hodgkin's Disease: A Progress Report after 8 Years of the Stanford Trials. In: Adjuvant Therapy of Cancer, S. E. Salmon a. S. E. Johns (eds.), pp. 505. Amsterdam: Elsevier/North Holland Biomedical Press 1977

Schein, P. S., DeVita, V. T., Hubbard, S. et al.: Bleomycine, Adriamycine, Cyclophosphamide, Vincristine, and Prednisone (BACOP) Combination Chemotherapy in the Treatment of Advanced Diffuse Histiozytic Lymphoma. Ann. Intern. Med. **85,** 417 (1976)

2.3.2 Voraussetzungen und Probleme der adjuvanten Chemotherapie in Verbindung mit der primären Strahlentherapie der Nicht-Hodgkin-Lymphome unter besonderer Berücksichtigung der Histologie*

Musshoff, K.

Abt. für Strahlentherapie im Radiolog. Zentrum der Univ. Freiburg

A. Einleitung

Aufgabe der adjuvanten Chemotherapie ist die Stabilisierung einer durch die Primärbehandlung erreichten Vollremission. Die mit kurativem Ziel gegebene Primärbehandlung ist bei den malignen Lymphomen unter bestimmten noch zu besprechenden Voraussetzungen die Strahlenbehandlung. Die Indikation zur adjuvanten Chemotherapie leitet sich

1. aus dem statistisch beurteilbaren Risiko des Wiederauftretens der Erkrankung und

2. wie Herr Obrecht [26] ausführte, von dem Vorhandensein wirksamer Medikamente ab, die in der Lage sind, noch vorhandene okkulte Tumoren zu zerstören.

Die Remission kann durch ein Lokalrezidiv des behandelten Tumors oder durch Metastasen beendet werden.

Das Lokalrezidiv nach Strahlenbehandlung ist Folge einer unzulänglichen Bestrahlungsmethode: Die Dosis kann entweder zu gering oder das bestrahlte Körpervolumen zu klein gewesen sein, um den ganzen Tumor mit tumorvernichtenden Dosen zu erreichen. Für die Durchführung einer sachgerechten Strahlenbehandlung ist somit neben der sorgfältigen diagnostischen Lokalisation des Tumors und Berechnung des Bestrahlungsvolumens die Kenntnis der jeweiligen Herdvernichtungsdosis des zu behandeltenden Tumors wichtig. Sie ist in erster Linie von der Histologie abhängig.

Metastasen außerhalb des primären Tumorgebietes entstehen durch das Wachstum von okkulten schon zum Zeitpunkt der Erstbehandlung vorliegender Herde. Häufigkeit, räumliches Muster und zeitliches Auftreten der Metastasen sind, neben anderen Faktoren wie Tumorgröße und -stadium, wiederum in erster Linie von der histologischen Art des Lymphoms abhängig.

In diesem Beitrag soll auf einige offene Fragen in der Handhabung der primären und der adjuvanten Therapie hingewiesen werden, die sich aus der derzeitigen Situation der histopathologischen Beurteilung der malignen Lymphome ergeben.

Beurteilung und Behandlung der malignen Lymphome waren Verhandlungsthema der letzten gemeinsamen Deutschen und Österreichischen Gesellschaft

* Mit Unterstützung der Stiftung „Kampf dem Krebs“ der Deutschen Krebsgesellschaft.

für Haematologie 1975 in Nauheim [22]. Unter Berücksichtigung des dort vorgetragenen damaligen Standes der Strahlentherapie [25] und unter Hinzuziehung der wichtigsten zwischenzeitlich veröffentlichten neueren Ergebnisse [1, 6, 10, 21] kann man davon ausgehen, daß eine primäre Strahlenbehandlung mit kurativem Ziel bei allen Nicht-Hodgkin-Lymphomen des Stadiums I angezeigt ist, den prognostisch günstigen Lymphomen des Stadiums II, den prognostisch ungünstigen des Stadiums II mit begrenzter Ausbreitung entsprechend dem Stadium II_1 der modifizierten Ann Arbor Klassifikation [23] und den nodulären Formen der Rappaport'schen Klassifikation des Stadiums III der Ann Arbor Klassifikation [4]. Nach diesen Richtlinien wird die kurative Strahlenbehandlung auch in der prospektiven Reihe der deutsch-österreichischen Lymphomgruppe eingesetzt.

Aus der angesprochenen Abhängigkeit der Höhe der Herdvernichtungsdosis und des Risikos des Vorhandenseins okkulter Herde von der histologischen Form der malignen Lymphome stellt sich die Frage nach der Art dieser Abhängigkeit. Im deutsch-sprachigen Bereich arbeiten wir auf dem Gebiete der Nicht-Hodgkin-Lymphome mit drei histologischen Einteilungsprinzipien, die regional unterschiedlich angewandt werden. Bis vor wenigen Jahren galt allgemein die sog. ältere deutsche Nomenklatur, die auch heute noch vielfach angewandt wird, mit Begriffen wie Lymphosarkom, Lymphadenose, Mycosis fungoides, Makroglobulinämie Waldenström, Plasmozytom, großfollikuläres Lymphoblastom Brill Symmers, Lymphoblastenleukämie, Retikulosarkom u. a. [18]. Vergleichende Untersuchungen mit der in der angelsächsischen Medizin seit etwa einem Jahrzehnt durchweg angewandten Rappaport'schen Klassifikation [28], wie sie Jones et al. (1973) durchgeführt haben (Tab. 1), und der neuerdings in Deutschland und einigen europäischen Ländern eingeführten Kiel-Klassifikation [9], auf deren Befunde wir zurückkommen werden, ergeben, daß die älteren pathohistologischen Krankheitsbegriffe keine Entitäten sondern Krankheiten unterschiedlicher Malignität und Prognose zusammenfassen. Die Entwicklung einer sachgemäßen und dem einzelnen Patienten optimal angepaßten Therapie mußte unter diesen Voraussetzungen schwierig, wenn nicht unmöglich sein.

Tabelle 1. Nicht-Hodgkin-Lymphome. Vergleich der histopathologischen Diagnosen der Rappaport'schen Klassifikation mit den ursprünglichen der früheren Klassifikation. 223 reklassifizierte Fälle (aus Jones et al., 1973)

		Initial Diagnosis[a]						Initial Diagnosis[a]			
diagnosis	Final No.	RCSA	LSA	GFL	U.C.	diagnosis	Final No.	RCSA	LSA	GFL	U.C.
NH	15	10	1	2	2	DH	66	65	1	—	—
NM	44	11	10	22	1	DM	15	10	5	—	—
NLPD	38	7	8	23	—	DLPD	30	12	17	1	—
NLWD	1	—	1	—	—	DLWD	7	—	7	—	—
						DU	7	4	3	—	—
Total nodular	98	28	20	47	3	Total diffuse	125	91	33	1	—

[a] RCSA = reticulum cell sarcoma; LSA = lymphosarcoma; GFL = giant follicular lymphoma; U.C. = lymphoma, unclassified.

Die Rappaport'sche Klassifikation hat mit einer Einteilung der Lymphome nach unterschiedlichen Zellarten, Lymphozyten und Histiozyten, dem Grade ihrer Differenzierung und dem Muster ihrer Verteilung in nodulär und diffus größere Ordnung in die histologische und in gleichem Maße auch klinische Beurteilung der Lymphome gebracht. Mit klinisch enger gefaßten Krankheitsbildern konnte die Prognose eingeengt und die Behandlungsrichtlinien individueller gestaltet werden. Unsere heutigen Kenntnisse über die klinische Beurteilung der Nicht-Hodgkin-Lymphome und ihrer Behandlung und Prognose beruhen weitgehend auf den mit der Rappaport'schen Klassifikation gewonnenen Befunden. Wenn wir heute in vielen Teilen Deutschlands und Österreichs aus Gründen, auf die hier nicht eingegangen zu werden braucht, eine neue Klassifikation, die auf Untersuchungen von Lennert et al. [19, 20] beruhende sog. Kiel-Klassifikation [9], arbeiten, so müssen wir uns vergegenwärtigen, daß wir für die Kiel-Klassifikation noch keine der Rappaport'schen Klassifikation vergleichbaren klinischen Befunde zur Verfügung haben.

Bis dahin sind wir darauf angewiesen, die mit der Rappaport'schen Klassifikation gewonnenen klinischen Erfahrungen auf die Arbeit mit der Kiel-Klassifikation zu übertragen.

B. Befunde über die Abhängigkeit der Therapie von der Histologie

I. Herdvernichtungsdosis und Histologie

In der Strahlentherapie verstehen wir unter Herdvernichtungsdosis die Dosis, mit welcher eine dauerhafte Zerstörung des Tumors in einem hohen Prozentsatz aller Fälle erreicht wird. Sie ist nach Untersuchungen von Cox et al. [7] von dem histologischen Muster und der Zellart der Tumoren nach der Rappaport'schen Einteilung abhängig: Die Herdvernichtungsdosis beträgt 2200 rad für die nodulären und 4400 rad für die diffusen Formen; die lymphozytären Lymphome sind strahlensensibler als die histiozytären.

II. Prognose und Histologie

Nach der Rappaport'schen Klassifikation haben die nodulären Lymphome eine bessere Prognose als die diffusen Lymphome, die Lymphome von lymphozytären eine bessere als die vom histiozytären Zelltyp und die Lymphome mit gut differenzierten Zellen wiederum eine bessere als die mit schlecht differenzierten (Jones et al., 1973).

Unter Zusammenfassung dieser drei die Prognose bestimmenden histopathologischen Kriterien der Rappaport'schen Klassifikation — Verteilungsmuster, Zelltyp und Zellreifungsgrad — gehören nach vergleichenden retrospektiven klinischen Untersuchungen von Rosenberg und Kaplan (1975) zu den Histologien günstiger Prognose die nodulären Formen:

well differentiated lymphocytic nodular (WDL N), poorly differentiated lymphocytic nodular (PDL N) und mixed nodular (M N)

und die eine günstige diffuse Form:

well differentiated lymphocytic diffuse (WDL D)

und zu den Histologien ungünstiger Prognose die nodulare Untergruppe mit der schlechtesten Prognose:

histiocytic nodular (H N)

und die verbleibenden diffusen Formen:

poorly differentiated lymphocytic diffuse (PDL D), mixed diffuse (M D) und histiocytic diffuse (H D).

Nach der Kiel-Klassifikation haben die

low grade malignen Lymphome

in ihrer Gesamtheit eine günstigere, die

high grade malignen Lymphome

eine ungünstigere Prognose.

Entgegen dem ausgeprägten Einfluß des Verteilungsmusters nodulär und diffus auf die Prognose der Erkrankung hat dieses Kriterium keinen wesentlichen Einfluß auf die Tendenz zur Dissemination. Diese wird von der zellulären Zusammensetzung des Tumorgewebes bestimmt: Lymphome vom lymphozytischen Typ haben beispielsweise einen höheren primären Markbefall als Lymphome von gemischtem Typ und diese wiederum einen höheren Befall als Lymphome vom histiozytären Typ der Rappaport'schen Klassifikation (Jones et al., 1972).

Das bedeutet, daß bei den Nicht-Hodgkin-Lymphomen, anders als bei den Hodgkin-Lymphomen, Prognose und klinisches Ausbreitungsstadium nicht parallel verlaufen müssen. Der histopathologischen Klassifikation der Nicht-Hodgkin-Lymphome kommt damit ein im Vergleich zu den Hodgkin-Lymphomen stärkerer Einfluß bei der Behandlungsplanung zu.

III. Behandlung und Histologie

1. Lokalbehandlung und Prophylaxe des Lokalrezidivs

a) Herdvernichtungsdosis

Wenn wir von der eingangs formulierten Indikation ausgehen, daß die durch Röntgenstrahlen potentiell heilbaren Patienten primär mit Strahlen behandelt werden, so ergibt sich für die Durchführung dieser Behandlung die Forderung, die jeweilig individuellen Herdvernichtungsdosen zu verabreichen, die nach dem heutigen Stande unseres Wissens von den einzelnen histologischen Formen der Rappaport'schen Klassifikation bestimmt werden. Ergänzende Untersuchungen zur weiteren Differenzierung dieser Aussage, insbesondere auch bei der Anwendung der Kiel-Klassifikation, sind eine dringliche Aufgabe.

b) Bestrahlungsvolumen

Eine weitere Forderung an die Strahlentherapie, den gesamten Tumorbereich homogen mit dieser Dosis zu erfassen, um Unterdosierungen in Teilbereichen des Tumors und damit eine weitere Möglichkeit des lokalen Rezidivs zu vermeiden, ist eine technisch radiologische Aufgabe, die, beispielsweise im Abdominalbereich, hochwertige Techniken und sorgfältige Planungen voraussetzen [11], deren Besprechung aber hier nicht zur Diskussion steht.

2. Metastasenprophylaxe
Bei der zweiten therapeutischen Aufgabe, Metastasen außerhalb des behandelten Primärtumors zu verhindern, ist zu unterscheiden, ob das Metastasenrisiko limitierte Körperregionen als Folge einer selektiven Streuung oder den gesamten Organismus als Folge einer disseminierten Streuung okkulter Herde betrifft.

a) Selektive Metastasierung
Das regional limitierte Risiko ist durch eine über die lokale Herdbestrahlung (involved field radiation) hinausgehende, das Risikogebiet einschließende Bestrahlungstechnik zu beherrschen. Als Beispiele seien aus der Reihe der Hodgkin-Lymphome die paraaortalen Lymphknoten des Abdomens bei supradiaphragmalem Befall, die Lunge bei hilärem Befall und die Leber bei splenalem Befall genannt (Kaplan). Die erweiterte Strahlenbehandlung reicht von der Einbeziehung der Nachbarregionen in die Bestrahlung (extendet field-) über die total nodale (total nodal-) zur total lymphatischen Bestrahlung einschließlich Milz, wenn diese nicht entfernt wurde (total lymphatic irradiation). Bei der letzteren sind bei den Nicht-Hodgkin-Lymphomen, entgegen dem Verfahren bei den Hodgkin-Lymphomen, die mesenterialen Lymphknoten des Abdomens, der Waldeyer'sche lymphatische Rachenring und die Lymphknoten der Ell- und Kniebeugen einzubeziehen [10, 25].

Mit der Anwendung von Herdvernichtungsdosen und der erweiterten und total nodalen Strahlenbehandlung sind die Überlebensraten bei den Hodgkin-Lymphomen erheblich verbessert worden. Die 5-Jahres-Überlebensraten der nicht disseminierten Stadien I-III der Ann Arbor Klassifikation einschließlich der E- (mit lokalisiertem extranodalen Befall) und S-Fälle (mit Milzbefall) haben durch eine solche primäre Strahlentherapie Werte von annäherend 90% (88%) erreicht (Rosenberg und Kaplan, 1975).

Bei den Nicht-Hodgkin-Lymphomen ist die adjuvante Strahlenbehandlung des Zentral-NervenSystems eine selektive radiologische Metastasenprophylaxe in einem selektiven Körperbereich, in welchem die primäre chemische Behandlung zwar eine Vollremission, nicht aber eine dauerhafte Zerstörung der malignen Zellen zu erzielen vermag [27].

Bei den Hodgkin-Lymphomen haben neuere Untersuchungen der Stanfordgruppe an einer allerdings kleinen Patientengruppe zeigen können, daß bei Hodgkin-Patienten der Stadien I und II mit supradiaphragmalem Befall durch eine kombinierte chemotherapeutische Behandlung die retrograde transdiaphragmale Ausbreitung in einer der erweiterten und total nodalen Bestrahlung vergleichbaren Weise vermieden werden kann [36]. Wenn auch diese Befunde noch keine abschließende Beurteilung zulassen und noch kein vergleichbares Korrelat bei den Nicht-Hodgkin-Lymphomen vorliegt, wird die adjuvante Chemotherapie auch bei einem regional begrenzten Metastasenrisiko als Alternative zur erweiterten Strahlenbehandlung zu beachten und in die zukünftigen therapeutischen Überlegungen einzubeziehen sein. Zur kritischen Beantwortung dieser Behandlungsindikationen sind nicht nur weitere vergleichende Untersuchungen über die Wirksamkeit der Metastasenverhinderung beider Behandlungsmethoden sondern auch langzeitige Kontrolluntersuchungen zur abwägenden Feststellung der Nebenwirkungen beider Behandlungen notwendig, wie wir sie in Freiburg für die Strahlentherapie mit ausgedehnten Feldern begonnen haben [33].

b) Allgemeine Metastasierung
Sobald das Risiko nicht nur selektiv einzelne Regionen, sondern den ganzen Organismus im Sinne der Dissemination betrifft, ist eine adjuvante systemische Behandlung angezeigt, die bei den Hodgkin-Lymphomen immer und bei den Nicht-Hodgkin-Lymphomen durchweg die adjuvante Chemotherapie ist.

Bei letzteren kann die Ganzkörperbestrahlung bei einzelnen lymphozytischen Formen eine der Chemotherapie gleichwertige oder auch überlegene Therapie sein [5, 12, 13, 14].

C. Vergleichende Untersuchungsbefunde der Rappaport- und Kiel-Klassifikation

Wir haben vorangehend an einzelnen Beispielen dargelegt, daß die derzeitige klinische Beurteilung der Naturgeschichte, Prognose und Behandlung der Nicht-Hodgkin-Lymphome sich maßgeblich auf das histopathologische Einteilungsprinzip der Rappaport'schen Klassifikation stützt. Damit ergibt sich bei der Verwendung neuer Einteilungsprinzipien die aktuelle Frage, inwieweit die mit der Rappaport'schen Klassifikation gemachten Erfahrungen auf die neuen Klassifikationen, wie in unserem Falle die Kiel Klassifikation, übertragen werden können.

Zur Beurteilung dieser Frage haben wir zusammen mit Schmidt-Vollmer, von Stotzingen und Umbach[1] eine vergleichende retrospektive Untersuchung der beiden Klassifikationen durchgeführt [32, 35], aus welcher ich auf Wunsch des Kongreßpräsidenten einige das Verhandlungsthema berührende Befunde als vorläufige Mitteilung hier beitragen möchte.

Die Beurteilung der noch verfügbaren Schnitte erfolgte durch die Pathologen Rappaport, Lennert und Sandritter. Rappaport und Lennert beurteilten die Präparate jeweils nach den von ihnen selbst angegebenen Beurteilungskriterien, Sandritter nach den Kriterien beider Klassifikationen[2].

I. Vergleich der älteren histologischen Klassifikation mit der Klassifikation von Rappaport und Lennert (Kiel-Klassifikation)

Die schon eingangs referierten Befunde, daß die früheren histologischen Diagnosen wie Lymphosarkom, Retikulumzellsarkom u. a. keine Entitäten darstellen, wenn sie nach den Kriterien der Rappaport'schen Ordnungsprinzipien beurteilt werden, werden durch den Vergleich mit der Kiel-Klassifikation

1 Institut für Medizinische Statistik und Dokumentation der Universität Freiburg.

2 Herrn Prof. Dr. W. Sandritter danke ich sehr herzlich, daß er die Präparate des Pathologischen Institutes der Universität Freiburg für diese Untersuchung zur Verfügung stellte. Ihm und den Herren Prof. Dr. H. Rappaport und Prof. Dr. K. Lennert danke ich sehr, daß sie sich der großen Mühe unterzogen die alten Präparate so sorgfältig, wie es unter den erschwerten Bedingungen möglich war, neu zu klassifizieren.

bestätigt (Tab. 2). Die früheren pathohistologischen Krankheitsbegriffe umfassen sowohl nach der Rappaport'schen wie nach der Kiel-Klassifikation einen relativ weiten Fächer von Erkrankungen unterschiedlicher Naturgeschichte, Prognose und Behandlungsindikation. Für eine differenziertere Beurteilung und Therapie, wie sie zuerst durch das Rappaport'sche Einteilungsprinzip möglich geworden ist, ist das alte Einteilungsprinzip nicht mehr geeignet.

Tabelle 2. Nicht-Hodgkin-Lymphome. Vergleich der histopathologischen Diagnosen der Rappaport und Lennert (Kiel) Klassifikation mit der ursprünglichen Diagnose der alten Nomenklatur.
74 von H. Rappaport, K. Lennert und W. Sandritter reklassifizierte Fälle des Pathologischen Institutes der Freiburger Universität.
Abkürzungen siehe Tabelle 3

Alte Nomenklatur	n	Kiel Klassifikation	n	Rappaport Klassifikation	n
Retikulum Zell Sarkom	34	JB	31	HD	17
		LP	1	H	2
		CC	1	HN	1
		CB-CC	1	MN et D	1
				PDL D	1
				PDL N et D	1
				U	2
				PQ	5
				nicht beurteilt	4
Lymphoretikuläres Sarkom	29	LB	18	Lb-cv	6
		CB-CC	5	HD	5
		CC	4	HN et D	1
		LP	2	PDL D	3
				PDL N	2
				PDL N et D	3
				U	2
				PQ	4
				nicht beurteilt	3
Lympho Sarkom	1	LP	1	PDL D	1
Lymphadenose	3	CC	2	WDL D	2
		LP	1	PQ	1
Brill Symmers	7	CB-CC	5	PDL N	4
		LP	1	PDL D	1
		CB	1	MN	1
				PQ	1
Total:	74				

II. Vergleich der Klassifikationen von Rappaport und Lennert (Kiel-Klassifikation)

1. Vergleich der einzelnen histologischen Entitäten

Ordnet man die Diagnosen nach den beiden Einteilungsprinzipien in ein System, welches auf der Abszisse die einzelnen Rappaport'schen und auf der Ordinate die einzelnen Kiel'schen Lymphome einordnet, so ergibt sich bei keinem der Krankheitsbilder eine vollständige Übereinstimmung beider Klassifikationen. Die jeweiligen Krankheitsbegriffe überschneiden sich in jeweils unterschiedlichem Ausmaß: Eine vergleichsweise gute Übereinstimmung findet sich zwischen dem Immunoblastom (IB) der Kiel-Klassifikation und dem Typ „Mixed diffuse" (M D) der Rappaport-Klassifikation. Die geringste Übereinstimmung weist die Rappaport'sche Form „poorly differentiated lymphocytic diffuse" (PDLD) auf, der die verschiedensten Formen der Kiel-Klassifikation entsprechen (Tabelle 3).

2. Vergleich von histologischen Krankheitsgruppen beider Klassifikationen
Unterteilt man die Kiel-Klassifikation in die beiden Untergruppen von niedrigem und hohem Malignitätsgrad und die Rappaport-Klassifikation in die entsprechenden Gruppen mit guter und schlechter Prognose und vergleicht sie miteinander, so ergeben sich Gruppen unterschiedlichen Verhaltens:
a) Gruppen ohne qualitative Unterschiede; bei ihnen decken sich die Malignome von niedrigem bzw. hohem Malignitätsgrad der Kiel-Klassifikation mit den Malignomen mit guter bzw. schlechter Prognose der Rappaport-Klassifikation. Es sind in der Rappaport-Klassifikation die histologischen Formen:

well differentiated lymphocytic diffuse (WDL D), histiocytic diffuse (H D) und
lymphoblastic convoluted (LB-cv),

in der Kiel-Klassifikation

lymphocytic (LC) und
immunoblastic (IB);

b) Gruppen qualitativer Unterschiede, in welcher sich die entsprechenden Gruppen nicht decken. Es sind in der Rappaport'schen Klassifikation die Formen:

poorly differentiated lymphocytic nodular (PDL N),
poorly differentiated lymphocytic nodular and diffuse (PDL N et D),
mixed nodular (M N),
poorly differentiated lymphocytic diffuse (PDL D) und
mixed diffuse (M D),

und in der Kiel-Klassifikation

lymphoplasmacytoid (LP),
centrocytic (CC),
centroblastic-centrocytic (CB—CC),
centroblastic (CB) und
lymphoblastic (LB).

Die ausgeprägtesten Unterschiede finden sich bei den „poorly differentiated lymphoblastic diffuse" (PDL D) Formen der Rappaport-Klassifikation, bei denen von insgesamt 18 Fällen 11 zu den Lymphomen von niedrigem Malignitätsgrad und 7 zu den Lymphomen von hohem Malignitätsgrad gehören (Tabelle 3, Abb. 1).

Beim Vergleich der beiden Untergruppen mit niedriger und hoher Malignität der einen und guter und schlechter Prognose der anderen Klassifikation gehören 4 von 18 (=26%) der Fälle mit guter Prognose der Rappaport'schen Klassifikation den hochmalignen Lymphomen, 13 von 56 (=23,5%) mit

Tabelle 3. Nicht-Hodgkin-Lymphome. Vergleichende Zuordnung der histopathologischen Diagnosen der Rappaport und Lennert (Kiel) Klassifikation. 80 von H. Rappaport, K. Lennert und W. Sandritter reklassifizierte Fälle des Pathologischen Institutes der Freiburger Universität

	Rappaport Classification												
Kiel Classification	WDL N	WDL D	PDL N	PDL N&D	M N	PDL D	H N	M D	H D	Lb CV	U	No. of patients	
LC	0	2	0	0	0	0	0	0	0	0	1	3	Low Grade Malign. (n=31)
LP	0	1	1	0	1	8	0	1	0	0	1	13	
CC	0	1	0	0	0	3	0	0	0	0	1	5	
CB-CC	0	0	7	1	0	0	0	1[a]	0	0	1	10	
CB	0	0	1	0	1	0	0	0	1	0	0	3	High Grade Malign. (n=49)
LB	0	0	0	2	0	5	0	0	5	5	2	19	
IB	0	0	0	0	0	2	0	1	22	1	0	26	
U	0	0	0	0	0	0	0	0	1[b]	0	0	1	
No of pat.	0	4	9	3	2	18	0	3	29	6	6	80	
	Good Prognosis (n = 18)					Poor Prognosis (n = 56)							

[a] = Lennert diagnosis: CB-CC, follicular and diffus with sclerosis
[b] = Lennert diagnosis: U, high grade malignancy

Abkürzungen der Rappaport Klassifikation:
WDL N = well differentiated lymphocytic nodular
WDL D = well differentiated lymphocytic diffuse
PDL N = poorly differentiated lymphocytic nodular
PDL D = poorly differentiated lymphocytic diffuse
PDL N et D = poorly differentiated lymphocytic nodular and diffuse
H N = histiocytic nodular
H D = histiocytic diffuse
M N = mixed nodular
M D = mixed diffuse
M N et D = mixed nodular and diffuse
Lb-cv = lymphoblastic convoluted
U = unclassified
P Q = poor quality

Abkürzungen der Kiel Klassifikation:
LC = lymphocytic
LP = lymphoplasmocytoid
CC = centrocytic
CB-CC = centroblastic-centrocytic
CB = centroblastic
LB = lymphoblastic
IB = immunoblastic
U = unclassifiable
(Gemeinsame Untersuchungen mit H. Schmidt-Vollmer, W. v. Stotzingen und H. Umbach [32, 35].

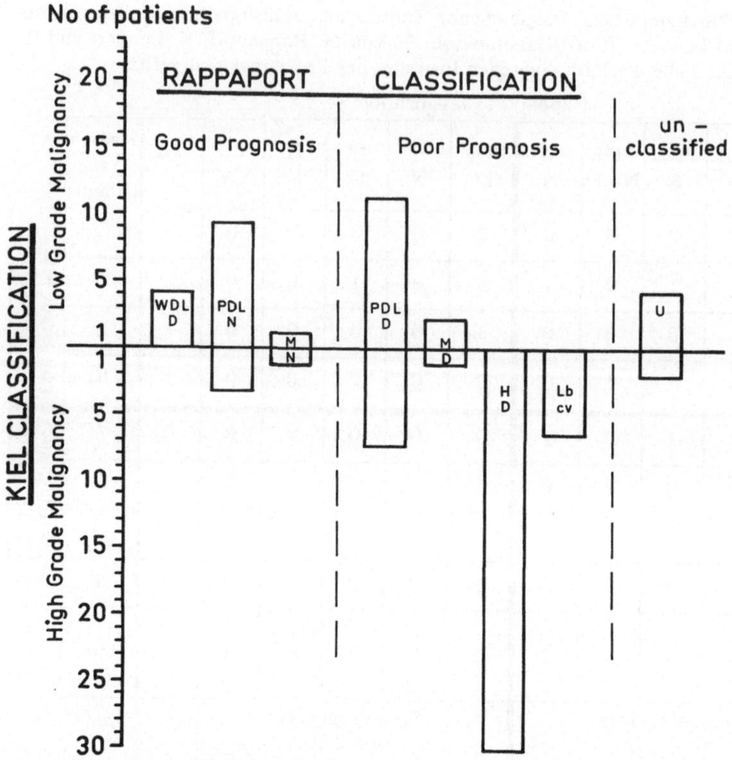

Abb. 1. Nicht-Hodgkin-Lymphome.
Vergleich der Gruppen „low grade malignancy" und „high grade malignancy" der Lennert (Kiel) Klassifikation mit den Gruppen „good prognosis" und „poor prognosis" der Rappaport Klassifikation. 80 von H. Rappaport, K. Lennert und W. Sandritter reklassifizierte Fälle des Pathologischen Institutes der Freiburger Universität. (gemeinsame Untersuchungen mit H. Schmidt-Vollmer, W. v. Stotzingen und H. Umbach [32, 35])

schlechter Prognose den Malignomen mit niedrigem Malignitätsgrad der Kiel-Klassifikation an. Umgekehrt gehören 13 von 31 (=42%) der Lymphome von niedrigem Malignitätsgrad der Kiel-Klassifikation den Lymphomen mit schlechter Prognose der Rappaport'schen Klassifikation an (4 Fälle waren nach Rappaport nicht klassifizierbar) und 4 von 49 (=6%) der Fälle von hohem Malignitätsgrad den Lymphomen mit guter Prognose der Rappaport'schen Klassifikation an (2 Fälle waren nach Rappaport nicht klassifizierbar) (Tabelle 4).

Der gewichtigste Unterschied betrifft den hohen Prozentsatz von annähernd 50% (48%) an Lymphomen mit schlechter Prognose (Rappaport) in der Gruppe mit niedriger Malignität (Kiel) bei Nichtberücksichtigung der unklassifizierten Fälle. Diese außerordentliche Divergenz ist hauptsächlich dadurch bedingt, daß die Mehrzahl (11 von 18) der PDL D-Lymphome der prognostisch ungünstigen Gruppe der Rappaport-Klassifikation in der Kiel-Klassifikation den niedrig

		Rappaport Class.		
		GP (n=18)	PP (n=56)	U (n=6)
Kiel Class.	LGM (n=31)	14	13	4
	HGM (n=49)	4	43	2

Tabelle 4. Nicht-Hodgkin-Lymphome. Vergleich der Untergruppen „low grade malignancy" (LGM) und „high grade malignancy" (HGM) der Kiel Klassifikation mit den Untergruppen „good prognosis" (GP) und „poor prognosis" (PP) der Rappaport Klassifikation. U = „unclassifiable"
(Gemeinsame Untersuchungen mit H. Schmidt-Vollmer, W. v. Stotzingen und H. Umbach [32, 35])

malignen Lymphomen angehören. Da die Untergruppe der PDL D-Lymphome der Rappaport-Klassifikation, die nach der Kiel-Klassifikation den Lymphomen mit niedrigem Malignitätsgrad zugehören (n = 11), signifikant bessere Überlebensraten haben als die Untergruppe mit hoher Malignität (n = 7), wäre es möglich, daß es sich bei dem histologischen Typ PDL D der Rappaport-Klassifikation nicht um eine sondern um zwei Krankheitsentitäten handelt. (Die 2-, 3- und 4-Jahres-Überlebensraten betragen 74% gegenüber 17%, $P \leq 0.01$). Würde man diese 11 Patienten der PDL D-Untergruppe mit niedrigem Malignitätsgrad in die Gruppe mit guter Prognose einordnen, wohin sie nach dieser orientierenden Untersuchung gehören würden, so wäre die Divergenz in der Zuordnung der beiden Untergruppen Lymphome von niedrigem Malignitätsgrad (Kiel) und guter Prognose (Rappaport) weitgehend aufgehoben; es verblieben nur zwei Patienten in der Untergruppe mit schlechter Prognose (Tabelle 4, Abb. 1).

c) Eine der kardinalen Kriterien der Rappaport'schen Klassifikation für die Prognose und die Indikation und Art der Behandlung ist die Unterteilung in noduläre und diffuse histologische Muster. Für den Strahlentherapeuten ist sie nach Cox et al. [7] eine der bestimmenden Größen für die Dosierung. Während Rappaport alle zytologischen Formen nach diesem Muster unterteilt, ist das Äquivalent der Kiel-Klassifikation, die follikuläre Form, auf die centroblastisch-centrocytische (CB-CC) Form beschränkt. Von den 14 Patienten mit nodulären Lymphomen (einschließlich PDL N et D)[1] gehören aber nur 8 der Kieler CB-CC Gruppe an, die insgesamt 10 Fälle enthält. (Von den zwei verbleibenden Fällen gehört ein follikular und diffuser Fall nach Rappaport zum Typ histiocytic diffuse, der andere ist nach Rappaport nicht klassifizierbar.)

Von den verbleibenden 6 (der 14) nodulären Lymphome nach Rappaport gehören 2 dem lymphoplasmazytoiden vom niedrigen Malignitätsgrad und je 2 den centroblastischen und lymphoblastischen Lymphomen von hohem Malignitätsgrad der Kiel-Klassifikation an. 4 von 14 noduläre prognostisch günstige Lymphome gehören nach der Kiel-Klassifikation den prognostisch ungünstigen Lymphomen mit hohem Malignitätsgrad an.

---

1 Nach mündlicher Mitteilung von H. Rappaport, M. D., verhalten sich die gemischtförmigen lymphozytären prognostisch wie die rein nodulären Formen dieses Zelltyps und die gemischtförmigen histiozytären wie die rein diffusen dieses Zelltyps.

Wenn die Cox'schen Befunde [7] über die hohe Strahlensensibilität der nodulären Lymphome verbindlich sind und nur 2200 rad zu ihrer dauerhaften Vernichtung benötigen, so werden mit der Kiel-Klassifikation alle nicht der centroblastisch-centrocytischen Kiel-Gruppe angehörenden nodulären Tumoren, das sind 6 von insgesamt 14 (=36%) Patienten, von dieser schonenden Behandlungsindikation nicht erfaßt. Zur verbindlichen Klärung dieser Zusammenhänge werden weitere gezielte prospektive Untersuchungen notwendig sein, wie sie beispielsweise von der deutsch-österreichischen Lymphomgruppe begonnen worden sind.

D. Diskussion

Die Indikation der primären Therapie der malignen Lymphome leitet sich ab von dem Ausmaß der manifesten Ausbreitung zum Zeitpunkt der Diagnose, wie sie in der Stadieneinteilung von Ann Arbor [4] ausgedrückt wird, und von dem Risiko einer zu dieser Zeit schon stattgehabten Streuung okkulter Herde. Diese Streuung kann selektiv einzelne Organe oder Körperregionen oder disseminiert größere Organsysteme wie Knochenmark (mit oder ohne Leukämie), das Zentralnervensystem u. a. und schließlich den ganzen Organismus betreffen. Die primäre Strahlentherapie ist in allen Ausbreitungsstadien indiziert, in denen die Wahrscheinlichkeit einer disseminierten okkulten Streuung gering ist. Besteht das Risiko einer selektiven Streuung, so können die gefährdeten Regionen adjuvant in die Strahlenbehandlung einbezogen werden. Besteht ein darüber hinausgehendes disseminiertes Risiko, so ist eine systemische Behandlung angezeigt, die durchweg chemischer Art ist. Umgekehrt kann nach chemisch induzierter Vollremission die Strahlenbehandlung im Risikobereich lokaler Rezidive eingesetzt werden. Das sind beispielsweise das Zentralnervensystem bei der Lymphoblastenleukämie [27] oder die primär befallenen Regionen der lymphozytischen Lymphome der Rappaport'schen Klassifikation, bei denen häufig späte Metastasen gerade im Bereich der primär befallenen Regionen auftreten [31].

Die Indikation, Auswahl und Methode der primären wie auch der adjuvanten Therapie nach Erreichen einer Vollremission werden maßgeblich von der Pathohistologie der malignen Lymphome bestimmt. Für diese Aufgabe ist die alte histologische Einteilung in Lymphosarkom, lymphoretikulärem Sarkom, Retikulumzellsarkom u. a. nicht mehr geeignet, da alle diese histologischen Krankheitsbegriffe keine Entitäten beinhalten, sondern verschiedene Krankheiten unterschiedlicher Malignität und Prognose zusammenfassen. Für die klinische Aufgabe bieten die neuere Klassifikation von Rappaport [28] und die neue Klassifikation von Lennert et al. [19, 20] in der Formulierung der Kiel-Klassifikation [9] eindeutig bessere Voraussetzungen. Die längsten und umfangreichsten Erfahrungen liegen mit der Rappaport'schen Klassifikation vor, deren Ergebnisse für die Klinik die Richtlinien der Beurteilung und Therapie bieten. Wenn heute vielerorts aus Gründen, die hier nicht zur Diskussion stehen, die Kiel-Klassifikation angewandt wird, so müssen, solange bisher nur wenige [2, 8, 23, 34], aber noch keine der Rappaport'schen Klassifikation gleichwertigen klinischen Ergebnisse vorliegen, auf die Erfahrungen mit der Rappaport-Klassifikation zurückgegriffen werden.

Damit stellt sich die Frage, ob und inwieweit die Ergebnisse der einen auf die Anwendung der anderen Klassifikation übertragen werden können. Als Ergebnis einer vorläufigen retrospektiven vergleichenden Untersuchung der beiden Klassifikationen kann hier, ohne eine differenzierende klinische Wertung der Klassifikationen vornehmen zu wollen, die für später in Aussicht genommen ist, festgestellt werden, daß die beiden Klassifikationen sich in ihren einzelnen Krankheitsbegriffen nicht decken. Das gilt sowohl für die zelluläre Zuordnung und das Einteilungsmuster nodulär bzw. follikulär und diffus wie insbesondere auch für den Malignitätsgrad und die Prognose. Alle diese Faktoren sind aber bestimmend für die Beurteilung und Therapie der malignen Lymphome. Die klinischen Erfordernisse legen es darum nahe, für eine gewisse Übergangszeit beide Klassifikationen anzuwenden. Gerade die Tatsache ihrer Divergenz macht nicht nur eine vergleichende Beurteilung ihrer Wertigkeit, sondern möglicherweise auch eine sich ergänzende Aussage möglich, die beiden Klassifikationen und dem Ziel einer optimalen Klassifizierung zugute kommen werden.

Literatur

1. Bitrass, J. D., Kinzie, J., Sweet, D. L., Variakojis, D., Griem, M. L., Golomb, H. M., Miller, J. B., Noetzel, N. and Ultmann, J. E.: Survival of patients with localized histiocytic lymphoma. Cancer **39,** 342—346 (1977)
2. Brittinger, G., Bartels, H., Bremer, K., Dühmke, E., Gunzer, U., König, E., Stein, H. (Kieler Lymphomgruppe): Klinik der malignen Non-Hodgkin-Lymphome entsprechend der Kiel-Klassifikation: Centrocytisches Lymphom, centroblastisch-centrocytisches Lymphom, lymphoblastisches Lymphom, immunoblastisches Lymphom. Maligne Lymphome und monoklonale Gammopathien (Hrsg.: H. Löffler), Hämatologie und Bluttransfusion, München: J. F. Lehmanns, Bd. 18, 211—223 (1976)
3. Canellos, G. P., De Vita, V. T., Young, R. C., Chabner, B. A., Schein, P. S., Johnson, R. E.: Therapy of advanced lymphocytic lymphoma; a preliminary report of a randomized trial between combination chemotherapy (CVP) and intensive radiotherapy. Brit. J. Cancer **31,** Suppl. II, 474—480 (1975)
4. Carbone, P. P., Kaplan, H. S., Musshoff, K., Smithers, I. W., Tubiana, M.: Report of the Hodgkin's disease staging classification committee. Conference on staging in Hodgkin's disease. Ann Arbor, April 26—28, 1971. Cancer Res. **31,** 1860—1861 (1971)
5. Chaffey, J. T., Rosenthal, D. S., Pinkus, G., Hellmann, S.: Advanced lymphosarcoma treated by total body irradiation. Brit. J. Cancer **31,** Suppl. II, 441—449 (1975)
6. Cox, J. D.: Extensive (total central lymphatic) irradiation to low total doses for advanced nodular lymphoreticular tumors
7. Cox, J. D., Koehl, R. H., Turner, W. M., King, F. M.: Irradiation in the local control of malignant lymphoreticular tumors (non-Hodgkin's malignant lymphoma). Radiology **112,** 179—185 (1974)
8. Dühmke, E., u. Queck, J.: Retrospektive Analyse von malignen Non-Hodgkin-Lymphomerkrankungen der Radiologischen Klinik der Universität Kiel von 1969—1975. Strahlentherapie 229—231 (1977)
9. Gerard-Marchant, R., Hamlin, I., Lennert, K., Rilke, F., Stansfeld, A. G., van Unnik, J. A. M.: Classification on non-Hodgkin's lymphomas. Lancet **II,** 405—408 (1974)
10. Glatstein, E., Fuchs, E., Goffinet, D. R. and Kaplan, H. S.: Non-Hodgkin's Lymphoma of Stage III extent. Is total lymphoid irradiation appropriate treatment. Cancer **37,** 2806—2812 (1976)
11. Goffinet, D. R., Glatstein, E., Fuks, Z. and Kaplan, H. S.: Abdominal irradiation in Non-Hodgkin's lymphomas. Cancer **37,** 2797—2806 (1976)

12. Johnson, R. E.: Total body irradiation (TBI) as primary therapy for advanced lymphosarcoma. Cancer (Philad.) **35,** 242—246 (1975)
13. Johnson, R. E.: Management of generalized malignant lymphomata with „systemic" radiotherapy. Brit. J. Cancer **31,** Suppl. II, 450—455 (1975)
14. Johnson, R. E. and Rühl, U.: Treatment of chronic lymphocytic leukemia with emphasis on total body irradiation. Int. J. Radiation Oncology Biol. Phys. **1,** 387—197, 1976.
15. Jones, S. E., Fuchs, Z., Bull, M., Kadin, M. E., Dorfman, R. F., Kaplan, H. S., Rosenberg, S. A., Kim, H.: Non-Hodgkin's lymphomas. IV. Clinicopathologic correlation in 405 cases. Cancer (Philad.) **31,** 806—825 (1973)
16. Jones, S. E., Rosenberg, S. A., Kaplan, H. S.: Non-Hodgkin's lymphomas. I. Bone marrow involvement. Cancer (Philad.) **29,** 954—960 (1972)
17. Kaplan, H. S.: Hodgkin's disease. Cambridge/Massachusetts: Harvard Univ. Press 1972
18. Lennert, K.: Pathologisch-anatomische Klassifikation der malignen Lymphome. In: Maligne Lymphome (Hrsg. J. Becker, F. Gauwerky) Strahlentherapie, Sonderband **69,** 1—7 (1969)
19. Lennert, K.: Klassifikation und Morphologie der Non-Hodgkin-Lymphome. In: H.Löffler: Maligne lymphome und monoclonale Gammapathien. Haematologie und Bluttransfusion **18,** pp. 145—166. München: J. F. Lehmanns 1976
20. Lennert, K., Stein, H., Kaiserling, E.: Cytological and functional criteria for the classification of malignant lymphoma. Brit. J. Cancer **31,** Suppl. II, 29—16 (1975)
21. Lewitt, S. H., Bloomfield, C. D., Lee, Ch. K. K., Nesbit, M. E. and McKenna, R. W.: Extended field Radiotherapy in Non-Hodgkin's Lymphoma. Radiology **118,** 457—459 (1976)
22. Löffler, H. (Hrsg.): Maligne Lymphome und monoklonale Gammopathien. Haematologie und Bluttransfusion 18. München: J. F. Lehmanns 1976
23. Musshoff, K., Schmidt-Vollmer, H.: Prognosis of non-Hodgkin's lymphomas with special emphasis on the staging classification. Z. Krebsforsch. **83,** 323—341 (1975)
24. Musshoff, K., Schmidt-Vollmer, H., Lennert, K., Sandritter, W.: Preliminary clinical findings on the Kiel Classification of malignant lymphomas. Z. Krebsforsch. **87,** 229—238 (1976)
25. Musshoff, K.: Die Strahlenbehandlung der Non-Hodgkin-Lymphome. Maligne Lymphome und monoklonale Gammopathien (Hrsg. H. Löffler), Haematologie und Bluttransfusion 18, p. 315, 328. München: J. F. Lehmanns 1976
26. Obrecht, J. P.: Adjuvante Chemotherapie bei malignen Lymphomen. Dieses Heft
27. Pinkel, D., Simone, J., Hustu, H. O., Aur, R. J. A.: Nine years experience with „total therapy" of childhood acute lymphocytic leukemia. Pediatrics **50,** 246—251 (1972)
28. Rappaport, H.: Tumors of the hematopoetic system. Armed Forces Institute of Pathology, Sect. 3, fasc. 8, pp. 91—156. Washington D.C. 1966
29. Rosenberg, S. A., Kaplan, H. S.: The management of stage I, II and III Hodgkin's disease with combined radiotherapy and chemotherapy. Cancer (Philad.) **35,** 55—63 (1975)
30. Rosenberg, S. A., Kaplan, H. S.: Clinical trials in the non-Hodgkin's lymphomata at Stanford University experimental design and preliminary results. Brit. J. Cancer **31,** Suppl. II, 456—464 (1975)
31. Schein, Ph. S., Chabner, B. A., Cannellos, G. P., Young, R. C. and De Vita, V.: Non Hodgkin's Lymphoma: Patterns of relapse from complete remission after combination chemotherapy. Cancer **35,** 354—357 (1975)
32. Schmidt-Vollmer, H., Musshoff, K., v. Stotzingen, W. und Umbach, H.: In Vorbereitung.
33. Slanina, J., Musshoff, K., Rahner, Th. and Stiasny, R.: Long-term side effects in irradiated patients with Hodgkin's disease. Int. J. Radiation Oncology Biol. Phys. **2,** 1—19 (1977)
34. Stacher, A., Waldner, R., Theml, H. (Kieler Lymphomgruppe): Klinik der malignen Non-Hodgkin-Lymphome entsprechend der Kieler Klassifikation: Lymphoplasmozytoides Lymphom (LPL) und chronisch lymphatische Leukämie (CLL). Maligne Lymphome und monoklonale Gammopathien (Hrsg.: H. Löffler), Hämatologie und Bluttransfusion 18, pp. 199—209. München: J. F. Lehmanns 1976
35. v. Stotzingen, W.: Non-Hodgkin-Lymphoma. Ein klinischer Vergleich der Klassifikationen von Rappaport und Lennert (Kiel Klassifikation). Inaugural Dissertation Medizinische Fakultät der Albert-Ludwigs-Universität Freiburg i. Br., 1978
36. Weller, St., Glatstein, E., Castellino, R. A., Kaplan, H. S. and Rosenberg, S. A.: Initial relapse in previonsly treated Hodgkin's disease — II. Retrograde transdiaphragmatic extension. Int. J. Radiation Oncology Biol. Phys. **2,** 863—872 (1977)

2.4 Sarkome des Knochen- und Bindegewebes

2.4.1 Adjuvante Chemotherapie der Osteo- und Weichteilsarkome

Schmidt, C. G.

Innere Klinik u. Poliklinik (Tumorforschung), Westdeutsches Tumorzentrum, Univ.-Klinikum Essen

Die Weichteilsarkome der Jugendlichen und Erwachsenen umfassen eine heterogene Krankheitsgruppe höchst unterschiedlicher Malignität mit rascher oder später hämatogener Disseminierung. Sie betreffen außerdem Geschwülste mit ausgeprägter Neigung zu lokalen und lokoregionalen Rezidiven, die oft erst nach Jahren hämatogen disseminieren.

In nicht wenigen Fällen bereitet die histologische Zuordnung Schwierigkeiten. Darüber hinaus erschwert die Vielzahl der sarkomatösen Erkrankungen, die eine erhebliche Variabilität des Spontanverlaufs und der biologischen Tumor-Parameter (Wachstumsgeschwindigkeit, Wachstumsfraktion, Rezidivverhalten, Metastasierungsmuster, Chemo- bzw. Radiosensibilität) aufweisen, ein einheitliches Vorgehen und die Beurteilung.

In Tabelle 1 sind die wichtigsten Weichteilsarkome wiedergegeben. In verschiedenen Sammelstatistiken stehen Liposarkome, Fibrosarkome, Rhabdomyosarkome und unklassifizierbare Sarkome an erster Stelle. Wir begegnen der Tendenz, daß die früher häufige Diagnose „Fibrosarkom" mehr zugunsten der Diagnose „unklassifizierbares Sarkom" verlassen wird. Rein deskriptive Diagnosen wie „polymorphzellig", „rundzellig" oder „spindelzellig" lassen den Ursprungsort und Gewebetyp offen und bedürfen häufig zusätzlicher histochemischer Untersuchungen.

Tabelle 1. Übersicht über Weichteilsarkome [22]

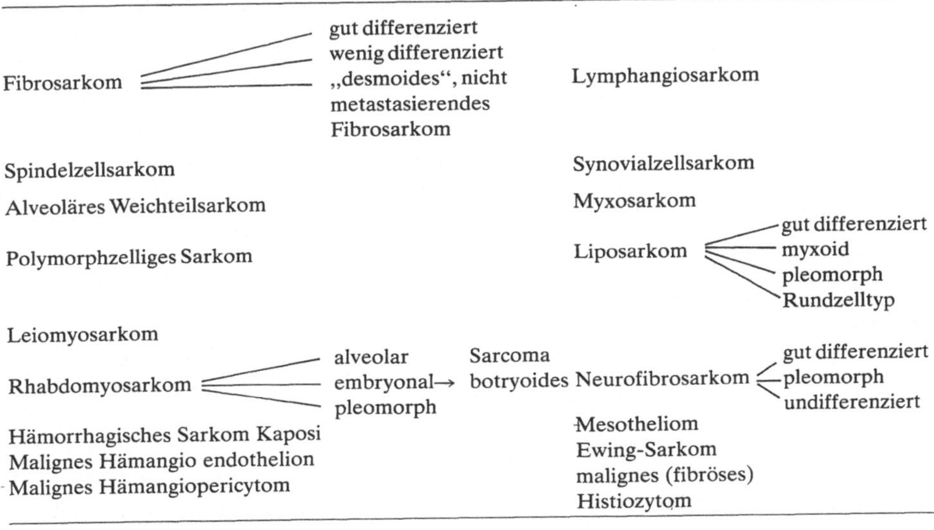

Fibrosarkom	gut differenziert wenig differenziert „desmoides", nicht metastasierendes Fibrosarkom	Lymphangiosarkom	
Spindelzellsarkom		Synovialzellsarkom	
Alveoläres Weichteilsarkom		Myxosarkom	
Polymorphzelliges Sarkom		Liposarkom	gut differenziert myxoid pleomorph Rundzelltyp
Leiomyosarkom			
Rhabdomyosarkom	alveolar embryonal → Sarcoma botryoides pleomorph	Neurofibrosarkom	gut differenziert pleomorph undifferenziert
Hämorrhagisches Sarkom Kaposi		Mesotheliom	
Malignes Hämangio endothelion		Ewing-Sarkom	
Malignes Hämangiopericytom		malignes (fibröses) Histiozytom	

Obgleich die Tabelle unvollständig ist, macht sie im Hinblick auf die relative Seltenheit der Erkrankungen das logistische Problem deutlich, welches für die adjuvante Chemotherapie entsteht. Forderungen einer prospektiv randomisierten Studie mit vergleichbarer Histologie und ihrer Subklassifikation, vergleichbarer Stadieneinteilung und Tumorlokalisation sind aus den genannten Gründen kaum zu erfüllen. Da andererseits die Prognose der in Frage stehenden Geschwülste sich in den letzten Dezennien nicht nennenswert gebessert hat, wird man wohl oder übel auf den historischen Vergleich mit den dieser Methode anhaftenden Mängeln zurückgreifen müssen.

Wenn wir die Indikation zur adjuvanten Chemotherapie an zwei Voraussetzungen knüpfen: nämlich an die operative oder radiogene Eliminierung von Primärtumoren mit statistisch hoher Disseminierungswahrscheinlichkeit einerseits und nachgewiesener Chemotherapie-Sensibilität bei fortgeschrittenen Fällen analoger Histologie andererseits, ergibt sich für die Osteo- und Weichteilsarkome ein differenziertes Bild.

Die medikamentöse Behandlung metastasierter Weichteilsarkome war bis vor wenigen Jahren erfolglos. Die Hauptkriterien für eine erfolgreiche Chemotherapie — therapieinduzierte Remissionen, Verlängerung der Überlebenszeit — konnten nicht erreicht werden. Zwei Entwicklungen haben diese Situation zum Besseren gewandelt:

1. Die Einführung neuer Substanzen, wie Adriamycin und DTIC, sowie ihre Einbindung in Kombinationsformen mit Vincristin und Cyclophosphamid (CYVA bzw. CYVADIC) und
2. die Einführung der hochdosierten Methotrexat-Citrovorum-Rescue-Technik.

Die teilweise eindrucksvollen Verbesserungen der Chemotherapie von Sarkomen beleuchtet gleichzeitig auch die Fragwürdigkeit des Begriffes der „primären Chemotherapieresistenz".

Tabelle 2. Remissionsraten unter Adriamycin-Monochemotherapie bei inoperablen und/oder disseminierten Weichteilsarkomen (nach Gottlieb) [22]

	N	Zahl der ansprechenden Patienten	Prozent
Rhabdomyosarkom	79	21	27
Fibrosarkom	38	9	24
Leiomyosarkom	37	12	32
Synovialsarkom	22	7	32
Liposarkom	19	6	32
Angiosarkom	16	7	44
Undiff. Sarkom	16	3	19
Verschiedene	130	31	24
Alle Weichteilsarkome	357	96	27

Basierend auf den Ergebnissen der Monotherapie, die für Adriamycin in Tabelle 2 wiedergegeben sind, kann die CYVADIC-Kombination als überlegen eingestuft werden (s. Tabelle 3).

Tabelle 3. Ansprechraten von Weichteilsarkomen unter Adriamycin-DTIC-Kombinationen (nach Gottlieb) [22]

CR+PR	Gesamt	Histologie
39	80	Fibrosarkom
64	123	Leiomyosarkom
32	64	Liposarkom
21	46	Neurofibrosarkom
26	76	Osteogenes Sarkom
34	64	Rhabdomyosarkom
30	66	Undifferenziertes Sarkom

Die mittlere Überlebensdauer ist in Tabelle 4 wiedergegeben.

Tabelle 4. Mittlere Überlebensrate bei der Chemotherapie metastasierender Weichteilsarkome (Monate) [22]

	gesamte Pat.	„responders“	Vollremissionen
Adriamycin	4	9,5	11
Adriamycin-DTIC-Kombination	>9	>16 (nach Gottlieb)	>32

Unsere eigenen Ergebnisse sind in Tabelle 5 dargestellt.

Tabelle 5. Kombinierte Chemotherapie metastasierender Sarkome (CYVA/CYVADIC). Westdeutsches Tumorzentrum, Innere Universitäts- u. Poliklinik (Tumorforschung) [22]

Patienten	gesamt	57	
	auswertbar	48	
	Ansprechrate	24/48	(50%)
	Vollremissionen	10	(21%)
	Teilremissionen	14	(29%)
Vollremissionen nach Histologie:	Ewingsarkom	4/8	
	Fibrosarkom	2/7	
	Mesotheliom	2/4	
	Angiosarkom	1/4	
	Liposarkom	1/3	

Es ist verständlich, daß die Ansprechrate der Sarkome auf die CYVADIC-Kombination entsprechend ihrer histologischen Klassifikation und des aus ihr erfahrungsgemäß abgeleiteten biologischen Verhaltens unterschiedlich ist. Man kann daher den Versuch unternehmen, eine Abstufung der Sarkome im Hinblick auf ihr Ansprechen auf die gegenwärtig zur Verfügung stehende Chemotherapie vorzunehmen. Dies ist in Tabelle 6 geschehen.

Offensichtlich läßt sich eine Abstufung in vier Gruppen vornehmen, wobei auffallenderweise das Ewing-Sarkom nicht zu den beiden günstigsten Gruppen gehört, obwohl die Ergebnisse der adjuvanten Therapie für diesen Tumor inzwischen belegt sind.

Nach den bisherigen Erfahrungen sind die oben angegebenen Remissionsra-

Tabelle 6. Einteilung der Weichteilsarkome nach Gruppen unterschiedlicher Chemotherapie-Empfindlichkeit (nach Gottlieb)

Gruppe I	(10% „response"):	Chondrosarkom
Gruppe II	(30% „response"):	Ewing-Sarkom, Mesotheliom
Gruppe III	(40% „response"):	osteogenes Sarkom, Liposarkom
Gruppe IV	(50% „response"):	Angiosarkom (und Varianten: Histiozytom, Hämangiosarkom Lymphangiosarkom Hämangioperizytom
		Fibrosarkom (einschl. Spindelzellsarkom u. epitheloidzelliges Sarkom, Dermatofibrosarcoma protuberans) Kaposi-Sarkom Leiomyosarkom Neurofibrosarkom Rhabdomyosarkom (einschließlich embryonales und alveoläres Weichteilsarkom)
		Synovialzellsarkom
		undifferenziertes Sarkom

ten nicht in allen Fällen erreicht worden. Während bei Rhabdomyosarkomen, Ewing-Sarkomen, undifferenzierten Sarkomen einschließlich der wenig differenzierten Variante des Fibrosarkoms und Angiosarkoms, sowie bei bestimmten Liposarkomen inzwischen 30–40% längerfristige Remissionen erzielt werden konnten, dürfte die Ansprechrate bei den differenzierteren Sarkomen des Knorpel-, Gefäß- und Nervengewebes deutlich ungünstiger liegen, so daß in diesen Fällen kaum mit einer chemotherapeutisch induzierten Lebensverlängerung zu rechnen ist. Daher dürfte bei Tumoren mit langsamer Progredienz die Indikation zur adjuvanten Chemotherapie mit großer Zurückhaltung zu stellen sein. Darüber hinaus ist nicht auszuschließen — wie in einigen Fällen beschrieben wurde — daß in solchen Fällen sogar eine chemotherapeutisch induzierte Akzeleration des natürlichen Verlaufs auftreten mag.

Wie aus der Tabelle abzuleiten ist, entfällt eine routinemäßige adjuvante Chemotherapie für das Chondrosarkom sowie die langsam wachsenden eben aufgeführten Geschwülste. Definitive Ergebnisse liegen inzwischen jedoch für das Ewing-Sarkom vor. Die Einführung alkylierender Substanzen, wie Cyclophosphamid bzw. N-Lost nach der Strahlentherapie des Primärtumors führten bei 13 von 39 Patienten zu einer Fünfjahresheilung [1]. Die Ergebnisse konnten durch die Kombination Vincristin und Cyclophosphamid im Wechsel mit Actinomycin über sechs Monate im Anschluß an die Primärbehandlung weiter verbessert werden [2, 3, 4, 5]. Besonders die chemotherapeutischen Ergebnisse bei fortgeschrittenen Fällen von Ewing-Sarkom [6] berechtigen zur Anwendung der Chemotherapie, wie an folgendem eigenen Beispiel demonstriert werden kann.

Die damals fünfzehnjährige Patientin C. B. litt seit September 1973 an zunehmender Luftnot und bot eine röntgenologisch nachweisbare Tumordestruktion am akromialen Ende des Schlüsselbeins bei fortgeschrittener pulmonaler Metastasierung mit beiderseitigen hämorrhagischen Pleuraergüssen. Der faustgroße links-parakardiale Herd führte zu erheblichen subjektiven Oppressionsbeschwerden. Besonders wichtig ist im Hinblick auf die Prognose die Erhöhung der LDH auf 440 U/l und eine Beschleunigung der BSG auf 83/127 n.W. bei fortgeschrittener generalisierter Tumorerkrankung.

Unter systemischer Chemotherapie mit Vincristin, Adriamycin und Cyclophosphamid, später ergänzt durch DTIC, sowie Bestrahlung der Klavikula, die bei großer Exulzeration nach 2700 rad abgebrochen werden mußte, konnte nach wenigen Wochen eine klinische Vollremission induziert werden. Nach einjähriger Remissionsdauer unter Erhaltungschemotherapie wurde vor Beendigung der Systembehandlung eine Radiotherapie aller Regionen der vormals makroskopisch befallenen Lokalisationen angeschlossen, wobei der Primärherd jetzt eine Sättigungsdosis erhielt. Ein dennoch aufgetretenes Lokalrezidiv an der rechten Klavikula bei weiterhin metastasenfreier Lunge wurde chirurgisch entfernt. Die im Anschluß daran in adjuvanter Zielsetzung durchgeführte Chemotherapie wurde im Sept. 1976 abgebrochen. Die Patientin befindet sich nunmehr vier Jahre nach Generalisation bei Ewing-Sarkom in einer klinischen Vollremission.

Neuere umfassende Ergebnisse von 66 ab 1964 von Johnson et al. [7] verfolgten Fällen belegen den Wert der adjuvanten Therapie. Die statistisch berechnete Zweijahresüberlebensrate („actuarial survival") beträgt für das Gesamtkollektiv 56%, die Fünfjahresrate 35%. Folgt die Anwendung der adjuvanten Chemotherapie der strictu sensu-Definition — d. h. wird sie nach Behandlung des Primärtumors ohne erkennbare Metastasen durchgeführt, erhöht sich die Zweijahresüberlebensquote auf 64% und die Fünfjahresrate auf 52%. Die chemotherapeutische Verbesserung beruht auf der alternierenden Behandlung mit Adriamycin bzw. der Cyclophosphamid-Vincristin-Kombination. Frühere Therapieprotokolle, welche Vincristin, Cyclophosphamid und noch Actinomycin enthielten, können als weniger erfolgreich eingestuft werden. Zwei Besonderheiten des Ewing-Sarkoms sollten zur Verbesserung der Prognose in der Primärbehandlung Berücksichtigung finden:

1. Können beim Ewing-Sarkom neben Osteolysen der Schädelkalotte eine zerebrale Disseminierung bzw. eine Meningosis neoplastica auftreten (2 von 6 Fällen), die sich der Routine-Systemtherapie entziehen. Die prophylaktische Bestrahlung des Zerebrum mit 2000 rad innerhalb von zwei Wochen, sowie die intralumbale Applikation von Methotrexat (10–15 mg) wurde daher in das Protokoll aufgenommen. Seither ist in dieser Serie von 30 Fällen diese Komplikation nicht mehr aufgetreten.

2. Kann eine periphere neurologische Symptomatik (14 von 66 Fällen) zum Beispiel in Form der Cauda equina-Symptomatik auftreten. Da der metastatische Befall des Os ilium und des Os sacrum, sowie gelegentlich auch beim Ewing-Sarkom zu beobachtende regionale Lymphknotenmetastasen durch direkte perineurale und Lumbal-Plexus-Infiltration unter Einschluß von intraspinalem epiduralem Tumorwachstum zu Querschnittssymptomatik führen können, sollte bei pelvinen oder hochsitzenden Femur-Primärlokalisationen des

Ewing-Sarkoms die Primärbestrahlung unilateral den Lumbalplexus und bilateral die paraaortalen Lymphknoten mit einbeziehen.

Die Prognose des Ewing-Sarkoms wird entscheidend vom Primärsitz des Tumors beeinflußt, d.h. Primärlokalisation im Becken, Rippen, Sternum und Skapula bedeutet eine schlechtere Prognose, wohingegen die Lokalisation an den oberen oder unteren Extremitäten besser abschneidet. Infolgedessen muß besonders bei der ersten Gruppe die adjuvante Chemotherapie in aggressiver Form durchgeführt werden.

Für das Therapiekonzept beim Ewing-Sarkom bleiben meines Erachtens zur Zeit folgende Fragen offen:

1. Wie lange sollte die adjuvante Therapie fortgesetzt werden?
2. Wird es möglich sein, die Dosis der Strahlentherapie auf den Primärtumor bei wirksamer Chemotherapie zu reduzieren?
3. Trägt die prophylaktische ZNS-Behandlung zur Verbesserung der Prognose bei und muß sie Bestandteil des Therapieprotokolls sein?

Eine besondere Situation ist inzwischen für die *Osteosarkome* eingetreten, die als außerordentlich bösartige Tumoren mit kurzen Überlebenszeiten gelten. Bekanntlich lassen sich bei 80% der primär lokalisierten Erkrankungen innerhalb von vier bis zehn Monaten nach Stellung der Diagnose Metastasen nachweisen, wobei aufgrund der Entwicklung dieses Tumortyps in der Nähe des Knochenmarks mit frühzeitiger hämatogener Steuerung die Metastasen mit 95% sich fast ausschließlich in der Lunge befinden. Die früher 5% betragende Fünfjahres-Überlebensrate konnte durch Verbesserung der Frühdiagnose auf etwa 20% angehoben werden. 50% der Patienten mit Osteosarkomen starben innerhalb des ersten Jahres nach Stellung der Diagnose, weitere 30% im zweiten Jahr. Von Beginn der Lungenmetastasierung an beträgt die mittlere Überlebenszeit sechs Monate.

Aufgrund der deutlich verbesserten chemotherapeutischen Ergebnisse im Stadium der Dissemination bei Osteosarkom kann die lang diskutierte Frage der Frühamputation einerseits oder der primären Strahlentherapie mit verzögerter Amputation andererseits als entschieden gelten. Bekanntlich wurde die verzögerte Amputation in der verständlichen Annahme durchgeführt, bei der zu erwartenden Metastasierung die psychisch belastende Amputation zu vermeiden, da das Schicksal des Patienten unter diesen Umständen durch die Metastasierung entschieden wurde. Die früher durchaus unbefriedigenden Ergebnisse der Chemotherapie wurden durch Einführung von Adriamycin einerseits sowie der hochdosierten Methotrexat-Behandlung unter Citrovorum-Rescue-Technik verbessert. Tabelle 7 gibt die Ergebnisse der Adriamycin-Monotherapie beim metastasierenden Osteosarkom wieder.

Die Dauer der Remission lag — wenn sie angegeben wurde — bei den kompletten Remissionen zwischen 8 und 14, bei partiellen Remissionen zwischen 4 und 12 Monaten. Bei einem Therapieerfolg von 25,5% mußten 72% als Versager eingestuft werden.

Die Kombination von Adriamycin mit DTIC, sowie mit Methotrexat ergab die in Tabelle 8 wiedergegebenen Ergebnisse.

Bekanntlich hat Jaffe [8] 1972 über erste Ergebnisse der hochdosierten Methotrexat-Behandlung unter Einschluß der Citrovorum-Faktor-Rescue-

Tabelle 7. Adriamycin-Monotherapie bei metastasierendem Osteosarkom [21]

Autor	Fallzahl	CR	PR	NC	PD
Wang et al. 1971	9	1	2	–	6
Middlemann et al. 1971	3	–	–	–	3
Bonadonna et al. 1972	5	–	–	1	4
Cortes et al 1972	17	1	5	1	10
Frei et al. 1972	5	–	–	–	5
Krakoff et al. 1972	4	–	–	–	4
Lovisetto et al. 1972	1	–	–	–	1
Madon et al. 1972	2	–	–	–	2
O'Bryan et al. 1973	9	5[a]		–	4
	55	14 (25,5%)		2 (3,6%)	39 (70,9%)

[a] nicht aufgeschlüsselt

Tabelle 8. Kombinierte Zytostatika-Therapie beim metastasierenden Osteosarkom [21]

Autor		Zytostatika	Fallzahl	Remissionen				Dauer (Monate)
				CR	PR	NC	PD	
Bonadonna et al.	1972	ADM, VCR, CYC, MTX	1	—	—	1	—	
Gottlieb et al.	1973	ADM, DTIC	31	3	10	—	18	1 bis 12+
Jaffe	1972	HD-MTX	10	2	2	—	2	1/2 bis 8+
Jaffe et al.	1973	HD-MTX+RAD		1	5	—		
Rosen et al.	1974	HD-MTX, ADM	13	7		4	2	1/2 bis 12+
Wilbur et al.	1974	HD-MTX, VCR, CYC, ADM	8	—	3	5	—	1 bis 3

Technik berichtet. Die endgültigen Ergebnisse bei 10 Kindern erbrachten zwei komplette und zwei Teilremissionen. Bei zusätzlicher Bestrahlung von ausgewählten Metastasenlokalisationen konnten fünf weitere Teilremissionen verzeichnet werden [9]. Die Kombination von hochdosiertem Methotrexat und Adriamycin bei 13 Patienten führte ebenfalls zu guten Ergebnissen [10], sieben kompletten und partiellen Remissionen. Einen Überblick ergibt die Tabelle 9.

Die bisher besten Ergebnisse beim metastasierenden Osteosarkom, die von Rosen und Mitarbeitern [11] erzielt wurden, beruhen auf multidisziplinärer Behandlung, bestehend aus chirurgischer, radiologischer und zytostatischer Therapie; sie erreichten bei sieben von neun Patienten Voll- oder Teilremissionen, die im Mittel mehr als 11 Monate anhielten.

Aufgrund der verbesserten Ergebnisse in der Chemotherapie der disseminiert metastasierenden Osteosarkome hat sich sehr früh die Möglichkeit der adjuvanten Chemotherapie ergeben. Wie in der Tabelle 9 aufgeführt, ist nach Cortes und Mitarbeitern unter adjuvanter zytostatischer Therapie bei einer Beobachtungszeit bis zu 2½ Jahren eine Metastasenfreiheit von 90% erreicht worden, verglichen mit nur 30% der nur amputierten Fälle [14]. Jaffe und Mitarbeiter [15] fanden unter adjuvanter hochdosierter Methotrexat-Therapie eine Zweijahresüberlebensrate von 90% gegenüber etwa 25% in einer Gruppe von 98 Kontrollpatienten. Ähnlich gute Ergebnisse mit der adjuvanten Chemo-

Tabelle 9. Adjuvante Chemotherapie beim Osteosarkom [21]

Autoren	Zytostatika	Fallzahl	Ergebnis	Kontrollgruppe
Cortes et al. 1974	ADM	21	15 (71%) metastasenfrei nach 18 Monaten	43 (30%) von 145 Patienten metastasenfrei nach 18 Mon.; Patienten v. Marcove et al. (1970)
Cortes et al. 1975	ADM	30	27 metastasenfrei (Beobachtungszeit bis zu 2½ Jahren)	
Jaffe et al. 1974	VCR, HD-MTX	20	2-Jahres-Überlebensrate: 18 (90%)	2-Jahres-Überlebensrate: 24 (24,5%) von 98 Patienten
Pratt et al. 1974	CYC, ADM, HD-MTX	5	5 metastasenfrei nach 4, 4, 7, 9, 11 Monaten	2 von 9 metastasenfrei nach alleiniger Amputation, 3 v. 14 metastasenfrei n. Amputation u. adjuvanter Zytostatika-Therapie (CYC, VCR)
Rosen et al. 1975	VCR, HD-MTX, ADM, CYC	23	21 metastasenfrei nach 3—14 Monaten	
Sutow et al. 1974	CYC, VCR, L-SL, ADM	18	10 metastasenfrei nach 27—49 Monaten	bei 29 von 33 Metastasen innerhalb der ersten 15 Monate
Sutow et al. 1975	CYC, VCR, L-SL, ADM, HD-MTX	30	22 (73%) metastasenfrei nach 12 Monaten	
Wilbur et al. 1974	ADM, HD-MTX, VCR, CYC	5	4 metastasenfrei nach 12, 12, 10, 7 Monaten	

therapie wurden durch andere Arbeitsgruppen (s. Tab. 9) erzielt. Anhand der vorläufigen Daten zeichnet sich unter adjuvanter Zytostatika-Therapie beim Osteosarkom eine Senkung der Metastasierungsfrequenz auf 10 bis 30% ab.

Zum Vergleich sei noch einmal der natürliche Verlauf der konventionell behandelten Sarkome aufgeführt: 20% der Patienten erleiden pulmonale Metastasen innerhalb von drei Monaten, 50% nach sechs Monaten, 78% nach 12 Monaten, so daß innerhalb von 18 Monaten mehr als 80% der Patienten Metastasen aufweisen.

Von großer Bedeutung für die adjuvante Chemotherapie ist nicht nur die Höhe der Dosierung, sondern auch die Radikalität des operativen Eingriffs. Subradikale Amputationen bergen ein höheres Risiko für Lokalrezidive und pulmonale Metastasierung in sich als radikale Eingriffe [13, 15]. Diese Beobachtung bestätigt das tierexperimentell erarbeitete Konzept der Wirksamkeit der Chemotherapie in Abhängigkeit von der vorherigen massiven Verkleinerung der Tumorzellmasse.

Unentschieden ist z. Zt. noch die Frage, in welcher Form die adjuvante Chemotherapie beim Osteosarkom die besten Ergebnisse erzielt. So wurde unter der Kombination von Adriamycin, Vincristin, Cyclophosphamid und Melphalan eine Dreijahresüberlebensrate von 55% erzielt [16], wohingegen andere Untersucher [17] mit einer adjuvanten Adriamycin-Monotherapie eine analoge Dreijahresüberlebensrate von 60% erzielten. Innerhalb dieser Gruppe ist bereits eine über drei Jahre reichende Rezidivfreiheit zu beobachten. Die Dreijahresüberlebensrate erhöht sich auf 77%, wenn diejenigen Patienten, deren Primärtumor nicht ausreichend behandelt wurde oder die die berechnete Zytostatikadosis nicht ohne Einschränkung erhalten hatten, ausgeschlossen werden. Im Gegensatz zu vielen anderen Verfahren der adjuvanten Chemotherapie sind die Therapieprotokolle für das postoperative Programm bei Osteosarkomen hochdosiert und entsprechen der aggressiven Chemotherapie, wie sie im Hinblick auf die düstere Prognose des Osteosarkoms für notwendig gehalten wird. Die Vorträge, die vor kurzem auf der internationalen Konferenz über adjuvante Therapie des Krebses in Tucson/Arizona (USA) vom 2.—5. März 1977 gehalten worden sind, lassen die noch offenen Fragen erkennen. In einem Abstrakt wird darauf hingewiesen, daß Adriamycin allein als adjuvantes Chemotherapeutikum nicht ausreicht (M. D. Anderson Hospital), während es im Mt. Sinai in New York und dem Mailänder Krebsinstitut als nützlich angesehen wurde. Methotrexat scheint nach den Erfahrungen des Sidney Farber Krebszentrums wirksam zu sein, dagegen nach den Erfahrungen des NCI nicht die gleiche positive Wirksamkeit zu entfalten [19]. Auch unsere eigenen Erfahrungen möchten wir eher zurückhaltend formulieren. Unter Berücksichtigung der verschiedenen Ergebnisse kann man bei sorgfältiger Analyse der vorgelegten Daten den Eindruck gewinnen, daß die mitgeteilten unterschiedlichen Ergebnisse am besten im Hinblick auf die Intensität der angewandten Chemotherapieprogramme zu erklären sind. Es dürfte zutreffen, daß ein Dosiswirkungseffekt besteht, der bemerkenswerterweise innerhalb der hohen Dosis-Region für jedes angewandte Medikament und nicht nur für Methotrexat gilt. Die Intensität der postoperativen Behandlungsphase bei Osteosarkomen ist daher von großer Bedeutung und unterstreicht vermutlich die Analyse der sogenannten Gompertschen Wachstumskurve, aus der wir entnehmen müssen, daß kleine Tumorvolumina nicht unbedingt so empfindlich gegenüber Chemotherapiesubstanzen sind wie früher angenommen wurde.

Zur Zeit muß noch offenbleiben, ob die jetzt vorliegenden Ergebnisse nur eine wenngleich wertvolle, verzögerte Metastasierung oder bereits eine echte Verbesserung der Heilungsraten bedeuten, obgleich das letztere an Wahrscheinlichkeit gewinnt.

Nur am Rande sei erwähnt, daß die Verbesserung der Chemo- und lokalen Radiotherapie möglicherweise das Therapiekonzept für den Primärtumor zu verändern vermögen. Nach einer vorläufigen Mitteilung von Goffinet, Kaplan und Mitarbeitern [18] konnten bei bisher 5 Patienten mit Osteosarkom unter lokaler arterieller Infusion von Bromdesoxyuridin als Radiosensitizer und 4200—4800 rad Herddosis in fünf Wochen auf den Primärtumor unter Anwendung systemischer hochdosierter Methotrexattherapie sowohl eine Kontrolle des Primärtumors mit dieser relativ niedrigen Strahlendosis als auch eine Metastasenfreiheit erreicht werden. Jaffe hat kürzlich ein analoges Ergebnis vorgelegt, wobei der Primärtumor nach der Bestrahlung durch lokale Exzision ausgeschaltet und der knöcherne Defekt durch allogenes Material gedeckt wurde, so daß die befallene Extremität erhalten werden konnte. Diese Technik verdient weitere Beachtung, da sie eine erneute Diskussion über die primäre Amputation beim Osteosarkom notwendig werden lassen kann.

Zusammenfassend kann festgestellt werden, daß für die Weichteil- und osteogenen Sarkome gesicherte Daten hinsichtlich des Wertes der adjuvanten Chemotherapie für das osteogene Sarkom und das Ewing-Sarkom vorliegen. Die Anwendung der adjuvanten Chemotherapie dürfte nicht indiziert sein bei sehr langsam wachsenden Geschwülsten einerseits oder solchen, die auf die zur Zeit zur Verfügung stehende Chemotherapie nur geringfügig ansprechen. Für die anderen Weichteilsarkome mit großer Wachstumstendenz und Neigung zur Disseminierung kann die adjuvante Chemotherapie in Erwägung gezogen werden. Die Ergebnisse der im November 1975 begonnenen multidisziplinären Studie bei Weichteil- und Osteosarkomen, welche nach intraarterieller Angiographie die intraarterielle Infusion von 90 mg Adriamycin über 3 Tage (30 mg/24 Stunden) sowie im Anschluß daran die Bestrahlung mit 3500 rad durch einen 6-MEV-Linearbeschleuniger beinhaltet, um eine Woche nach Beendigung der Strahlentherapie eine radikale en-bloc-Resektion des Primärtumors durchzuführen und die entsprechende Extremität zu erhalten, woran sich eine postoperative adjuvante Chemotherapie mit Adriamycin und hochdosiertem Methotrexat für 4—28 Monate im Schnitt 14,5 Monate anschließt [20], müssen noch abgewartet werden. In Tabelle 10 sind die untersuchten Tumoren aufgeführt. Entsprechende Therapie-Resultate können nur durch das multidisziplinäre Vorgehen (Combi-

Tabelle 10. Histology and Treatment of Sarcoma Patients [20]

Histology	Treatment Category Surgery	Surgery + Adjuvant Chemo.	IA Chemo. + XRT., Surgery + Adjuvant Chemo.
Soft Tissue Sarcomas:			
Rhabdomyosarcoma	4	2	4
Undifferentiated sarcoma	4	1	5
Synovial cell sarcoma	3	2	1
Liposarcoma	3	1	5
Fibrosarcoma	3	—	1
Malignant fibrous histiosarcoma	1	—	–
Giant cell sarcoma	1	—	–
Neurofibrosarcoma	—	—	1
Total	19	6	17
Skeletal Sarcomas:			
Osteosarcoma	16	6	12
Fibrosarcoma	1	1	—
Giant cell	1	—	1
Fibrous histiocytoma	1	2	—
Ewing's	1	—	1
Total	20	9	14

ned Modality-Konzept) erreicht werden und rücken die Erhaltung bzw. Schonung der betroffenen Extremität in den Bereich des Möglichen.

Literatur

1. Phillips, R. F., Higinbotham, N. L.: The curability of Ewing's endothelioma of bone in children. J. Pediat. **70,** 391—397 (1970)
2. Frei, E., III: The clinical use of actinomycin. Cancer Chemother. Rep. Pt. 1, **58,** 49—54 (1974)
3. Hustu, H. O., Holton, C., James, D., jr., Pinkel, D.: Treatment of Ewing's sarcoma with concurrent radiotherapy and chemotherapy. J. Pediat. **73,** 249—251 (1968)
4. Hustu, H. O., Pinkel, D., Pratt, C. B.: Treatment of clinically localized Ewing's sarcoma with radiotherapy and combined chemotherapy. Cancer (Philad.) **30,** 1522—1527 (1972)
5. Rosen, G., Wollner, N., Tan, C., Wu, S. J., Hajdu, S. I., Cham, W., D'Angio, G. J., Murphy, M. L.: Disease-free survival in children with Ewing's sarcoma treated with radiation therapy and adjuvant four-drug sequential chemotherapy. Cancer (Philad.) **33,** 384—393 (1974)
6. Seeber, S., Gallmeier, W. M., Bruntsch, U., Osieka, R., Schmidt, C. G.: Fortschritte in der Therapie des Ewing-Sarkoms. Dtsch. med. Wschr. **99,** 883—887 (1974)
7. Pomeroy, T. C., Johnson, R. E.: Combined modality therapy of Ewing's sarcoma. Cancer (Philad.) **35,** 36—47 (1975)
8. Jaffe, N.: Recent advances in the chemotherapy of metastatic osteogenic sarcoma. Cancer (Philad.) **30,** 1627—1631 (1972)
9. Jaffe, N., Farber, S., Traggis, D., Geiser, C., Kim, B. S., Das, L., Frauenberger, G., Djerassi, I., Cassady, J. R.: Favorable response of metastatic osteogenic sarcoma to pulse high-dose methotrexate with citrovorum rescue and radiation therapy. Cancer (Philad.) **31,** 1367—1373 (1973)
10. Rosen, G., Suwansirikul, S., Kwon, C., Tan, C., Wu, S. J., Beattie, E. J., jr., Murphy, M. L.: High-dose methotrexate with citrovorum factor rescue and adriamycin in childhood osteogenic sarcoma. Cancer (Philad.) **33,** 1151—1163 (1974)
11. Rosen, G., Tan, C., Sanmaneechai, A., Beattie, E. J., jr., Marcove, R., Murphy, M. L.: The rationale for multiple drug chemotherapy in the treatment of osteogenic sarcoma. Cancer (Philad.) **35,** 936—945 (1975)
12. Cortes, E. P., Holland, J. F., Wang, J. J., Sinks, L. F., Blom, J., Senn, H., Bank, A., Glidewell, O.: Amputation and adriamycin in primary osteosarcoma. New Engl. J. Med. **291,** 998—1000 (1974)
13. Cortes, E. P., Holland, J. F., Wang, J. J.: Adriamycin in primary osteosarcoma. Proc. Amer. Ass. Cancer Res. & Amer. Soc. clin. Oncol. **16,** 241, ASCO-Abstr. 1080 (1975)
14. Marcove, R. C., Miké, V., Hajek, J. V., Levin, A. G., Hutter, R. V. P.: Osteogenic sarcoma under the age of twenty-one. A review of 145 operative cases. J. Bone Jt Surg. **52-A,** 411—423 (1970)
15. Jaffe, N., Frei, E., III, Traggis, D., Bishop, Y.: Adjuvant methotrexate and citrovorum-factor treatment of osteogenic sarcoma. New Engl. J. Med. **291,** 994—997 (1974)
16. Sutow, W. W.: Combination chemotherapy with adriamycin (NSC-123127) in primary treatment of osteogenic sarcoma. Cancer Chemother. Rep. Pt. 3, **6,** 315—317 (1975)
17. Cortes, E. P., Holland, J. F., Wang, J. J., Glidewell, O.: Adriamycin (NSC-123127) in 87 patients with osteosarcoma. Cancer Chemother. Rep. Pt. 3, **6,** 305—313 (1975)
18. Goffinet, D. R., Kaplan, H. S., Donaldson, S. S., Bagshaw, M. A., Wilbur, J. R.: Combined radiosensitizer infusion and irradiation of osteogenic sarcomas. Radiology **117,** 211—214 (1975)
19. Salmon, S. S., Jones, S. (Eds.): Adjuvant Therapy of Cancer., Proceedings of the International Conference Tucson, Arizona, USA., March 2—5, 1977, published Amsterdam, Oxford, New York: North-Holland Publ. Comp. 1977
20. Morton, D. L., Eilber, F. R., Holmes, E., C. Townsend, C. M., Mirra, J., Weisenburger, T. H.: Adjuvant therapy in melanoma and sarcomas. Adjuvant therapy of Cancer., Proceedings of the International Conference Tuscon, Arizona, USA., March 2—5, 1977, Eds.: S. E. Salmon, S. E. Jones; pp 391—397, Amsterdam, Oxford, New York: North-Holland Publ. Comp. 1977
21. Höffken, K., Schmidt, C. G.: Neuere Aspekte in der Therapie des Osteosarkoms. Dtsch. med. Wochenschr. **101,** 251—258 (1976)
22. Seeber, S., Schmidt, C. G.: Zur Chemotherapie der malignen Weichteiltumoren. Chirurg **48,** 701—707 (1977)

2.4.2 Adjuvante zytostatische Chemotherapie beim Osteo- und Ewing-Sarkom

Kotz, R., Plattner, E.

Orthopädische Univ.-Klinik Wien und Wiener Knochengeschwulstregister

Obwohl die adjuvante Chemotherapie bei Knochentumoren in Wien schon seit 20 Jahren angewandt wird [12, 21] und auch die Wirksamkeit der Chemotherapie beim metastasierenden Ewing-Sarkom schon längere Zeit bekannt ist [3, 5, 16, 23, 26], gelang es erst in den letzten 5 Jahren, bedeutende Fortschritte in der Behandlung von Osteosarkom- und Ewing-Sarkom-Patienten zu erzielen [2, 6, 10]. Beim Osteosarkom kam es zum Durchbruch der adjuvanten Behandlung durch die Wirksamkeit von Adriblastin [1, 4, 24] und hochdosiertem Methotrexat [7, 8, 9, 18, 20], beim Ewing-Sarkom ist in letzter Zeit durch aggressive Medikamentenkombinationen [17, 19, 27] ebenfalls eine eindrucksvolle Prognoseverbesserung festzustellen. Da es sich bei beiden Gruppen um klinisch unterschiedlich verlaufende Krankheitsbilder handelt, die auch ganz verschiedenen Therapiemaßnahmen zu unterziehen sind, sollen im folgenden die eigenen Erfahrungen mit beiden Patientengruppen getrennt besprochen werden.

Osteosarkom

Vom Material des Wiener Knochengeschwulstregisters von 1930—1974 waren 84 Fälle nach Primärtumorbehandlung metastasenfrei (Tabelle 1). Seit Dezember 1975 wird die hochdosierte Methotrexattherapie mit nachfolgenden Leucovorinrescue (HDMTX[1]) als ajuvante Behandlung beim Osteosarkom, an der Orthop. Univ. Klinik in Wien durchgeführt [13].

Tabelle 1. Adjuvante Chemotherapie Osteosarkom

Historische Gruppen (Wiener Knochengeschwulstregister 1930—1974)	
n=84	30 Pat. keine Chemotherapie
	36 Pat. adjuvante Monotherapie
	18 Pat. adj. Polychemotherapie
HD-Methotrexat Therapie (Orthop. Univ.Klinik seit XII 1975)	
n=8	(75 HDMTX Behandlungen)

Insgesamt wurden bisher 8 Patienten adjuvant mit zusammen 75 hochdosierten Methotrexatinfusionen behandelt. In Anlehnung an das T4-Protokoll des Memorial Hospitals von G. Rosen [18], wurde eine hochdosierte Methotrexattherapie mit Adriblastin bzw. Cyclophosphamid oder Medikamentenkombina-

1 Seit Jänner 1977 wird MTX als 1 g-Durchstichfläschchen vom National Cancer Institut zur Verfügung gestellt. MTX (Methotrexate 1 Gm BV-77-232, Division of Cancer treatment National Cancer Institute, N.I.H.)

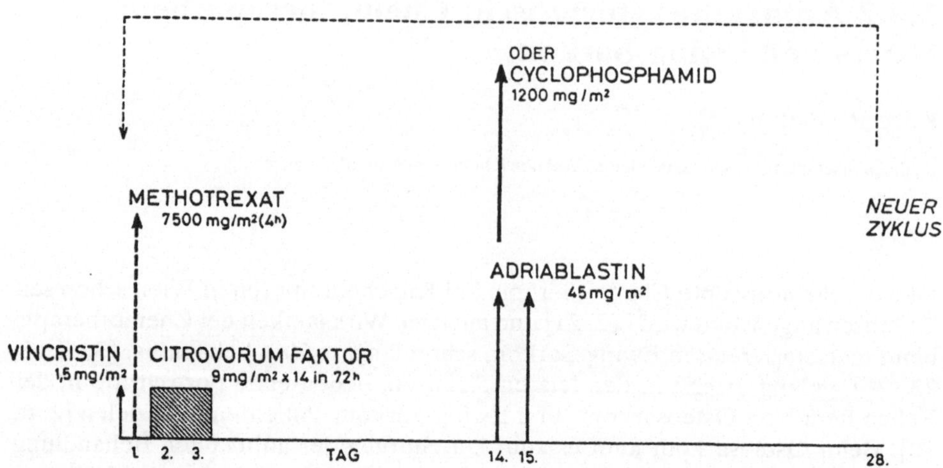

Abb. 1. Polychemotherapie mit hochdosiertem Methotrexat beim Osteosarkom (aus: Kotz u. Mitarb. 1977, 13)

tionen aus Bleomycin, Actinomycin D und Cyclophosphamid abgewechselt [13], (Abb. 1). Diese Behandlung ist in 12 Zyklen für 1 Jahr vorgesehen. Außer den bereits bekannten Nebenwirkungen von Adriblastin, Bleomycin, Actinomycin D und Cyclophosphamid, mußten auch die Nebenwirkungen einer hochdosierten Methotrexattherapie in Kauf genommen werden. Die häufigsten Begleiterscheinungen waren Übelkeit und Erbrechen, während der ersten 24 Stunden nach der Methotrexatinfusion. Gelegentlich kam es durch die gleichzeitig verabreichte Flüssigkeitszufuhr zu einer allgemeinen Flüssigkeitsretention, die durch eine Forcierung der Diurese bekämpft werden mußte. Bereits leichte Toxizitätszeichen sind das Auftreten eines Hauterythems und Mundulzera. Diese Erscheinungen sind in Fällen, in denen der Harn-pH während der ersten 24 Stunden nach der Infusion in den sauren Bereich abgesunken waren, aufgetreten. 4mal mußten wir außerdem Fieber und eine Leukopenie bis 1000 Leukozyten pro mm^3 in Kauf nehmen. In 20% der Methotrexatinfusionen kam es zu einem Ansteigen des Nüchternblutzuckerwertes und der Transaminasen bis auf das Doppelte des Ausgangswertes. Nach 72 Stunden befanden sich die meisten dieser Werte wieder im Normbereich. Die gefürchtete schwere Toxizität mit letalem Ausgang, konnten wir bei diesen Patienten durch Einführung verschiedener Sicherheitsmaßnahmen [14] vermeiden. Insgesamt wurde die Behandlung psychisch aber gut vertragen, eine Prothesenversorgung war möglich.

Die Ergebnisse dieser adjuvanten Chemotherapie sind wesentlich besser als Vergleichsergebnisse der historischen Patienten des Wiener Knochengeschwulstregisters (Abb. 2). Von 8 behandelten Patienten sind 7 bis dato metastasenfrei, wobei der kürzeste Beobachtungszeitraum 6 und der längste 24 Monate, im Durchschnitt 15 Monate, beträgt. Nur bei 1 Patientin traten unter der Behandlung multiple Lungenmetastasen auf (sekundär adjuvanter Patient).

Es wurde bei 5 Patienten die HDMTX auch als palliative Maßnahme bei multiplen Metastasen verabreicht. Hier kam es nur bei 3 Patienten zu vorübergehenden Remissionen. Aus diesem Grund mußte eine Steigerung der

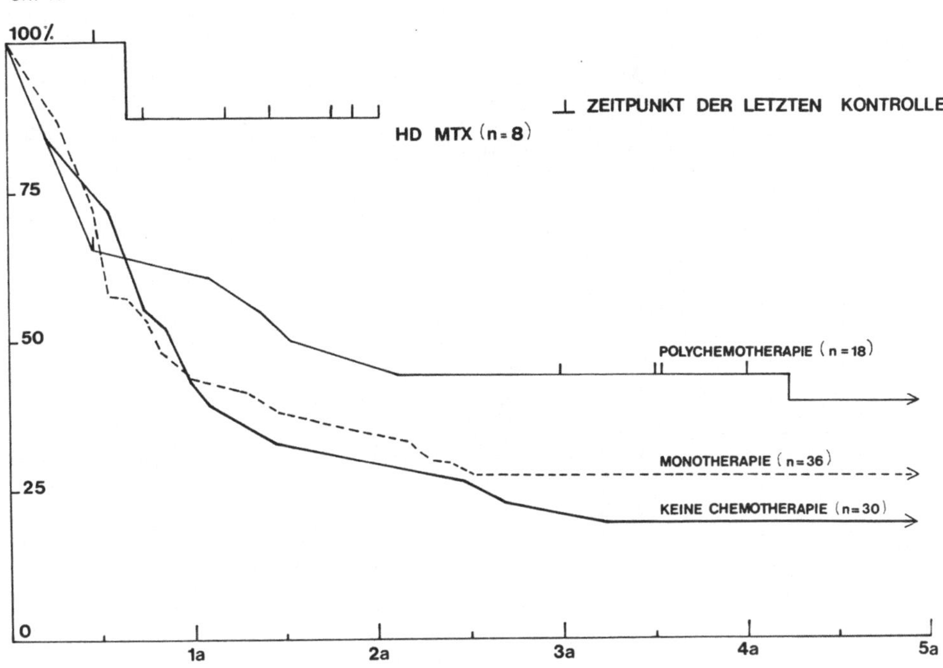

Abb. 2. Tumorfreie Überlebenszeit von 92 Osteosarkompatienten (1930–1977)

Methotrexatdosis und eine Verkürzung der Intervalle in der Verabreichung der Chemotherapie, zur Verbesserung der Behandlung vorgenommen werden. Diese wesentlich intensivere Behandlung wird auch im Memorial Hospital durchgeführt (verbessertes T7-Protokoll, G. Rosen [20]) und kann auch — nach eigenen Erfahrungen an Metastasenpatienten — gut vertragen werden. Für den deutschsprachigen Raum wurde nun von IAK, GPO, DAL und Wiener Knochengeschwulstregister eine gemeinsame Osteosarkomstudie geplant (Abb. 3), die eine intensivere Initialtherapie vorsieht und damit in den ersten 3 Monaten dem T7-Schema des Memorial Hospitals gleichkommt. Danach wird die Therapie wieder auf 14tägige Intervalle reduziert, wobei die Betonung der Therapie auf der HDMTX liegt. Bei 2 Patienten wurde dieses neue Therapieprotokoll bereits angewandt und führte zu beträchtlicher psychischer Beeinträchtigung der Patienten, zu Schwierigkeiten mit der Prothesenversorgung, Gewichtsverlust und deutlicher Anämie. Erst nach den 3 Monaten der intensiveren Therapie erholten sich die Patienten wieder so weit, daß sie entsprechend mobilisiert und rehabilitiert werden konnten.

Unter dem besseren Eindruck der Ergebnisse unter der hochdosierten Methotrexattherapie beim Osteosarkom erscheint es uns heute eher gerechtfertigt, Amputationen zur Primärtumorbehandlung zu vermeiden und rekonstruktive Eingriffe unter Erhaltung der Extremität bei gleichzeitig längerem Krankenstand vorzunehmen (Abb. 4 und 5). Allerdings hat die Resektion ebenso wie die Amputation unter den Grundsätzen der Radikalität im onkologischen Sinn zu erfolgen. Die Nachbeobachtungszeit nach der Chemotherapie ist über einen

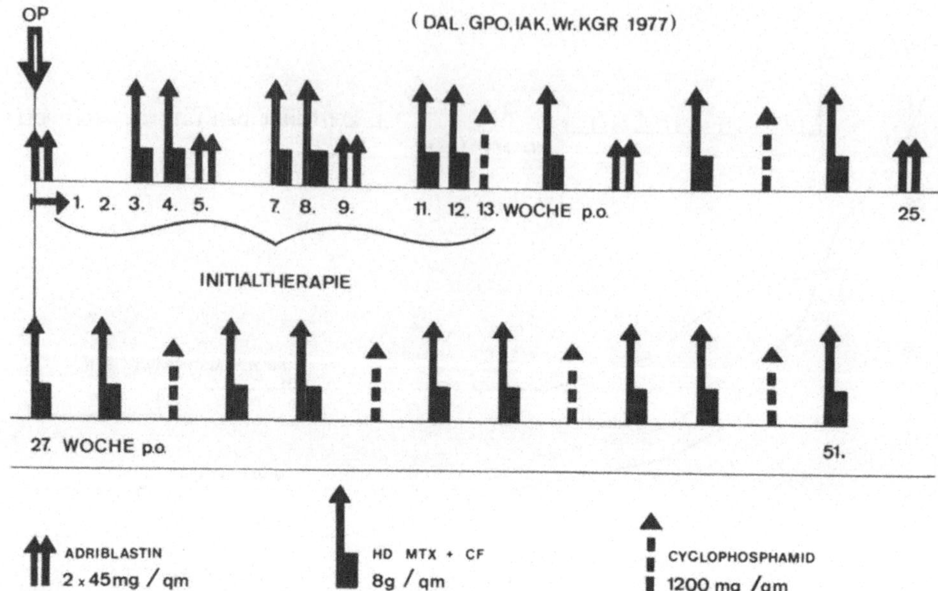

Abb. 3. Winkler, K., Hoeffken, K., Kotz, R., Prindull, G. u. Becker, W., Geplantes Behandlungsprotokoll Osteosarkom

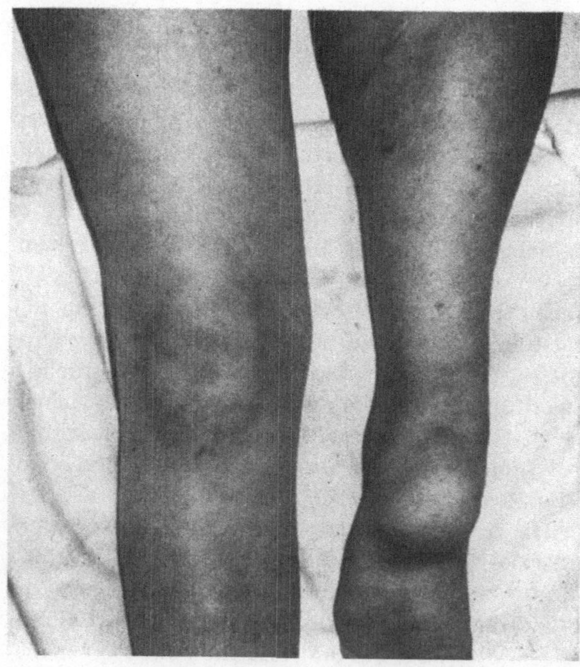

Abb. 4. W. Ch., männl., 10a, Osteosarkom des distalen Femurs. Zustand nach onkologisch radikaler Resektion und Umkehrplastik zur Erzielung eines funktionellen Kniegelenkes

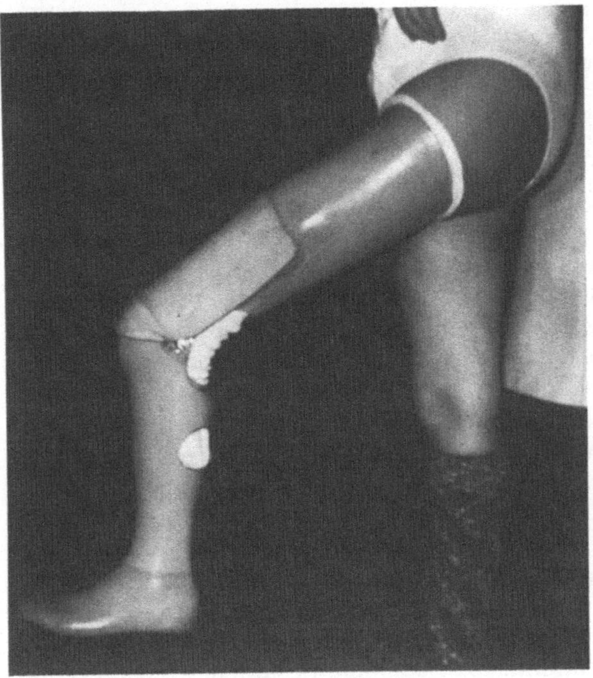

Abb. 5. Gleicher Pat. wie Abb. 4 mit einer Prothese versorgt, die funktionell einer Unterschenkelprothese gleichkommt

längeren Zeitraum notwendig, da anzunehmen ist, daß die prognostische Risikozeit, die von M. Salzer für das Osteosarkom mit 2½ Jahren angegeben wurde [22], durch die Chemotherapie wesentlich verlängert wird.

Eine schwedische Studie von H. Strander [25] zeigt mit Interferon, als adjuvanter Therapie beim Osteosarkom, nahezu gleich gute Ergebnisse, wie sie mit chemotherapeutischen Studien erzielt werden. Es wird deshalb die ungefährlichere Interferonbehandlung an Stelle einer zytostatischen Chemotherapie diskutiert. Da Interferon aber bei schon bestehenden Metastasen nicht wirksam ist, wäre eine Ergänzung einer Chemotherapie durch eine anschließende Interferonbehandlung zu erwägen.

Ewing-Sarkom

Von 39 Patienten des Wiener Knochengeschwulstregisters mit Ewing-Sarkom, von 1951—1975, waren 34 bei der Primärtumorbehandlung metastasenfrei (Tabelle 2). Seit 1 Jahr wird an der Orthop. Univ. Klinik in Wien, das T6-Protokoll des Memorial Hospitals von G. Rosen [19], angewandt. Seither stehen 5 Patienten in Behandlung. Diese sehr aggressive und nebenwirkungsreiche Therapie wird in 2 Zyklen gegeben und anschließend das T2-Schema [17] als Erhaltungstherapie angeschlosen. Dieses enthält allerdings nur eine Adriblastinserie pro Zyklus, da sonst die kumulative Dosis von Adriblastin während der einjährigen Behandlungsdauer überschritten werden würde.

Tabelle 2. Adjuvante Chemotherapie Ewing-Sarkom

Historische Gruppe (Wiener Knochengeschwulstregister 1951—1975)
n=34 7 Pat. keine Chemotherapie
27 Pat. adjuvante Mono- und Polychemotherapie
T6-Protokoll (Orthop. Univ.Klinik seit XII 1976)
n=5 (7 T6-Zyklen)

Die Nebenwirkungen wurden bei 8 Patienten (5 adjuvanten und 3 palliativen), an denen 13 Zyklen vorgenommen worden waren, beurteilt. Da der Zyklus aus mehreren verschiedenen Sequenzen besteht, treten auch entsprechend der angewandten Medikamente unterschiedliche Nebenwirkungen auf. Erbrechen und Übelkeit wurde in allen Fällen beobachtet, die obligate Alopezie war in 10 von 13 Behandlungen total. Etwa die Hälfte der Patienten hatten im Anschluß an die Behandlung Mundulzera. Nur 4mal kam es zu Thrombopenien unter 100 000 und 2mal zu Leukopenien unter 1000 Zellen pro mm^3. In einem Fall, in dem allerdings auch die abdominale Region mitbestrahlt wurde, kam es zu einer hämorrhagischen Zystitis auf Cyclophosphamid. Neurologische Störungen durch Medikamenteneinwirkung konnten keine festgestellt werden. Obwohl auch die einzelnen Serien zum Teil ambulant bei Patienten, die in der Nähe der Behandlungsstelle ihren Wohnsitz haben, durchgeführt werden, stellt diese Behandlung einen beträchtlichen psychischen Streß für den Patienten dar. Oftmalige Gespräche mit den Patienten bzw. mit deren Eltern und entsprechende Motivierung sind notwendig, um die weitere Therapie plangerecht durchführen zu können.

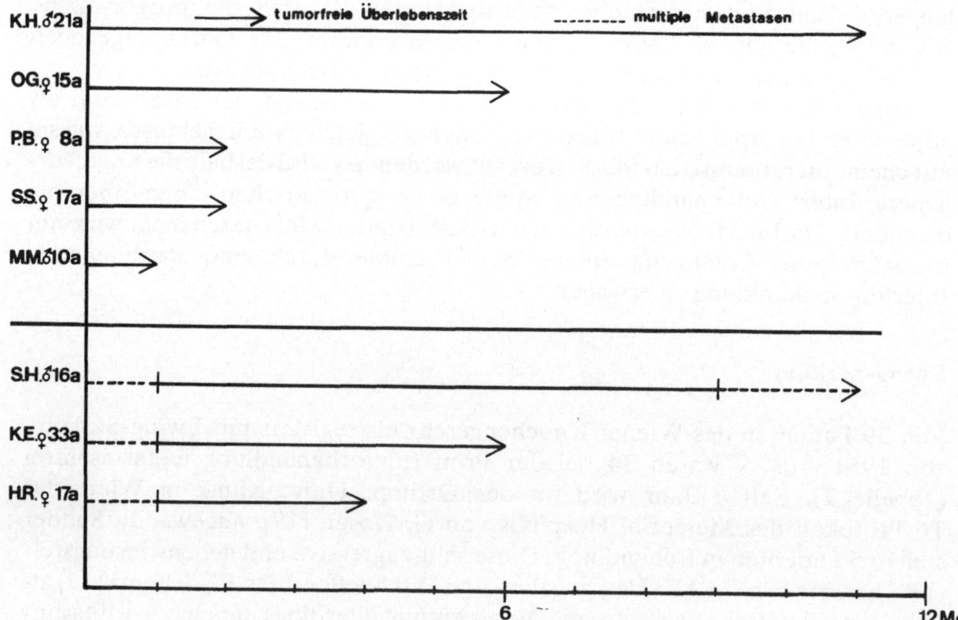

Abb. 6. T-6 Schema (Memorial Hospital) adjuvante und palliative Therapie bei 8 Patienten mit Ewingsarkom

Bei den eigenen 5 adjuvanten Fällen konnte bisher kein Therapieversager festgestellt werden (Abb. 6). Auch bei 3 Fällen mit multiplen Metastasen, kam es in allen zu kompletten Remissionen, die bei einem vorher bereits moribunden Patienten 8 Monate angehalten hat, bevor neuerlich Metastasen auftraten. Dies stellt bereits einen wesentlichen Fortschritt zur historischen Gruppe der Ewing-Sarkom-Patienten dar [11], von denen nur mehr weniger als 50% nach 1 Jahr tumorfrei waren (Abb. 7). Fügt man zu den eigenen Fällen die 13 Fälle von Rosen bei, die bisher mit dem T6-Schema behandelt wurden, so zeigt sich nur 1 Therapieversager nach 6 Monaten bei insgesamt 18 Patienten mit einer durchschnittlichen Nachbeobachtungszeit von 14 Monaten. Damit sind die Ergebnisse in dieser gesamten Gruppe wesentlich besser als vorher, ohne und mit verschiedenen chemotherapeutischen Maßnahmen.

Ein gewisses Problem stellt die Einfügung der Strahlentherapie des Primärtumors, in dieses sehr aggressive Chemotherapieschema dar. Hier besteht die Gefahr, daß durch eine Knochenmarkstoxizität der Chemotherapie, die gleichzeitig zur Anwendung kommende Strahlentherapie verzögert werden kann und dadurch dann die Radikalität der Strahlenbehandlung des Primärtumors in Frage gestellt wird. Durch ein mögliches Lokalrezidiv sind die durch die Chemotherapie bis dahin geheilten Fälle wieder gefährdet [15]. Aus diesem Grund erscheint es sinnvoll, erst einen oder beide T6-Zyklen durchzumachen und dann auf die durch Chemotherapie reduzierte Tumormasse eine suffiziente Strahlendosis zu

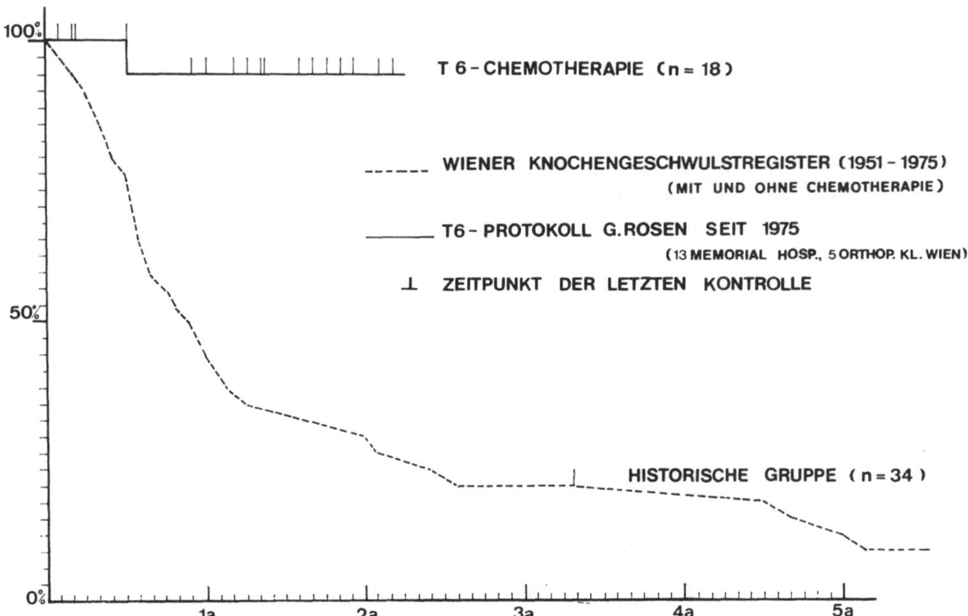

Abb. 7. Tumorfreie Überlebenszeit von Ewingsarkom-Patienten. 13 Patienten des Memorial Hospitals aus der Arbeit Nr. 19 (Rosen u. Mitarb. 1977) entnommen

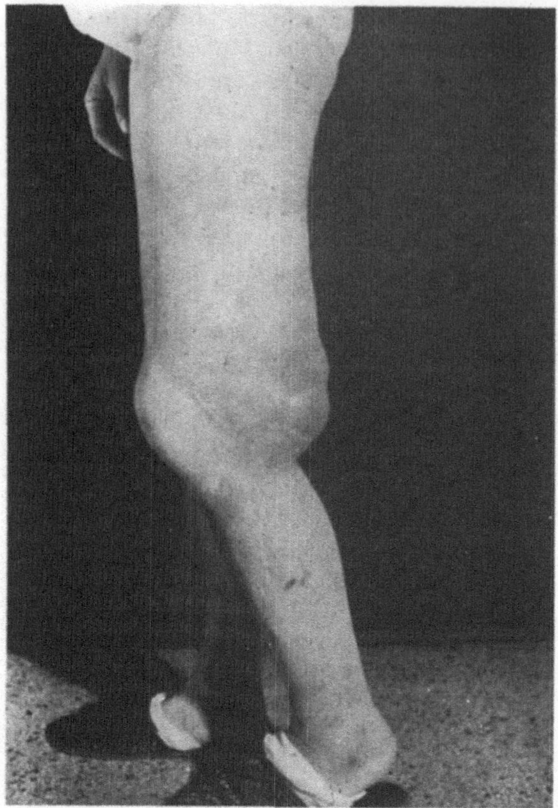

Abb. 8. K. E., weibl., 33a, Rezidiv eines Ewing-Sarkoms in der Poplitea nach Fibulaexstirpation vor 5 Jahren

applizieren. Auch riesige Tumoren können chemotherapeutisch so weit verkleinert werden, daß anschließend konservativ chirurgische und strahlentherapeutische Maßnahmen noch eine lokale Kontrolle gewährleisten können (Abb. 8 und 9).

Zusammenfassung

Durch die Erfahrung mit der Chemotherapie bei metastasierenden primären Knochentumoren, wurden in den letzten Jahren für das Osteosarkom und Ewing-Sarkom, sehr aggressive adjuvante Chemotherapieschemen entworfen. Es wird über die Erfahrungen mit der hochdosierten Methotrexattherapie beim Osteosarkom (8 adjuvante Patienten) und dem T6-Schema des Memorial Hospitals beim Ewing-Sarkom (5 adjuvante Patienten), berichtet. Die vorläufigen Ergebnisse bestätigen im Vergleich zu eigenen historischen Patientengruppen, die Angaben in der Literatur. Gleichzeitig wird auf die Wandlung der Primärtumorbehandlung bei diesen Tumoren durch die Möglichkeit einer wirksamen Chemotherapie aufmerksam gemacht.

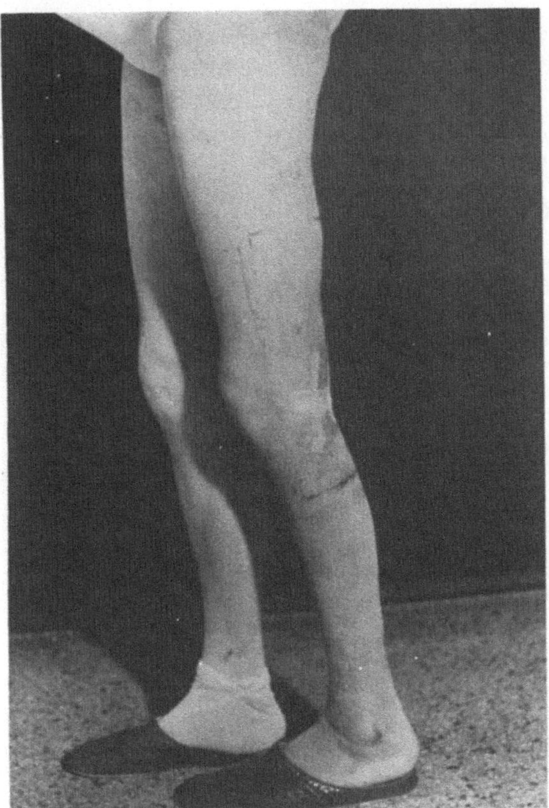

Abb. 9. Zustand nach T6-Chemotherapie, unradikaler chirurgischer Exstirpation und Strahlentherapie (6000 r). Funktionell gutes Ergebnis mit freier Kniegelenksbeweglichkeit und ungestörter Funktion des Beines

Diskussion

Diskussionsteilnehmer: Welche Rolle spielt die Immunotherapie in der Adjuvansbehandlung von Sarkomen des Knochens und des Bindegewebes?
Schmidt: Für die Wirksamkeit einer Immunotherapie bei diesen Sarkomen gibt es bis jetzt keine Hinweise.
Huber: In Schweden wird in großen kontrollierten Studien der Stellenwert der Interferon-Therapie geprüft.
Kotz: Bei diesen Untersuchungen handelt es sich nicht um randomisierte Studien. In einem Krankenhaus erfolgt die Behandlung mit Interferon, in dem anderen ohne. Die Ergebnisse sind gut und kommen der Methotrexatbehandlung nahe. Wir führen die Interferontherapie seit etwa einem Jahr bei der Hälfte der Patienten durch. Sie wirkt freilich nur bei Freiheit von faßbaren Metastasen!

Literatur

1. Cortes E. P., J. F. Holland, J. J. Wang, L. F. Sinks: Doxorubicin in disseminated osteosarcoma. J.A.M.A. **221,** 1132 (1972)

2. Freeman, A. I., C. Sachatello, J. Gaeta, N. K. Shah, J. J. Wang, L. F. Sinks: An analysis of Ewing's tumor in Children at Roswell Park Memorial Institute. Cancer **29,** 1563 (1972)
3. Goepfert H. u. Mitarb.: Palliative treatment of Ewing's sarcoma. Amer. J. Surg. **113,** 246 (1967)
4. Gottlieb, J. A., Baker L. H., Quagliana J. M., Luce J. K., Whitecar J. P., Sinkovics J. G., Rivkin S. E., Brownlee R., Frei III. E.: Chemotherapy of sarcomas with a Combination of adriamycin and dimethyltriacenaimidazole-carbonamide. Cancer **30,** 1632 (1972)
5. Haggard M. E.: Cyclophosphamide in the treatment of children with malignant neoplasms. Cancer Chemotherapy Rep. **51,** 403 (1967)
6. Hustu, H. O., D. Pinkel, C. B. Pratt: Treatment of clinically localized Ewing's sarcoma with radiotherapy and combination chemotherapy. Cancer **30,** 1522—1527 (1972)
7. Jaffe N., Farber S., Traggis D., Geiser C., Kim B. S., Das L., Frauenberger G., Djerassi J., Cassady J. R.: Favorable response of metastatic osteogenic sarcoma to pulse high-dose methotrexate with citrovorum rescue and radiation therapy. Cancer **31,** 1367 (1972)
8. Jaffe N., E. Frei, D. Traggis. Y. Bishop: Adjuvant Methotrexate and Citrovorum-Factor Treatment of Osteogenic Sarcoma. New Engl. J. Med. **291,** 994 (1974)
9. Jaffe N., E. Frei, D. Traggis, H. Watts: Weekly high-dose Methotrexate-Citrovorum Factor in Osteogenic Sarcoma. Cancer **39,** 45 (1977)
10. Johnson R. E., Pomeroy T. C.: Integrated therapy for Ewing's sarcoma. Am. J. Roentgenol. **114,** 532 (1972)
11. Kotz R., Mechthild Salzer-Kuntschik, K. Zweymüller u. M. Salzer: Therapy and Prognosis of the Ewing-Sarcoma. Österr. Z. Onkol. **1,** 15 (1974)
12. Kotz R., Arbes H., Hackel H., Leber H., Salzer M., Salzer-Kuntschik Mechthild: Ergebnisse der Chemotherapie in der Nachbehandlung von malignen Knochentumoren. Orthop. Praxis **12,** 1021 (1976)
13. Kotz R., H. Leber, W. Ramach, H. Arbes, A. Wolf: Erfahrungen mit der Durchführung der hochdosierten Methotrexatbehandlung beim Osteosarkom. Wr. klin. Wschr. **89** (14) 474 (1977)
14. Kotz R., W. Ramach, K. Krisch: Concerning treatment with high-dose Methotrexate free of toxicity in osteosarcoma patients. 10. Internat. Chemotherapiekongreß, Zürich, 22. 9. 1977
15. Kotz R., H. D. Kogelnik, M. Salzer-Kuntschik, G. Lechner: Problems of Local Recurrence in Patients with Ewing's Sarcoma. Österr. Ztschr. Onkol. **4,** 7—12 (1977)
16. Oldham, R. K., Pomeroy T-C.: Treatment of Ewing's sarcoma with adriamycine (NSC-123 127). Cancer Chemother. Rep. **56,** 634 (1972)
17. Rosen G., N. Wollmer, C. Tan, J. Wu, S. I. Hajdu, W. Cham, G. J. D'Angio, M. L. Murphy: Disease free survival in children with Ewings sarcoma treated with radiation therapy and adjuvant four-drug sequential chemotherapy. Cancer Soc. Inc. J. B. Lippincott Comp. 384 (1974a)
18. Rosen G., S. Suwansirikul, C. Kwon, C-Tan, S. J. Wu, E. J. Beattie, M. L. Murphy: High dose Methotrexate with citrovorum factor rescue and adriamycin in childhood osteogenic sarcoma Cancer **33,** 1151 (1974b)
19. Rosen G., Gutierrez M., Mosende C., Chabara Ch., Huvos A. G., Marcove R. C.: Curability of Ewing's Sarcoma and Consideration for future therapeutic trials. 1977
20. Rosen G. 1977: T7 Protocol, pers. Mitteilung.
21. Salzer M.: Vorläufige Ergebnisse chemotherapeutischer Metastasenprophylaxe beim Osteosarkom. Krebsarzt **23,** 251 (1968)
22. Salzer M., M. Salzer-Kuntschik, K. Zhuber, C. H. G. Price, H. G. Willert, M. Immenkamp. Z. Matejovsky, W. Keyl, P. Groh: Therapie und Prognose des kindlichen Osteosarkoms. Arch. orthop. Unfall-Chir. **85,** 279 (1976)
23. Senyszyn J. J., Johnson R. E., Corran R. E.: Treatment of metastatic Ewings-Sarcoma with Actinomycin D (NSC-3053). Cancer Chemother. Rep. **54,** 103 (1970)
24. Sinks L. F., Mindell E. R.: Chemotherapy of Osteosarcoma. Clin. Orthop. III 101 (1975)
25. Strander H., Jakobsson P. A., Carlström G., Cantell K.: Administration of potent interferon to patients with malignant disease. Cancer Cytol., **13,** 18 (1974)
26. Sutow W. W., T. J. Vietti, D. J. Fernbach, D. M. Lane, M. H. Donaldson, D. Lonsdale: Evaluation of chemotherapy in children with metastatic Ewing's sarcoma and osteogenic sarcoma. Cancer Chemother. Rep. **1,** 55 67 (1971)
27. Sutow W. W., M. P. Sullivan, J. R. Wilbur, A. Gängir: Study of adjuvant chemotherapy in osteogenic sarcoma. J. clin. Pharmacol. **15,** 530 (1975)

2.5 Adjuvante zytostatische Therapie aus der Sicht des Pädiaters

2.5.1 Zytostatische Adjuvanstherapie aus der Sicht des Pädiaters

Lampert, F.

Univ.-Kinderpoliklinik Gießen

Allgemeine Vorbemerkungen

Mit einem typischen Kleinkindmalignom, dem Wilms-Tumor, und mit Actinomycin D begann 1959 (Pinkel) die Ära der adjuvanten Chemotherapie.

Diese postoperativ einsetzende Chemotherapie hat das Ziel, verbliebene Tumorreste oder bereits vorhandene Mikrometastasen zu vernichten. Es handelt sich also nicht um eine prophylaktische Behandlung, sondern um eine Therapie von nicht sichtbaren Mikrometastasen. Man muß sich dabei erinnern, daß mit den heute vorhandenen diagnostischen Möglichkeiten Metastasen von 1 cm im Durchmesser und kleiner normalerweise nicht erfaßt werden. Metastasen von 1 cm Größe sind aber im biologischen Sinn schon recht bedeutend; darin wachsen nämlich schon an die 10^9 oder 1 Milliarde Tumorzellen.

Die heute verwendeten Zytostatika werden überwiegend nicht mehr als Einzelsubstanz sondern in Kombination eingesetzt. Diese *Kombinations-Chemotherapie* beruht auf folgenden Voraussetzungen:

1. Von den einzelnen Zytostatika muß eine Wirksamkeit auf das zu behandelnde Tumorzellgewebe bekannt sein.

2. Die einzelnen Zytostatika sollen möglichst in verschiedenen Phasen des Zellzyklus wirken.

3. Die Toxizität der einzelnen Zytostatika soll verschiedene Wirtsorgane treffen, also unterschiedliche Nebenwirkungen haben.

Art und Anwendung der verschiedenen Zytostatikakombinationen wurden rein empirisch gefunden. Man kann eine wirksame Therapie nicht allein am Schreibtisch entwerfen, so bestechend z. B. auch eine synchronisierte Tumortherapie als Modell sein mag. Ein klassisches Beispiel für die additive Wirkung einer Kombinationschemotherapie ist die Remissionsrate bei der Induktion der akuten lymphoblastischen Leukämie im Kindesalter mit Prednison oral täglich + Vincristin i.v. 1 × wöchentlich.

Eine absolute *Indikation für die adjuvante Chemotherapie* besteht bei (Abb. 1):

1. Wilms-Tumor, mit Actinomycin D + Vincristin;

2. Embryonalem Rhabdomyosarkom, mit Actinomycin D + Vincristin + Cyclophosphamid;

3. Ewing-Sarkom mit zusätzlich Adriamycin zur vorher erwähnten Dreierkombination;

4. Osteosarkom, vor allem mit Adriamycin und hochdosiertem Methotrexat.

TUMOR	ADJUVANT CHEMOTHERAPY	CURE RATE
WILMS' TUMOR	AMD + VCR	60 - 80 %
RHABDOMYOSARCOMA	AMD + VCR + CPM (+ ADR)	40 - 60 %
EWING - SARCOMA	AMD + VCR + CPM + ADR	20 - 40 %
OSTEOSARCOMA	ADR + HD-MTX-CF, VCR (+ CPM)	40 - 50 %

Abb. 1. Adjuvante Kombinations-Chemotherapie und Erfolgsaussichten bei einigen malignen Tumoren im Kindesalter. AMD=Actinomycin D; VCR=Vincristin; CPM=Cyclophosphamid; ADR=Adriamycin; HD-MTX-CF=Hochdosiertes Methotrexat mit anschließend Citrovorumfaktor

Bei dieser Zusammenstellung fehlt das Neuroblastom. Bei diesem äußerst bösartigen Malignom gelingen zwar temporäre Remissionen, aber insgesamt hat sich die Überlebensrate durch Chemotherapie kaum verbessert. Sie liegt, alle Stadien zusammengenommen, unverändert bei 30% wie vor 20 Jahren.

Eine weitere Indikation ist die Verkleinerung inoperabler Tumoren durch Zytostatika, so daß in einer zweiten Operation der Tumor weitgehend entfernt werden kann.

Bei der *Anwendung* dieser höchst wirksamen Zellgifte muß der Behandler jederzeit die Komplikationen der Therapie kennen. Der Leukozytenwert als Maß für die Knochenmarksaktivität gilt uns immer noch als einfachstes Dosierkriterium: Bei peripheren Blutleukozytenwerten über 3000/mm^3 geben wir die volle Dosis, bei 2000/mm^3 die halbe und bei Werten unter 1000/mm^3 keine Zytostatika. Bei Schulkindern stellt das psychogen oder reflektorisch-induzierte Erbrechen, manchmal schon vor Ansetzen der Spritze im Verlauf einer längerdauernden Injektionsbehandlung ein Problem dar. Dabei kommt es zum Erbrechen bei Substanzen, die normalerweise nicht zu Erbrechen führen, wie z.B. beim Vincristin.

Wir versuchen, die Kinder fast ausschließlich ambulant zu behandeln. Nur für Operation und Bestrahlung bleiben sie im Krankenhaus. Bei der ambulanten Behandlung ist es am praktischsten, die Zytostatika-Injektionen nicht mehrere Tage hintereinander zu geben, sondern in Abständen von 1, 2 oder mehreren Wochen.

Auf guten Ernährungszustand bei den unter Zytostatika stehenden Kindern legen wir großen Wert. Wichtig ist weiter die *Dokumentation* des Krankheitsverlaufes auf einheitlichen Formblättern. Diesen Verlaufsbogen hat man als wichtigstes Patientendokument bei jeder ambulanten Untersuchung vor sich und überblickt somit sofort die früheren und jetzigen Daten von Zytostatikadosis, körperlichen und Laborbefunden und kann seine therapeutischen Entscheidungen leichter und sicherer treffen.

Therapie und Erfolge bei einzelnen Tumoren

Wilms-Tumor: Das Nephroblastom, der embryonale Tumor der Niere umfaßt etwa 7% aller Malignome im Kindesalter und kommt mit gleicher Häufigkeit bei allen Rassen in allen Teilen der Welt vor. Er ist der häufigste Bauchtumor. Pro Jahr müssen wir in der Bundesrepublik mit 60—100 Neuerkrankungen rechnen. Es sind meist Kleinkinder zwischen 1 und 5 Jahren.

Mit dem routinemäßigen Einsatz von Actinomycin D nach Operation und Bestrahlung des Tumorbettes vergrößerte sich die Überlebensrate auf etwas über 50%. Bei diesem Tumor konnte man auch zum ersten Mal das eindrucksvolle Dahinschmelzen von Lungenmetastasen unter Chemotherapie erleben.

Eine weitere Verfeinerung und Anpassung der Therapie wurde durch die klinische Stadien- oder Gruppeneinteilung des Tumors möglich. Die Einteilung in 5 Stadien der National Wilms-Tumor study group ist heute allgemein weltweit üblich. Diese Stadieneinteilung ist das wichtigste prognostische Zeichen bei Diagnose. Alle Ergebnisse von Überlebenszahlen bzw. Heilraten müssen diese Stadieneinteilung berücksichtigen, hier z. B. dargestellt an 155 Patienten aus London, Bremen, München. Die Überlebensrate der Patienten in Stadium I betrug 93% gegenüber nur 19% in Stadium III, aber immerhin 36% in Stadium IV, dem Tumor mit Lungenmetastasen. Ein recht gutes Ergebnis, dargestellt an der Gesamtüberlebensrate erzielte Jenkin in Toronto (Kanada): Bei 110 aufeinanderfolgenden Kindern mit Wilms-Tumor überlebten 70% der Kinder, die von 1963 bis 1968 behandelt wurden, und sogar 81%, die von 1969–1974 behandelt wurden.

Die Nationale Wilms-Tumor Studiengruppe in USA stellt den ersten Versuch dar, eine Tumorkrankheit nicht nur an einigen Zentren einheitlich zu behandeln, sondern die Patienten eines ganzen Landes möglichst weitgehend standardisiert zu behandeln und dadurch neue Erkenntnisse zu gewinnen. Die Haupterkenntnisse dieser Studie, die inzwischen über 600 Patienten überblickt (D'Angio et al., 1976) sind folgende:

1. Bei der 15monatigen Nachbehandlung ist die Kombination von Actinomycin D und Vincristin wirksamer als mit jeweils nur einer Substanz allein. Bezüglich des Anwendungsmodus dieser Medikamente bevorzugen wir mehr in Anlehnung an Fleming und Johnson (1970) die kombinierte wöchentliche Gabe als Actinomycin D in 5-Tageskuren zu geben.

2. Im Stadium I, also dem streng lokalisierten und völlig exstirpierten Tumor, ist eine Nachbestrahlung nicht notwendig. Diese Erkenntnis ist wichtig, denn eine Bestrahlung des Tumorbettes ist nicht risikolos. Immerhin wurde kürzlich über 5 Patienten in den USA berichtet, die zwar vom Wilms-Tumor geheilt wurden, bei denen jedoch im späteren Verlauf eine Leukämie entstand.

Das neue Behandlungsschema dieser nationalen Wilms-Tumor-Gruppe in USA will 2 Dinge prüfen (Abb. 2). 1. Ist im Stadium I eine Behandlung über 6 Monate hinaus noch sinnvoll?

2. Bringt der Zusatz von Adriamycin im Stadium II, III, IV in der Dauerbehandlung eine höhere Überlebensrate?

Die Zukunft wird zeigen, ob eine weitere Verbesserung dieser durch die Stadieneinteilung schon sehr verfeinerten Therapie möglich sein wird.

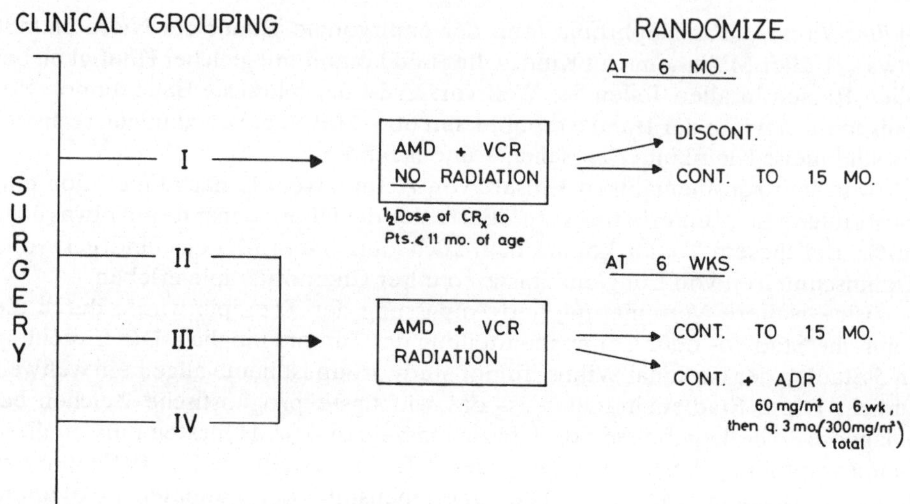

Abb. 2. Therapieschema der Nationalen (USA) Wilms' Tumor Studiengruppe (Wolff et al.), angepaßt an Tumorausbreitungsstadien und nach Therapiedauer und Adriamycinzusatz randomisiert. AMD = Actinomycin D; VCR = Vincristin; ADR = Adriamycin

Rhabdomyosarkom

Das von quergestreifter Muskulatur ausgehende Rhabdomyosarkom ist der häufigste Weichteiltumor und umfaßt etwa 5—8% der Malignome im Kindesalter. Prognostisch entscheidend sind, wie Sutow et al. (1970) herausgearbeitet haben,

1. Der Entstehungsort, nämlich Orbita, Kopf-Hals-Bereich, Extremitäten oder Urogenitaltrakt;

2. die Histologie, nämlich embryonales oder alveoläres Rhabdomyosarkom und

3. vor allem das Tumorausbreitungsstadium, d. h. lokalisiert oder ausgedehnt, hier gezeigt an den 78 von Sutow und Mitarbeiter (1970) zusammengestellten Patienten.

Die 5-Jahres-Überlebensrate aller Patienten betrug 35%. Von den Patienten mit ausgedehntem oder metastasierendem Tumor überlebte kein einziger die 30-Monatsgrenze.

Inzwischen sammelt und behandelt man die Patienten mit Rhabdomyosarkom in USA — ähnlich wie beim Wilms-Tumor — in einer überregionalen Gruppe, die eine einheitliche Einteilung in 4 Stadien vorgeschlagen hat. Früher versuchte man auch das ausgedehntere Rhabdomyosarkom besonders mit radikaler Chirurgie anzugehen, z. B. mit Anlegung von Anus praeter und Ileumblase nach Ausräumung der vom Tumor befallenen Organe. Dies brachte wenig Erfolg bei diesem so bösartig, d. h. infiltrierend und metastasierend wachsenden Tumor. Die Kombination von hochdosierter lokaler Bestrahlung zusammen mit Polychemotherapie ist inzwischen bei diesen sensiblen Tumorzellen zur absoluten Indikation geworden. Mehrere Therapieschemata werden benutzt. Wir bevorzugen bei der allgemein verwendeten Kombination von Vincristin + Cyclophosphamid + Actinomycin D den auch ambulant gut machbaren Modus von wöchentlich bzw. 2wöchentlichen Injektionen; ähnlich wie es ursprünglich von Pratt und Mitarbeitern aus Memphis (1972) bzw. von einer englischen Gruppe (Malpas und Mitarbeiter, 1976) modifiziert wurde. Man wird dabei immer wieder überrascht, wie schnell dadurch zurückgebliebene Tumormassen verschwinden bzw. die Überlebenszeiten und -raten sich erstaunlich bessern. Malpas und Mitarbeiter erzielten bei 72% von 11 Kindern mit regionaler Tumorausdehnung ein tumorfreies Überleben mit dieser Kombinationschemotherapie gegenüber nur 12% von 17 Kindern, die nur mit Operation und Bestrahlung behandelt wurden. Neuere Therapieprotokolle, wie z. B. das T_2-Protokoll des Memorial Hospitals in New York schließen auch das Adriamycin mit ein. Beim Rhabdomyosarkom rechnet man heute mit einer Überlebensrate von über 50%.

Ewing-Sarkom

Im Gegensatz zum Osteosarkom hat man beim Ewing-Sarkom schon früh Tumorregressionen allein durch Lokalbestrahlung oder noch eindrucksvoller durch Kombination mit Chemotherapie (Cyclophosphamid und Vincristin) erzielt. Von einer radikalen Amputation ist man abgekommen. Man beschränkt sich jetzt auf eine möglichst große Tumorexzision.

Als Zytostatika werden verwendet: Cyclophosphamid, Vincristin, Actino-

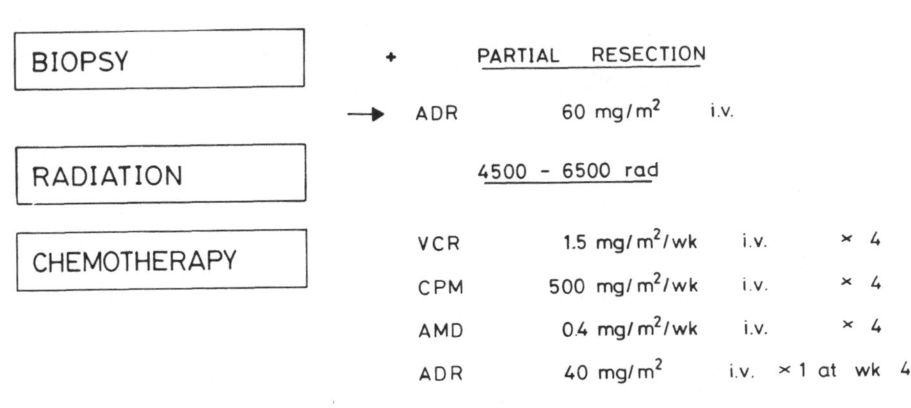

Abb. 3. Therapievorschlag bei Ewing-Sarkom des Beckens (modifiziert nach der Childrens's Cancer Study Group, Nesbit et al.). ADR = Adriamycin; VCR = Vincristin; CPM = Cyclophosphamid; AMD = Actinomycin D

mycin D und neuerdings auch Adriamycin, wie es ein von der Children's Cancer Study Group für das Ewing-Sarkom des Beckens vorgeschlagenes Schema darstellt. Dauer fast 2 Jahre. Der anfänglichen Tumorbestrahlung mit mindestens 5000 rad mit ausgiebiger Feldausdehnung kommt große Bedeutung zu. Je nach Toleranz des Patienten beginnen die „Chemotherapie-Kuren" schon während der Bestrahlungszeit oder sofort danach. Ein bei der Operation gegebener Adriamycin-Stoß soll schon anfänglich versprengte Tumorreste vernichten.

Sicher wird man die 5-Jahresüberlebensrate von früher nur 5—10% steigern können, vielleicht auf 40—50%. Man muß jedoch bedenken, daß durch die Chemotherapie die Zeit bis zum Auftreten von Metastasen stark verlängert werden kann. Früher traten die Metastasen praktisch alle innerhalb der ersten 2 Jahre nach Diagnose auf. Heute sehen wir bei den intensiv behandelten Patienten Spätmetastasen in der Lunge noch 5—6 Jahre nach der Anfangsoperation.

Osteosarkom

In den vorhergehenden Referaten wurde bereits viel im einzelnen über die Therapie dieses früher chemotherapieresistenten Tumors berichtet.

Glücklicherweise ist das Osteosarkom wie das Ewing-Sarkom selten. So sind Erfolgsstatistiken bei den gewöhnlich kleinen Fallzahlen von 10 oder 20% natürlich kritisch zu beurteilen. Der überschwengliche Optimismus, mit hochdosiertem Methotrexat und Adriamycin fast 80% der Patienten heilen zu können, ist leider durch das Auftreten von Spätmetastasen nicht nur in der Lunge, sondern auch im Skelett gedämpft worden. Aber eine Überlebensrate von etwa 50% gegenüber früher nur 20—30% ist eine realistische Annahme. Eine Zusammenstellung von 206 Patienten, die in 5 verschiedenen Zentren der USA behandelt wurden, ergab bei einem Beobachtungszeitraum, der sich von nur wenigen Monaten nach Operation bis auf 5 Jahre erstreckte, immerhin 58% Überlebende (Abb. 4). Wie gefährlich aber eine postoperative hochdosierte Chemotherapie sein kann, will ich im letzten Bild zeigen: Eine tödliche Herzinsuffizienz bei einem 11jährigen Mädchen, hervorgerufen durch die Kardiotoxizität von insgesamt 560 mg/m^2 Adriamycin. Die Thoraxaufnahme wurde praefinal 13 Monate nach Amputation des Oberschenkelsarkoms und 2 Monate nach Beendigung der Therapie gemacht. Die Patientin hatte im bisherigen Verlauf keine Metastasen, sie ist also an der Therapie gestorben. Dieser Fall ist um so mehr eine Forderung, Kinder mit malignen Tumoren in Zentren zu sammeln und einheitlich durch Erfahrene zu behandeln.

Zusammenfassung

Indikation und Anwendung der kombinierten adjuvanten zytostatischen Chemotherapie bei Tumoren im Kindesalter werden im allgemeinen und dann bei einzelnen Tumoren vorgestellt. Bei Wilms-Tumor ist nach Operation durch einjährige Nachbehandlung mit Vincristin und Actinomycin D eine Überlebens-

INSTITUTION	CHEMOTHERAPY	PATIENTS	N.E.D.	TIME in mo.(MED.)
ALG B (Cortes)	ADR	88	45	2 - 58 (15)
SLOAN KETTERING (Rosen)	ADR + HD-MTX + CPM	27	23	(12)
SIDNEY FARBER (Jaffe')	HD-MTX	12	5	24 - 54
	HD-MTX + ADR	22	16	8 - 24
SOUTH WEST (Sutow)	CONPADRI I	18	10	50 - 73
	CONPADRI II	19	9	28 - 56
ST. JUDE (Pratt)	HD-MTX + ADR + CPM	20	11	8 - 36 (15)
	TOTAL :	206	119 (58%)	

Abb. 4. Chemotherapeutisch behandelte und überlebende Patienten mit Osteosarkom mehrerer Zentren in USA (zusammengestellt von Frau Dr. G. Janka, München). N.E.D.=Tumorfrei. ADR=Adriamycin; HD-MTX=Hochdosiertes Methotrexat; CPM =Cyclophosphamid; CONPADRI=Cyclophosphamid; Oncovin; Phenylalaninmustard; Adriamycin

rate bis 80% möglich, bei Rhabdomyosarkom durch Vincristin und Actinomycin und Cyclophosphamid von etwa 50%, bei Ewing-Sarkom nach Bestrahlung und Kombinationschemotherapie einschl. Adriamycin etwa 40% und bei Osteosarkom nach Amputation durch die Kombination Adriamycin und Hochdosis Methotrexat von etwa 50% zu erzielen.

Diskussion

Schmidt: Mir fällt auf, daß in Ihren Therapieprotokollen noch sehr viel das Actinomycin D verwendet wird. Es gibt Studien, vor allem beim Ewing-Sarkom und beim osteogenen Sarkom, in welchen Therapiekombinationen mit Actinomycin D schlechter abschneiden als ohne Act. D.
Außerdem will ich noch darauf hinweisen, daß die Kardiotoxizität des Adriblastins durch verschiedene Faktoren verstärkt werden kann wie z.B. durch hochdosierte Strahlentherapie des Mediastinums, wo ja auch den Herzmuskel Streustrahlung trifft und auch bei hochdosierter Endoxanbehandlung. Haben Sie eine Abnahme der QRS-Voltage unter Adriblastintherapie gesehen, noch vor Manifestierung der Kardiotoxizität?

Lampert: Der häufige Gebrauch des Actinomycin D ist vielleicht teilweise historisch bedingt, da es ja für die hervorragenden Erfolge in der Behandlung des Wilms-Tumor verantwortlich ist.
Zur anderen Frage: eine Abnahme der QRS-Voltage vor Manifestierung der Kardiotoxizität nach Adriblastin konnten wir nicht beobachten!

Literatur

D'Angio, G. J., Evans, A. E., Breslow, N., Beckwith, B., Bishop, H., Feigl, P., Goodwin, W., Leape, L. L., Sinks, L. F., Sutow, W., Teft, M., Wolff, J.: The Treatment of Wilms' Tumor. Results of the National Wilms' Tumor Study. Cancer **38,** 633 (1976)

Fleming, J. D., Johnson, W. W., Clinical and pathologic staging as a guide in the management of Wilms' tumor. Cancer **26,** 660 (1970)

Jenkin, R. D. T.: The Treatment of Wilms' Tumor. Ped. Clin. N. Amer. **23,** 147 (1976)

Malpes, J. S., Freeman, J. E., Paxton, A., Walker Smith, J., Stansfeld, A. G., Wood, C. B. S.: Radiotherapy and adjuvant combination chemotherapy for childhood rhabdomyosarcoma. Brit. med. J. **1,** 247 (1976)

Pinkel, D.: Actinomycin D in childhood cancer: A preliminary Report. Pediatrics **23,** 342 (1959).

Pratt, C., Hustu, O. H., Fleming, I. D., Pinkel, D.: Coordinated treatment of childhood rhabdomyosarcoma with surgery, radiotherapy and combination chemotherapy. Cancer Res. **32,** 606 (1972)

Schwartz, A. D., Lee, H., Baum, E. S.: Leukemia in children with Wilms' tumor. J. Pediat. **87,** 374 (1975)

Sutow, W. W., Sullivan, M. P., Ried, H. L., Taylor, H. G., Griffith, K. M.: Prognosis in childhood rhabdomyosarcoma, Cancer **25,** 1384 (1970)

2.6 Gastrointestinale Tumoren

2.6.1 Adjuvante Chemotherapie bei Gastrointestinalkarzinomen

Mayr, A. C.

Abteilung für Onkologie und Hämatologie, Medizinische Klinik C, Kantonsspital St. Gallen

Die Gastrointestinaltumoren sind durch eine Reihe gemeinsamer, vorwiegend negativer Eigenschaften gekennzeichnet [1]:

Zusammengenommen sind sie die häufigsten Karzinome. Sie verursachen die meisten Tumor-bedingten Todesfälle [2].

Eine Geschlechtsbevorzugung ist nur am Rand vorhanden und betrifft vor allem das bei Männern häufigere Oesophaguskarzinom.

Es sind alle Erwachsenenalter vertreten. Gesamthaft besteht eine zunehmende Tendenz in höherem Alter, bei den Kolorektalkarzinomen liegt zum Beispiel der Altersgipfel zwischen 60 und 80 Jahren.

Die Ursachen des Leidens sind weitgehend unbekannt. Eine Reihe karzinogener Faktoren konnte zwar definiert werden, ihr Stellenwert im Einzelfall ist unbekannt. Ebenso unklar sind auch die Ursachen für die Abnahme des Magenkarzinoms und die Zunahme von Pankreas- und Kolorektalkarzinomen (Tabelle 1 [2]). Dies gibt Raum für die verschiedensten Vermutungen — ebenso zahlreich sind auch die Versuche, die Erkrankung über Nahrungsfaktoren oder Lebensführungsregeln oder ähnliche unbewiesene Verfahren zu verhindern oder gar zu beeinflussen.

	Anzahl Todesfälle	
Todesursache:	1955	1976
Oesophagus-Karzinom	435	356
Magen-Karzinom	2010	1330
Übriger Darmtrakt	1157	1686

Tabelle 1. Gastrointestinal-Karzinom-bedingte Todesfälle in der Schweiz 1955 und 1976 [2]

Die Symptome der Gastrointestinalkarzinome sind uncharakteristisch und beeinträchtigen die Patienten erst in fortgeschrittenen Stadien.

Eine Früherfassung ist aufgrund der Symptomatik sowie aufgrund der bis heute bekannten Screeningverfahren nur in beschränktem Ausmaß möglich und betrifft in Europa vor allem die Kolorektaltumoren [3, 4].

Diese Karzinome sind bei Diagnosestellung häufig bereits inoperabel oder zumindest nurmehr palliativ angehbar.

Radio- und/oder Chemotherapie haben bei fortgeschrittenen Gastrointestinalkarzinomen nur eine beschränkte Wirksamkeit, kurative Resultate bei manifester Fernmetastasierung sind bis heute unbekannt.

Die 1- und 5-Jahres-Überlebensraten der verschiedenen Gastrointestinalkarzinome sind unterschiedlich, jedoch in jedem Fall ungünstig (Tabelle 2, nach [5]). Diese Überlebensraten haben sich in den letzten Jahrzehnten nicht

Tabelle 2. Ein- und Fünf-Jahresüberlebensraten für Patienten mit Gastrointestinalkarzinomen [5]

		Magen-Karzinom	Kolon-Karzinom
Häufigkeit von allen Karzinomen (%)		3,3	10,4
5-Jahresüberlebensraten (%)	1940—49	9	32
	1950—59	12	44
	1965—69	12	45
1-Jahresüberlebensraten (%)	1965—69	33	68
	1970—71	32	65

wesentlich verändert. Der Anteil von Überlebenden ist vor allem jenen Patienten zuzuschreiben, die als Frühfälle zur Diagnose kamen und dann tatsächlich auch chirurgisch radikal resezierbar waren.

Bisher ist also nur die radikale Operation der gastrointestinalen Karzinome mit tatsächlicher Heilungschance verbunden gewesen — wobei die 5-Jahres-Überlebensraten nur einen Anhaltspunkt dafür darstellen. Es ist hier nicht der Ort, um über chirurgische Methoden und Techniken oder die mancherorts bei diesen Karzinomen umstrittene Radiotherapie vor oder nach kurativ geplanter Operation zu erörtern.

Eine weitere Möglichkeit, die Überlebensraten zu verbessern oder zumindest das tumorfreie postoperative Intervall zu verlängern, scheint die logisch begründbare und darum bestechende Idee der adjuvanten systemischen Chemotherapie mit tumoriziden Medikamenten zu sein, um lokale Residuen oder via Blutweg ausgeschwemmte Tumorzellen [6] zu vernichten. 1958 versuchte daher eine Chirurgengruppe [7] erstmals eine adjuvante Chemotherapiestudie mit multiinstitutioneller Beteiligung durchzuführen. Die vorgesehene Studie stützte sich auf die Experimente von Shapiro und Chirigos [8, 9], welche eine Verlängerung des tumorfreien Intervalls und eine Verbesserung der Überlebensrate mit adjuvanter Chemotherapie bei Tieren mit soliden Tumoren fanden. Ebenso wurde die Beobachtung von Skipper und Schabel [10] herangezogen, die eine inverse Korrelation zwischen Tumorzellzahl und Effektivität der Chemotherapie bei Leukämien wie auch bei soliden Tumoren im Tierexperiment fanden. Wegen Häufigkeit und relativ schlechter Prognose wurden die Gastrointestinaltumoren, vor allem das Kolorektal- und das Magenkarzinom, zur Erprobung des theoretisch bestens begründbaren und eine vergrößerte Heilungsrate versprechenden Konzeptes gewählt.

Kolorektalkarzinome (Tabelle 4)

Etwa die Hälfte aller Magendarmtraktkarzinome entstehen im Kolorektalbereich. In den USA steht das Dickdarmkarzinom an zweiter Stelle der Krebstodesfälle, wobei die *Häufigkeit* des Tumors in den letzten Jahrzehnten stark zugenommen hat. Der Altersgipfel liegt zwischen dem 60. und 80. Lebensjahr ohne Geschlechtsbevorzugung. *Ätiologische Faktoren* wurden im vermehrten Rindfleischgenuß, in fettreicher bzw. schlackenarmer Ernährung und a. m. gesucht. Zudem ist von den Gallensäuren nachgewiesen, daß sie im Intermediärstoffwechsel intraluminal durch Darmbakterien zu Karzinogenen umgebaut werden (Desoxycholsäure und Cholanthren). Daraus ergeben sich erste Ansätze einer ätiologischen Prophylaxe mittels schlackenreicher Kost. Bekannte *Risikofaktoren* für Kolorektalkarzinomentwicklung sind familiäre Polypose, Colitis ulcerosa, Dickdarmpolypen. *Histologisch* handelt es sich bei den Kolorektalkarzinomen zu ca. 90% um Adenokarzinome. Der Analkanal selbst nimmt betreffend der Histologie und der dort befindlichen Malignome eine spezielle Stellung ein, da die verschiedensten Formen möglich sind. Von *prognostischer* Relevanz ist die sich heute mehr und mehr durchsetzende Duke'sche histopathologische Klassifikation nach Infiltration des Primärtumors (Tabelle 3). Die *Früherkennung* der Kolorektaltumoren hat sich durch die Hämokultmethode deutlich verbessert. Mit der digitalen rektalen Untersuchung können nur zwischen 13 und 30% der tatsächlich vorhandenen Tumoren gefunden werden, mit dem starren Rektoskop immerhin bereits 50% aller Dickdarmkarzinome. Mittels Holzknechtkontrasteinlauf und/oder partieller oder totaler Koloskopie lassen sich fast alle Kolorektalkarzinome auffinden und lokalisieren.

Tabelle 3. Duke'sche Klassifikation der Kolontumoren und 5-Jahresüberlebensraten

Stadium	Infiltrationsgrad	5-J.-Überlebensraten
A	Befall der Schleimhaut allein	80%
B	Infiltration der Muscularis mucosae	50%
C	Infiltration der regionalen Lymphknoten	25%
D	Fernmetastasen	2%

Die *Therapie* der kolorektalen Tumoren in kurativer Hinsicht ist eine Domäne des Chirurgen. *Radiotherapie* wurde in den letzten Jahren als adjuvante Methode prä- und postoperativ, vor allem beim Rektumkarzinom eingesetzt. Die bereits publizierten Ergebnisse randomisierter Studien zeigen unterschiedliche Ergebnisse, teilweise sogar innerhalb der gleichen Studie [12, 13]. Überprüfungen dieser zum Teil widersprüchlichen Resultate laufen derzeit in Form weiterer kooperativer Studien. Die Erwartung besserer Überlebensergebnisse nach Vorbestrahlung von Rektumkarzinomen entstammt einer Arbeit von Kligerman, der anhand von pathologisch-anatomischen Untersuchungen des chirurgischen Resektates feststellte, daß nach Vorbestrahlung die Stadienhäufigkeit der günstigen Stadien entgegen der Erwartung deutlich überwogen hat! Eine Korrelation mit dem Überleben wurde jedoch in dieser Arbeit nicht angeführt [14].

Wegen der großen klinischen und pharmakologischen Vorkenntnisse wurde als Adjuvans-Chemotherapeutikum in ersten kooperativen randomisierten Untersuchungen *Thio-TEPA* herangezogen. Als Kontrollen dienten gleich operierte und gleich nachkontrollierte Patienten mit denselben Tumoren. Therapie oder Beobachtung wurde durch Randomisation zugeteilt. Die anfangs verwendete Thio-TEPA-Dosis von 0,8 mg/kg Körpergewicht mußte infolge therapiebedingt gehäufter Todesfälle auf 0,6 mg/kg Körpergewicht reduziert werden. Thio-TEPA wurde i.v. und intraperitoneal direkt postoperativ verabreicht. Weder die Veterans Administration Spital-Gruppe [11] noch die Gruppe der Universitätsspitäler [15] konnten damit bei ähnlich aufgelegtem

Studienansatz eine Verbesserung der Überlebensrate bei insgesamt 1862 untersuchten Patienten erreichen. Thio-TEPA ist allerdings aus heutiger Sicht bei manifest metastasierenden Gastrointestinalkarzinomen kaum wirksam — eine der Hauptvoraussetzungen für eine adjuvante Wirksamkeit war somit nicht gegeben.

Die nächste Veterans Administration-Studie wurde mit *Fluordesoxyuridin* durchgeführt, welches immerhin eine geringe Wirksamkeit bei Gastrointestinalkarzinomen aufweist. Mit Dosen zwischen 15 bis 30 mg/kg Körpergewicht täglich an 3 konsekutiven Tagen, wiederholt nach Toxizitätserholung konnte wiederum keine Prognoseverbesserung nachgewiesen werden. Auch die Aufschlüsselung nach verschiedenen prognostischen Faktoren (Geschlecht, Alter, sicher oder nicht sicher zurückgelassener Tumor, usw.) ergab keine weitere Information [16].

Als nächste Substanz wurde das häufig verwendete und gut untersuchte *Fluorurazil* als Adjuvans zu erfolgreicher Chirurgie eingesetzt. Fluorurazil weist immerhin als Monotherapeutikum bei manifester Metastasierung ca. 20% Remissionen auf, in mehreren Untersuchungen und in verschiedenen Dosierungsschemata nachgewiesen [17]. Eine Überlebensverlängerung konnte jedoch nie gefunden werden [18]. Erstmals wurde nun nicht per- oder direkt postoperativ mit der Chemotherapie begonnen, sondern zwei Wochen später. Der zweite Chemotherapiestoß war 6—8 Wochen postoperativ verabreicht worden. Die Dosis von 12 mg Fluorurazil pro kg Körpergewicht (maximale Einzeldosis 1 g) an 5 konsekutiven Tagen wurde allgemein gut toleriert. Die Überlebenskurven der beobachteten 433 Patienten ergab nun eine Überlebenszeitverbesserung, jedoch ohne statistische Signifikanz. Dieser Unterschied zeigte sich sowohl in der nicht kurativ operierten Gruppe als auch in der palliativ tumorresezierten Gruppe, wo der Tumor-freie Intervall gering verlängert wurde. Eine vermehrte Heilungsrate fiel jedoch nicht auf [19].

Als nächstes wurde die Fluorurazilgabe während 18 Monaten getestet

Tabelle 4. Zusammenstellung der wichtigsten Autoren und Arbeiten über adjuvante Chemotherapie, deren Art und Erfolg beim Kolonkarzinom

Studien-art	Autoren (Lit.)	Verwendete Substanz	Verlängerung der Überlebenszeit	Verlängerung des tumorfreien Intervalls
Rando-misiert	VASACG [11]	Thio-TEPA	keine	keine
	Holden et al. [15]	Thio-TEPA	keine	keine
Kontrol-liert	VASACG [16]	Fluordesoxyuridin	keine	keine
	VASACG [19]	Fluorurazil	keine	fraglich (insignifikant)
	VASACG [19]	Fluorurazil (PIT)	keine	fraglich (insignifikant)
nicht rando-misiert	Rousselot et al. [20]	Fluorurazil	+ (?)	+ (?)
	Li et al. [21]	Fluorurazil	+ (?)	+ (?)
	Mavligit et al. [24]	Fluoruracil mit oder ohne BCG	+ (?)	+ (?)

(PIT-Trial: Prolonged intermittent therapy). Die Ergebnisse der ersten Fluorurazilstudien haben sich aber durch diese verlängerte Chemotherapiegabe nicht verbessern lassen [19].

Abgesehen von den zitierten, streng kontrollierten prospektiv randomisierten Untersuchungen sind noch Resultate anderer Autoren zu erwähnen, die mit historischen Vergleichen oder selektionierten Patienten eine Verbesserung der Prognose nachzuweisen glauben [20, 21]. Diese Ergebnisse blieben aber nicht unwidersprochen, kritische Analysen zweifeln zu Recht an der Aussage dieser Veröffentlichungen [22, 23]. Ähnliche Kritik wird auch der von Mavligit et al. berichteten Prognoseverbesserung durch Fluorurazil und BCG oder BCG alleine entgegengebracht [24, 25].

Magenkarzinome (Tabelle 5)

Die Häufigkeit des Magenkarzinoms hat in Europa und USA abgenommen, in einzelnen Gegenden der Sowjetunion und in Japan ist jedoch eine weitere Zunahme zu verzeichnen. Relativ häufig ist das Magenkarzinom auch in Österreich, Ungarn und Deutschland. Dabei sind sozioökonomisch niedere Klassen eher stärker vertreten als höhere, die Blutgruppe A prädisponiert. *Ätiologische* Faktoren sind unklar (stärkereiche Kost? Perniziosa? chronisch-atrophische Gastritis, usw.). *Histologisch* findet sich in über der Hälfte der Fälle ein Adenokarzinom, zu ca. 20% sind Skirrhuskarzinome beteiligt, zu 11% einfache solide Karzinome und zu 10% anaplastische Karzinome. Maligne Lymphome, Leiomyosarkome und andere Weichteilsarkome werden ebenfalls im Magen beobachtet. Die Größe des Primärtumors, seine histologische Form und die Ausbreitung in Richtung Lymphknoten bestimmen die weitere Prognose. In der *Diagnostik* ist die Gastroduodenoskopie mit bioptischer und/oder zytologischer Sicherung des Tumors, gemeinsam mit der röntgenologischen Magendarmpassage zur Bestimmung der Ausbreitung heute Standardverfahren und führt in über 92% zur Diagnose.

Eine *kurative Therapie* ist zur Zeit nur operativ möglich. Seit Billroth (1881) und Schlatter (1897) haben sich die Möglichkeiten nicht grundsätzlich geändert! Ob der schlechten Überlebensraten wurde auch das Magenkarzinom schon früh mittels zusätzlicher adjuvanter Chemotherapie postoperativ behandelt.

Gleichzeitig mit den Adjuvansstudien bei den Kolorektalkarzinomen begann man auch die adjuvante Chemotherapie bei Magenkarzinomen zu prüfen. Wiederum wurde *Thio-TEPA* als eine der ersten Substanzen von der Veterans Administration Spitalgruppe untersucht. Thio-TEPA, 0,2 mg pro kg Körpergewicht i.v. und 0,2 mg pro kg Körpergewicht intraperitoneal während der Operation und 0,2 mg pro kg i. v. am 1. und 2. postoperativen Tag wurden zu Beginn verabreicht. Auch in dieser Gruppe mußte die Dosis wegen erhöhter Mortalität während der ersten 30 Tage auf 0,6 mg pro kg Körpergewicht total zurückgenommen werden. Dabei stellte sich bei späterer Analyse heraus, daß vor allem die splenektomierten Patienten unter Thio-TEPA-Gabe eine höhere Mortalität aufwiesen (34% bei Splenektomierten gegenüber 12,4% bei Nichtsplenektomierten). Die Nachuntersuchungen der Patienten mit Thio-TEPA 0.6

mg pro kg Körpergewicht (im Doppelblindverfahren appliziert) ergab keine postoperativen Mortalitätsunterschiede. Die statistische Überlebenszeit-Auswertung ergab jedoch wiederum einige überraschende Ergebnisse: Die Gruppe der nodal negativen gastrektomierten Patienten zeigte ein verbessertes Überleben nach einem Jahr. Dieser Unterschied schwand in den nächsten Jahren. Die nodal positiven Patienten zeigten einen deutlichen Unterschied nach 3 Jahren (75% der Thio-TEPA-Patienten lebten noch, resp. 35% der Kontrollpersonen); die weiteren Kontrollen ergaben jedoch keine Differenz mehr. Eine vergrößerte Heilungschance war somit nicht gegeben [26, 27].

Eine nächste Studie mit *Fluordesoxyuridin* versus alleiniger chirurgischer Tumorresektion ergab keine signifikanten Unterschiede zwischen der therapierten und der Kontrollgruppe betreffend Operationsmortalität, Komplikationen oder der 3-Jahres-Überlebensraten. Hämatologische Toxizität oder gastrointestinale Toxizität waren nur knapp in einem Drittel der Patienten berichtet worden [28].

Eine weitere Studie verglich *Thio-TEPA* versus *Mitomycin-C* versus alleiniger chirurgischer Maßnahme. Statistisch signifikant war die höhere Überlebensrate in der Mitomycin-Gruppe nach 1 und auch 2 Jahren, nach 3 Jahren waren sämtliche Unterschiede wieder geschwunden [29]. Bei der Aufschlüsselung dieser Patienten zeigte sich, daß diese Überlebensverbesserung vor allem auf Grund der Patienten mit Carcinoma simplex zu finden war, während die Adenokarzinom-Gruppe keinen Unterschied aufwies. In einer weiteren Untersuchung derselben Gruppe konnte mit reduzierter Dosis von Mitomycin-C wie auch reduzierter Dosis von Thio-TEPA keine Differenz mehr aufgefunden werden! Auch die dritte Studie der gleichen Gruppe mit Mitomycin versus Endoxan und Chromomycin ergab keine Unterschiede bezüglich Überlebenszeiten weder nach 3 noch nach 5 Jahren.

Über das im metastasierenden Stadium häufig verwendete *Fluorurazil* liegen nur spärliche Daten über adjuvante Anwendung vor. Blokhina et al. [30] begann 1966 bereits eine Studie mit Fluorurazil, 15 mg pro kg jeden 2. Tag, beginnend entweder 30 oder 90 Tage nach Operation. Damit konnte er eine Verlängerung

Tabelle 5. Zusammenstellung der wichtigsten Autoren und Arbeiten über adjuvante Chemotherapie, deren Art und Erfolg beim Magenkarzinom

Studienart	Autoren (Lit.)	Verwendete Substanz	Verlängerung der Überlebenszeit	Verlängerung des tumorfreien Intervalls
Randomisiert	VASACG [26]	Thio-TEPA	keine (?)	keine
	Longmire et al. [27]	Thio-TEPA	keine (?)	keine
	Serlin et al. [28]	Fluordesoxyuridin	keine	keine
	Koyama et al. [29]	Thio-TEPA	keine	keine
		Mitomycin-C	fraglich (p.1+2 a)	fraglich
	Blochina et al. [30]	Fluorurazil	+ (?)	+ (?)
nicht randomisiert	Hattori et al. [31]	Mitomycin-C	+	+
	Karrer [32]	Cyclophosphamid	+	+

des postoperativen tumorfreien Intervalls nachweisen, auch bei Patienten mit Adenokarzinomen.

Hattori et al. [31] führte eine nichtrandomisierte Studie an operierten Patienten mit Magenkarzinom mit verschiedenen *Mitomycin C*-Dosen mit oder ohne Knochenmarkstransplantation durch. Der Autor beschreibt eine Prognoseverbesserung sämtlicher Gruppen nach 12 und 18 Monaten, obwohl eine statistische Analyse der Zahlen fehlt. Ebenso beschreibt Karrer [32] durch *Endoxan* und autologer Knochenmarkstransplantation eine Prognoseverbesserung der Patienten mit Magenkarzinomen. Diese Untersuchung ist ebenfalls nicht randomisiert durchgeführt worden — eine Objektivierung ist daher nicht gegeben.

Weitere Gastrointestinalkarzinome

Das *Ösophaguskarzinom,* meist ein Plattenepithelkarzinom, ist therapeutisch generell schlecht beeinflußbar. Die Operabilität hängt von der Lokalisation ab, Bestrahlung vermag in Einzelfällen ein langes Überleben zu ermöglichen. Über die Chemotherapie mit Einzelsubstanzen oder auch Kombinationen liegen wenig Berichte vor, und diese wenigen Berichte weisen keine nennenswerten Erfolge auf (Remissionsquoten um 10—15%). Über adjuvante Chemotherapie nach Operation und/oder Bestrahlung liegen keine relevanten Veröffentlichungen vor.

Das *Pankreaskarzinom,* mit einer äußerst schlechten Prognose, konnte bisher mittels Chemotherapie nicht nachhaltig beeinflußt werden. Auch über adjuvanten Einsatz liegen bei diesen selten operablen Tumoren keine verwertbaren Ergebnisse vor.

Schlußbemerkung

Mittels adjuvanter Chemotherapie konnte bis heute bei Gastrointestinalkarzinomen keine vergrößerte Heilungsrate nachgewiesen werden. Nicht-randomisierte Studien zeigen wohl Trends, die in randomisierten Studien nie belegt werden konnten. Es ergibt sich jedoch im einzelnen therapeutischen Regime sowohl beim Kolorektalkarzinom wie auch beim Magenkarzinom eine Verlängerung des postoperativen tumorfreien Intervalls.

Der relative Mißerfolg der adjuvanten Chemotherapie bei Gastrointestinalkarzinomen mag darin begründet sein, daß in den bisher publizierten Untersuchungen nur Chemotherapeutika und deren Dosierungen verwendet wurden, die auch im klinisch manifesten Stadium keine Überlebenszeitverlängerung zu erbringen imstande sind. Mit den in der letzten Zeit publizierten Erfolgen mittels Kombinationschemotherapie bei manifest metastasierenden Gastrointestinalkarzinomen läßt sich auch eine Verbesserung der Prognose mittels adjuvanter Anwendung dieser Kombinationen erwarten.

Literatur

1. Nagel G. A.: Tumoren des Gastrointestinaltraktes, p. 331, aus Internistische Krebstherapie, von Brunner K. W., Nagel G. A., Berlin, Heidelberg, New York: Springer 1976
2. Schweizerisches Statistisches Jahrbuch 1976
3. Guauck R.: Dickdarmkarzinom-Screening mit Haemocult. Leber Magen Darm **7,** 32 (1977)
4. Miller S. F., Knight A. R.: The early detection of colorectal cancer. Cancer **40,** 945 (1977)
5. Cutler S. J., Myers M. H., Green S. B.: Trends in Survival rates of patients with Cancer. N. Engl. J. Med. **293,** 122 (1975)
6. Engell H. C.: Cancer cells in the blood — clinical study on occurence of cancer cells in peripheral blood and in venous blood draining tumor area at operation. Acta Chir. Scand. Suppl. **201,** 1 (1955)
7. Shimkin M. B., Moore, G. E.: Adjuvant use of chemotherapy in the surgical treatment of cancer: Plan of cooperative study. JAMA **167,** 1710 (1958)
8. Shapiro D. M., Fugmann R. A.: A role for chemotherapy as an adjuvant to surgery. Cancer Res. **17,** 1098 (1957)
9. Chirigos M. A., Colsky J., Humphrey S. R. et al.: Evaluation of surgery and chemotherapy in the treatment of mouse mammary adenocarcinoma 355. Cancer Chemother. Rep. **22,** 49 (1962)
10. Skipper H. E., Schabel F. M. Jr., Wilcox W. S.: Experimental evaluation of potential anticancer agents: XIII.: On the criteria and kinetics associated with curability of experimental leukemia. Cancer Chemother. Rep. **35,** 3 (1964)
11. Veterans Administration Surgical Adjuvant Cancer Chemotherapy Group: Adjuvant use of HN_2 and Thio-TEPA-Progress Report. Cancer Chemother. Rep. **44,** 27 (1965)
12. Roswit B., Higgins G. A., Keehn R. J.: Preoperative irradiation for carcinoma of the rectum and rectosigmoid colon: Report of a National Veterans Administration randomized study. Cancer **35,** 1597 (1975)
13. Higgins G. A., Conn J. H., Jordal P. H., et al.: Preoperative Radiotherapy for colorectal Cancer. Ann. Surg. **181,** 624 (1975)
14. Kligerman R.: Irradiation of the primary lesion of rectum and rectosigmoid. JAMA **231,** 1381 (1975)
15. Holden W. D., Dixon W. J., Kuzma J. W.: Use of triethylene thiophosphamide as an adjuvant to the surgical treatment of colorectal carcinoma. Ann. Surg. **165,** 481 (1967)
16. Dwight R. W., Humphrey E. W., Higgins G. A. et al.: 5-Fluorodesoxyuridine as an adjuvant to surgery in cancer of the large bowel. Jour. Surg. Oncol. **5,** 243 (1973)
17. Carter S. K., Friedman M.: Integration of chemotherapy into combined modality treatment of solid tumors II: large bowel cancer. Cancer Treat. Rev. **1,** 111 (1974)
18. Moertel C. G., Schutt A. J., Hahn R. G., et al.: Effects of patient selection on results of Phase II chemotherapy trials in gastrointestinal cancer. Canc. Chemother. Rep. **58,** 257 (1974)
19. Higgins G. A., Humphrey E., Juler G. L., et al.: Adjuvant chemotherapy in the surgical treatment of large bowel cancer. Cancer **38,** 1461 (1976)
20. Rousselot L. M., Cole D. R., Grossi C. E., et al.: Adjuvant chemotherapy with 5-fluorouracil in surgery for colorectal cancer. Eight year progress Report. Dis. Colon Rectum **15,** 169 (1972)
21. Li M. C., Ross S. T.: Chemoprophylaxis for patients with colorectal cancer. Prospective study with five year follow-up. JAMA **235,** 2825 (1976)
22. Moertel C. G.: Fluorouracil as an adjuvant to colorectal cancer surgery; the breakthrough that never was (letter) JAMA **236,** 1936 (1976)
23. Eganow B., Gold B. H., Sadove M.: Fluorouracil and colorectal cancer (letter). JAMA **238,** 481 (1977)
24. Mavligit G. M., Gutterman J. U., Bürgess M. A., et al.: Prolongation of postoperative diseasefree interval and survival in human colorectal cancer by BCG or BCG plus 5-fluorouracil. Lancet **1,** 871 (1976)
25. Evans J. T.: Immunotherapy for colorectal cancer (letter). Lancet **1,** 1248 (1976)
26. Veterans Administration Surgical Adjuvant Study Group: Use of Thio-TEPA as an adjuvant to the surgical management of carcinoma of the stomach. Cancer **18,** 291 (1965)
27. Longmire W. P., Kuzma J., Dixon W. J.: The use of triethylenethiophosphamide as an adjuvant to the surgical treatment of gastric carcinoma. Ann. Surg. **167,** 293 (1968)

28. Serlin O., Wolkoff J. S., Amadeo J. M., et al.: Use of 5-fluorodeoxyuridine (FUDR) as an adjuvant to the surgical management of carcinoma of the stomach. Cancer **24,** 223 (1969)
29. Koyama Y., Kimura T., Takemasa Y.: Chemotherapy as an adjuvant to Surgery in stomach cancer. Prog. Antimicrobial Anticancer Chemother. **2,** 242 (1970)
30. Blokhina N. G., Garin A. M., Moroz L. U.: Treatment with 5-Fluorouracil in prophylaxis of relapses and metastases of stomach cancer. Neoplasma **19,** 351 (1972)
31. Hattori T., Ito I., Hirato K.: Results of combined treatment in patients with cancer of the stomach: Palliative gastrectomy, large dose Mitomycin C, and bone marrow transplantation. Gann **57,** 441 (1966)
32. Karrer K.: Importance of dose schedules in adjuvant chemotherapy. Cancer Chemother. Rep. **56,** 35 (1972)

2.7 Tumoren des Urogenitaltraktes

2.7.1 Adjuvante zytostatische Chemotherapie bei gynäkologischen Tumoren

Schildknecht O., Senn H. J.

Abteilung für Onkologie und Hämatologie, Medizinische Klinik C, Kantonsspital St. Gallen

Ovarial-Karzinome

1. Epidemiologie

Die Ovarial-Karzinome (Ov.-Ca) zeigen bezüglich Morbidität und Mortalität eine steigende Tendenz. Die Inzidenz in Mitteleuropa liegt bei 11 neu diagnostizierten Ov.-Ca pro 100000 Frauen jährlich, die jährliche Mortalitätsrate bei 7—8/100000 Frauen. Etwa 5% aller maligner Tumoren der Frau sind Ovarialkarzinome. Ungefähr jeder fünfte Ovarialtumor ist maligne. Die Altersverteilung zeigt, daß Ovarialkarzinome bevorzugt nach der Menopause auftreten [5], ungefähr 70% der Patientinnen sind bei der Diagnosestellung älter als 45 Jahre.

Unter dem Sammelbegriff „Ovarialkarzinome" werden verschiedene bösartige Tumoren zusammengefaßt deren histologische und biologische Eigenschaften stark unterschiedlich sind (Tabelle 1).

Tabelle 1. Histopathologische Einteilung der Ovarialkarzinome (aus [22])

Epitheliale primäre Ovarial-karzinome	*1. Seröse (papilläre) Zystadenokarzinome* *Sonderform:* Proliferierende seröse (papilläre) Zystadenome ohne Stromainvasion = sog. „low potential malignancy"	ca. 40%
	2. Muzinöse Zystadenokarzinome *Sonderform:* Proliferierende muzinöse Zystadenome ohne Stromainvasion („low potential malignancy")	ca. 10%
	3. Endometroide Adenokarzinome *Sonderform:* Proliferierende endometroide Tumoren ohne Stromainvasion („low potential malignancy")	ca. 15%
	4. Undifferenzierte Karzinome, die eine Zuordnung zu den oben erwähnten Gruppen nicht ermöglichen	ca. 10%
Spezielle Ovarial-tumoren	*5. Spezielle primäre Ovarialtumoren* = Tumoren des gonadalen Stromas (Granulosazelltumor, Thekazelltumor, Arrhenoblastom, Gynandroblastom), Keimzelltumoren, kongenitale Resttumoren, mesenchymale Tumoren (Sarkome)	ca. 10%
Sekundäre (metastatische) Ovarial-karzinome	*6. Sekundäre Ovarialmalignome* Ovarialmetastasen anderer Primärtumoren, insbesondere aus dem Gastrointestinaltrakt, dem Uterus, der Mamma, den Lungen bzw. Bronchien und dem hämatopoetischen System. Der Anteil dieser sekundären Ovarialmalignome schwankt in der Literatur — je nach Sorgfalt der Diagnostik und Patientenselektion — sehr stark	5—50%

Epitheliale Ovarialtumoren

Die Prognose (5 Jahres-Überlebensrate) primärer Ov.-Ca hat sich in den letzten Jahrzehnten nach Cutler nicht wesentlich verbessert [4], sie betrug: 1950—59 29%, 1965—69 32%. Die 10 Jahres-Überlebensquote blieb praktisch unbeeinflußt, wie auch die Mortalität an diesen Tumoren. Die relativ schlechte Prognose ist weitgehend bedingt durch die Tatsache, daß weniger als 30% der Tumoren zum Zeitpunkt der Diagnose auf die Ovarien, d. h. auf die Stadien FIGO I a-b begrenzt sind [12]. In ca 60%—70% der Fälle liegt bei der Diagnosestellung ein fortgeschrittenes Stadium (FIGO IIB, III, IV) vor [21, 18].

Dies ist vor allem dadurch bedingt, daß Ovarialkarzinome im Frühstadium praktisch keine Symptome machen und somit nur schwer und in der Regel spät klinisch diagnostiziert werden. Erst in fortgeschrittenen Stadien treten Schmerzen im Unterbauch, palpable Tumormassen oder Aszites auf. Eine anerkannte und allgemein praktikable Methode der „Früherfassung" existiert derzeit (noch) nicht.

Sogar anläßlich der Erstoperation ist es oft sehr schwierig, die genaue Tumorausdehnung zu erfassen. In einer Serie von 49 Patienten, die innerhalb eines Monats nach der Erstoperation einer Laparoskopie unterzogen wurden, zeigte es sich, daß in 86% der Fälle mit vermeintlichem Stadium FIGO I oder II tatsächlich ein Stadium III oder IV vorlag [21]. Dies unterstreicht auch die spätere Bedeutung sogenannter „Second-look" Eingriffe (Operation oder Laparoskopie) im Rahmen der Erfassung des genauen Tumorstadiums und zur Therapiekontrolle.

Die *Prognose* ist aber entscheidend vom Stadium der initialen Tumorausdehnung abhängig [18]. Beim serösen *Zystadenokarzinom,* der häufigsten histologischen Form, ist die 5-Jahres-Überlebensrate im »echten« Stadium I 70%, im Stadium II noch 38% und in den Stadien III und IV nur 6% [18].

Die *Stadieneinteilung* erfolgt nach den Richtlinien der FIGO (Tabelle 2) oder nach dem TNM-System (UICC) (Tabelle 3, 4).

Tabelle 2. Stadieneinteilung der primären Ovarialkarzinome nach den FIGO-Richtlinien

Stadium	Tumorausdehnung
I A	Beschränkt auf *ein* Ovar, kein Aszites (i) Kapsel intakt, (ii) rupturierte Kapsel
I B	Beschränkt auf *beide* Ovarien, kein Aszites (i) Kapsel intakt, (ii) rupturierte Kapsel
I C	Beschränkt auf ein oder beide Ovarien, Aszites mit Tumorzellen vorhanden (i) Kapsel intakt, (ii) rupturierte Kapsel
II A	Befall von einem oder beiden Ovarien mit Ausdehnung und/oder Metastasen ausschließlich auf oder in den Uterus und/oder die Tuben
II B	Ausdehnung des Tumors auch auf andere Gewebe des *kleinen Beckens*
III	Befall von einem oder beiden Ovarien mit ausgedehnter intraperitonealer Metastasierung, außerhalb des kleinen Beckens
IV	Befall von einem oder beiden Ovarien mit Fernmetastasen *außerhalb* der Peritonealhöhle. (Die *Leber* wird in der Regel wie folgt bewertet: Oberflächliche Kapselmetastasen werden nicht unbedingt, intrahepatische Herde jedoch immer zum Stadium IV gerechnet)

Tabelle 3. TNM-Einteilung der primären Ovarialkarzinome (UICC)

T	Primärtumor	N	regionale Lymphknoten	M	Metastasen
T_{1S}	Präinvasives Karzinom, sog. Carcinoma in situ	N_X	Lymphknoten nicht beurteilbar	M_0	Keine Metastasen
T_1	Tumor befällt ein Ovar	N_{X-}	(Histologische Untersuchung der Lymphknoten negativ)	M_1	Metastasen vorhanden
T_2	Beide Ovarien befallen	N_{X+}	(Histologische Untersuchung der Lymphknoten positiv)	M_{1a}	Nur im kleinen Becken
T_3	Tumor infiltriert Uterus und/oder Tuben	N_0	Keine abnormen Lymphknoten nachweisbar	M_{1b}	Im Peritonealraum
T_4	Tumor infiltriert andere umgebende anatomische Strukturen	N_1	Abnorme Lymphknoten nachgewiesen	M_{1c}	Außerhalb des Abdomens und Beckens
T_X	Tumorausdehnung unbekannt (keine Laparotomie); Aszites wird nicht berücksichtigt				

Tabelle 4. Zusammenhänge und Quervergleiche zwischen der FIGO- und TNM-Einteilung der primären Ovarialkarzinome

FIGO-Stadien	UICC (TNM-Klassifikation)			
I A	T_1	N_0	M_0	
I B	T_2	N_0	M_0	
I C	Aszites nicht berücksichtigt			
II A	T_3	N_0	M_0	
II B	T_4	N_0	M_0	alle M_{1a}
III	alle N_1			
	alle M_{1b}			
IV	alle M_{1c}			

2. Therapie

Chirurgie. Obwohl die möglichst radikale chirurgische Tumorentfernung auch heute noch als Standardtherapie gelten darf, bringt sie allein keine befriedigenden Resultate. Sogar im günstigsten Stadium I A+B ist die 5-Jahres-Überlebensrate nur 70%, im Stadium II sinkt sie auf 33% und in den Stadien III und IV liegt sie bei unter 10% [18, 1]. Deshalb versteht sich, daß man schon lange versuchte, durch *adjuvante Maßnahmen* die Resultate des primär chirurgischen Eingriffs zu verbessern.

Adjuvante Radiotherapie. Die Radiotherapie (RT) kommt als postoperative Adjuvansbehandlung in allen Stadien ausgedehnt zur Anwendung. Die Resultate der verschiedenen, meist retrospektiven Studien sind jedoch sehr schwierig zu interpretieren. Dies beruht einerseits auf den erwähnten Schwierigkeiten der exakten Stadieneinteilung und andererseits auf der z. T. sehr unterschiedlichen Bestrahlungstechnik, welche sowohl „historische Kontrollen" wie auch Quervergleiche zwischen einzelnen ähnlichen Studien erschweren.

Für das *FIGO-Stadium I* (v. a. A oder B) konnte bisher kein sicher positiver Effekt einer postoperativen Bestrahlung im Kleinbeckenbereich nachgewiesen werden. In verschiedenen vergleichbaren Patienten-Serien beträgt die durchschnittliche 5-Jahres-Überlebensrate nach Chirurgie allein um 67% (32—78%). In ähnlichen Vergleichs-Serien mit postoperativer Radiotherapie liegt die 5-Jahres-Überlebensrate bei 60% (40—70%) [1].

Im *FIGO-Stadium II* scheint die Nachbestrahlung hingegen einen prognostisch positiven Effekt zu haben. Die durchschnittliche 5-Jahres-Überlebensrate nach Operation allein beträgt um 24% (0—33%). Im Gegensatz dazu liegt die 5-Jahres-Überlebensrate der nachbestrahlten Patienten nach Bagley und Fuks mit ca. 39% (27—69%) deutlich höher [1, 9].

Noch günstigere 5-Jahres-Überlebensraten von 55—69% werden von denselben Autoren in Patientenserien mit ausgedehnten postoperativem Strahlenfeld (ganzes Abdomen und kleines Becken) und mit Hochvoltstrahlenquellen gemeldet, möglicherweise jedoch auf Kosten einer erhöhten radiogenen Toxizität. Auch handelt es sich bei diesen Daten nicht um zuverlässig vergleichbare randomisierte Prospektivstudien.

In den fortgeschritteneren Stadien III und IV hat auch eine intensive und ausgedehnte postoperative RT keinen günstigen Effekt auf die Überlebensrate der Patientinnen [9]. Sie erhöht lediglich die spätere Komplikationsrate und erschwert den später nötig werdenden Einsatz einer Chemotherapie.

Intrakavitäre Radioisotopen-Behandlung. Die peritoneale Instillation von Radioisotopen (145-Gold oder 51-Chromphosphat) wurde früher nur in palliativer Absicht bei peritonealer Aussaat verabreicht. Man ist aber auch dazu übergegangen, in den Stadien FIGO I-II Radioisotope als adjuvante postoperative Maßnahme zur Anwendung zu bringen [3]. Kontrollierte prospektive Studien fehlen zur Zeit noch, so daß der Wert dieser Methode, die leider in vielen Fällen zu intraabdominalen Adhäsionen führt, umstritten bleibt.

Adjuvante Hormontherapie. Die Remissionsrate disseminierter Ovarialkarzinome unter Progesterontherapie schwankt je nach Autor und Studie in durchwegs kleinen Serien zwischen 9% und 65%, kumulativ wurden bei insgesamt 60 Patientinnen 38% Remissionen erzielt. In einer prospektiven randomisierten Studie der Schweiz. Arbeitsgruppe für Klinische Krebsforschung (SAKK) zeigte die Kombination von Cyclophosphamid + Medroxyprogesteron allerdings gegenüber Cyclophosphamid allein keine signifikante Verbesserung von Remissionsrate bzw. Überlebensdauer [23]. Nicht zuletzt wegen der minimalen Toxizität sollte die Wirksamkeit dieser Substanzen weiter geklärt werden. Über die Östrogentherapie ist praktisch nichts bekannt.

Adjuvante Chemotherapie. Bis vor kurzem ist die zytostatische Chemotherapie fast nur in palliativer Absicht verwendet worden. Verschiedene kontrollierte Studien haben jedoch gezeigt, daß viele Zytostatika einen Effekt gegen Ov.-Ca haben *(Tabelle 5).*

Alkylantien sind die bisher am meisten verwendeten und untersuchten Substanzen. Alle Vertreter dieser Klasse haben eine eindeutige Wirkung auf diese Tumoren, wobei hier wieder auf die Schwierigkeiten der Erfolgsbeurteilung hingewiesen werden muß. Kein Alkylans scheint den anderen bezüglich Wirkung überlegen zu sein. Weiter zeigen *Antimetaboliten* (5-Fluorurazil, Methotrexat),

Tabelle 5. Chemotherapie des fortgeschrittenen Ovarial-Ca [30]

	Anzahl Patienten	„Remissionen"*
I Alkylantien		*(%)*
Melphalan	494	47
Cyclophosphamid	230	43
Chlorambuzil	280	50
Thio-TEPA	144	64
II andere		
Hexamethylmelamin	53	41
Adriamycin	51	33
5-Fluorurazil	102	32
Methotrexat	16	33
Cis-Diammine-dichloroplatinum	34	26
Vinblastin	16	13
Vincristin	17	0
Bis-chloräthyl Nitrosourea	34	6

* nicht ganz einheitliche Kriterien

Adriamycin sowie *Hexamethylmelamin* und *Cis-Platinum* einen guten Antitumoreffekt bei Ov.-Ca. Bei der Beurteilung fast aller Studien mit Nicht-Alkylantien muß berücksichtigt werden, daß diese Substanzen meistens erst bei Fällen zur Anwendung kamen, die unter einem ersten Chemotherapieschema mit Alkylantien rezidivierten bzw. sich primär als resistent erwiesen. In einer prospektiven randomisierten Studie an nicht vorbehandelten Patienten mit fortgeschrittenem Ovarial-Ca, bewirkte Adriamycin in 42% der Fälle Remissionen gegenüber Melphalan mit 25% [7].

Besonderes Interesse haben natürlich Kombinationen von wirksamen Zytostatika, da es bisher nicht möglich war, durch *Monotherapie* die Langzeitprognose der Krankheit entscheidend zu beeinflussen. In einer prospektiven Studie wurde bei nicht vorbehandelten Patientinnen mit Ovarial-Ca im Stadium III und IV Melphalan mit einer Kombinationschemotherapie verglichen (Hexamethylmelamin, Cyclophosphamid, 5-Fluorurazil und Methotrexat). 60% der Patientinnen mit Melphalan zeigten Remissionen gegenüber 85% der Patientinnen mit der Kombinationstherapie. In der letzteren Gruppe zeigten 31% der Patientinnen zudem eine „komplette" Remission [30]. Auch die SAKK zeigte bei Ov.-Ca III—IV in einer randomisierten Studie [23] eine höhere Remissionsrate mit Kombinationschemotherapie von Cyclophosphamid + 5-Fluorurazil im Vergleich zu Cyclophosphamid allein. Hingegen war die mittlere Überlebenszeit beider Kollektive praktisch identisch. Die Überlegenheit einer Kombinationschemotherapie ist deshalb — im Gegensatz zu anderen Tumoren — bis jetzt noch nicht gesichert. Die Tatsache, daß einerseits die bisherigen Behandlungsresultate auch in den lokalisierten Tumorstadien unbefriedigend sind, und wir andererseits in zunehmender Weise potente Zytostatika mit Wirksamkeit bei Ov.-Ca besitzen, hat schon vor Jahren die Anwendung der Chemotherapie als adjuvante Maßnahme veranlaßt.

In 2 prospektiven Studien konnte gezeigt werden, daß die kombinierte Radiotherapie und Chemotherapie (Thio-TEPA, Cyclophosphamid) der alleinigen Radiotherapie bei inoperablen Ov.-Ca bezüglich Überlebenszeit leicht überlegen war [6, 15].

In einer kontrollierten Studie zeigte *Smith* [25] bei Patientinnen mit Ov.-Ca Stadium I—III, daß die postoperative adjuvante Behandlung mit Radiotherapie (Bestrahlung des ganzen Abdomens und kleinen Beckens) gegenüber der postoperativen Chemotherapie in den Stadien I und II gleichwertig ist bezüglich Rezidivfreiheit und Überlebensrate, daß jedoch in der Untergruppe mit Chemotherapie (Melphalan) bei Stadium III die Überlebensrate höher ausfiel (5-Jahres-Überlebensrate 53% versus 40%).

Griffiths [10] wies in einer kleinen Serie mit Ovarial-Ca Stadium II—III eine deutlich bessere mittlere Überlebenszeit für Patientinnen nach, die zusätzlich zur Operation und Radiotherapie auch eine adjuvante Chemotherapie (Chlorambuzil oder Cyclophosphamid) erhalten hatten. Vor allem in der Patientinnengruppe, welche postoperativ keine palpablen Tumormassen mehr aufwies, zeigte sich ein klarer Unterschied. Die mittlere Überlebenszeit der Gruppe ohne Chemotherapie betrug 26 Monate gegenüber 64 Monaten in der Gruppe mit zusätzlicher Chemotherapie. Im Gegensatz dazu konnte kein positiver Effekt einer zusätzlich zur Operation und Chemotherapie durchgeführten Radiotherapie nachgewiesen werden [29].

Verschiedene weitere Studien geben leider derzeit noch keine eindeutigen Antworten auf die Frage, welche adjuvante Maßnahmen in welchem Tumorstadium in bezug auf Rezidivfreiheit und Überlebenszeit die besten Resultate gibt [12, 19, 28].

Die bisherigen Erfahrungen und Ergebnisse bei Ov.-Ca lassen sich wie folgt zusammenfassen [1, 27]:

Die *Radiotherapie* als adjuvante Maßnahme, allein oder in Kombination mit Chemotherapie, bringt für die Tumorstadien I, III, IV keinen Gewinn und wird in künftigen Therapieplänen als routinemäßige postoperative Maßnahme kaum mehr einen Platz haben. Hingegen scheint die Bestrahlung des ganzen Abdomens im Stadium II einen positiven Effekt auf die mittlere Überlebenszeit zu haben. Bei diesen Patientinnen sind weitere kontrollierte Studien, vergleichend zwischen Chemo- und Radiotherapie, von größtem Interesse.

Im Stadium I scheint die *postoperative Chemotherapie* einen Gewinn zu bringen und sollte, wegen der allzu hohen Rezidivrate bei alleiniger operativer Therapie, immer erwogen werden. In den fortgeschritteneren Stadien (III + IV) hat eine möglichst ausgedehnte Tumorresektion eine große prognostische Bedeutung. Das Ziel der postoperativen Chemotherapie ist hier, eine „komplette" Remission zu erreichen. Mit welcher Therapiemodalität (Mono- oder Kombinationschemotherapie) dieses Ziel am besten erreicht werden kann, wird für die breite Anwendung in der Praxis durch weitere kontrollierte Studien zu klären sein. Derzeit stehen als adjuvante Zytostatika die *Alkylantien,* intermittierend während 6—24 Monaten postoperativ verabreicht, im Vordergrund. Ihre potentiell karzinogene Wirkung ist jedoch bei längerfristiger Anwendung in der Adjuvanssituation wachsam im Auge zu behalten.

Nicht-epitheliale Ovarialtumoren

Diese Tumorgruppe macht ca. 10% aller bösartigen Ovarialtumoren aus. Das spezifische Problem ist hier, daß im Gegensatz zu den epithelialen Tumoren, zu einem großen Teil Kinder und Jugendliche befallen sind.

Keimzelltumoren. Die Radikalität des operativen Vorgehens hängt ab einerseits von der Tumorausdehnung und andererseits vom Alter der Patientin. Die 5-Jahres-Überlebensrate bei chirurgischem Vorgehen liegt bei ca. 90%. Die Tumoren sind sehr strahlensensibel [26].

Teratome. Das embryonale Teratom zeigt je nach Histologie einen sehr unterschiedlichen Malignitätsgrad mit jedoch insgesamt schlechter Prognose. Die Radiotherapie ist wenig wirksam. Eine größere Studie über Chemotherapiesensibilität dieser Tumoren gibt es nicht, doch wird kasuistisch über Remissionen unter Kombinationschemotherapie berichtet. Ebenso gibt es keine Hinweise in der Literatur auf Studien über adjuvante Chemotherapie. Gutartige zystische Teratome (Dermoid) sind in 5—12% beidseitig, adjuvante Maßnahmen nach Chirurgie erübrigen sich.

Die *Tumoren des gonadalen Stromas* (Granulosazelltumor, Arrhenoblastom etc.) sind in ca. 20—25% maligne. Das Problem nach chirurgischer Therapie ist einerseits eine lokale Metastasierungstendenz und andererseits eine Tendenz zu peritonealer Aussaat. Wegen der Gefahr eines späten Rezidivs sollten bei Kindern und Jugendlichen eine Hysterektomie und Entfernung des Rest-Ovars im Zeitpunkt durchgeführt werden, wenn später kein weiterer Kinderwunsch mehr besteht. Diese Tumoren sind in der Regel strahlen- und wahrscheinlich auch chemotherapie-sensibel.

Ovarial-Sarkome haben eine sehr schlechte Prognose. Die Resultate eines kombinierten operativ-radiotherapeutischen Vorgehens sind wenig ermutigend. Analog der Therapie anderer Weichteil- sowie der Knochen-Sarkome muß in Zukunft die Frage einer zusätzlichen Kombinationschemotherapie unter Einschluß neuerer Zytostatika wie Adriamycin und Imidazol-Karboxamid weiter geklärt werden.

Karzinome von Vulva, Vagina und Zervix

Das Ansprechen dieser Tumoren (meist Plattenepithel-Karzinome) auf die heutigen Zytostatika ist sehr schlecht, so daß die Chemotherapie bisher nur als palliative Maßnahme bei ausgedehntem Tumorstadium zur Anwendung kam. Es besteht derzeit keine Grundlage und Veranlassung bei diesen Tumoren „adjuvante“ Chemotherapie außerhalb streng kontrollierter Studien zu betreiben.

Korpuskarzinom

Therapie der Wahl des Endometriumkarzinoms (End.-Ca) — über 95% aller Korpuskarzinome — ist heute die Operation oder die Radiotherapie bzw. die Kombination beider Methoden.

Als systemische Maßnahme ist bis jetzt vor allem die Hormontherapie mit *Gestagenen* zur Anwendung gekommen. Mit hochdosierten Gestagen-Therapieplänen kann bei ca. 30—35% der Patientinnen mit metastasierendem End.-Ca eine objektive Remission erreicht werden [14, 20, 24].

In einer kontrollierten Studie [17] wurde bei 574 Patientinnen eine Gestagentherapie als adjuvante Maßnahme zur kurativen Operation und/oder Radiotherapie angeschlossen. Bezüglich der 4-Jahres-Überlebensrate fanden sich keine signifikanten Unterschiede: 87% in der Gestagengruppe, 92% in der nicht nachbehandelten Gruppe.

Von den Zytostatika wurden bisher nur wenige bezüglich Wirkung bei diesen Adenokarzinomen des Corpus uteri systematisch untersucht. In insgesamt 7 Studien wurde durch 5-Fluorurazil bei 23% von 43 Patientinnen eine Tumorremission erzielt. Adriamycin und Endoxan zeigten in kleinen Patientengruppen eine Remissionsrate von 38% respektive 21% [8]. Zur Zeit gibt uns noch keine kontrollierte vergleichende Studie Auskunft über den möglichen Stellenwert der zytostatischen Chemotherapie beim Korpuskarzinom, sei es als adjuvante oder als palliative Maßnahme.

Trophoblasttumoren

Unter dem Begriff der *Trophoblasttumoren* versteht man die *Blasenmole,* die *invasive Mole* und das *Chorionkarzinom* oder nach neuerer Nomenklatur die *nicht metastasierenden Trophoblasterkrankungen* (NMTE) und die *metastasierenden Trophoblasterkrankungen* (MTE) [13]. Es hat sich nämlich gezeigt, daß bei Therapiebeginn eine sichere histologische Diagnose oft nicht möglich und für die Wahl der Behandlung auch nicht so sehr entscheidend ist. Diese richtet sich viel mehr nach klinischen und biochemischen Gesichtspunkten. Die Blasenmole kann als benigner Tumor mit malignem Potential angesehen werden. Das Chorionkarzinom zeigt histologisch eine hochgradige Anaplasie, sowie eine äußerst starke Destruktions- und Metastasierungstendenz (MTE). Unbehandelt ist die Prognose dieses Tumors sehr schlecht. Die invasive Mole zeigt, bei teilweise noch erhaltenen histologischen Merkmalen des normalen Trophoblastgewebes, meistens eine lokale Ausdehnung auf den Uterus (NMTE), nicht selten aber auch schon Lungenmetastasen (MTE).

Epidemiologisch ergeben sich große geographische Unterschiede. In Europa rechnet man mit 1 Blasenmole auf 2000 und 1 Chorionkarzinom auf 12000—40000 Geburten [13]. Nach Blasenmole ist in 3—5%, nach invasiver Mole in 5—7% mit einem Chorionkarzinom zu rechnen.

Die Trophoblasttumoren haben 2 Eigenschaften, die sie von anderen Tumoren z. T. grundlegend unterscheiden. Sie stellen erstens durch den väterlichen Chromosomenanteil ein Allotransplantat dar, und zweitens produzieren sie, wie normales Trophoblastgewebe, HCG. Die HCG-Ausscheidung ist somit ein konstanter und fast spezifischer Tumormarker.

Das Persistieren von Tumorgewebe oder eine Metastasierung nach Entfernung einer Blasenmole äußert sich immer in einem Plateau oder Wiederanstieg der HCG-Ausscheidung. Eine erneute Schwangerschaft muß natürlich ausgeschlossen werden.

Die Trophoblasttumoren sind sehr chemotherapie-sensibel. Als Mittel der Wahl gelten heute Methotrexat, Cosmegen (Actinomycin D) und Purinethol, bzw. deren Kombination. Einzelheiten zur Dosierung siehe gynäkologisch-onkologische Spezialliteratur [13, 22].

Die Therapie der Blasenmole besteht in einer möglichst totalen chirurgischen Tumorentfernung. Über den Wert einer anschließenden adjuvanten Chemotherapie sind die Meinungen geteilt. Eine Monotherapie mit einem der genannten Zytostatika ist bei dieser potentiell heilbaren Krankheit sicher nicht falsch, insbesondere da eine gut geführte intermittierende Monochemotherapie sehr risikoarm ist. Es konnte gezeigt werden, daß durch ein solches Procedere die Häufigkeit der späteren Metastasierung und die Dauer der erhöhten HCG-Ausscheidung vermindert werden [16]. Das heute anerkannte Procedere neigt jedoch eher zu expektativem Verhalten mit engmaschiger Kontrolle der HCG-Ausscheidung [13, 16]. Bei Persistieren hoher Werte über mehr als 8 Wochen sollte eine adjuvante Monochemotherapie mit einem der erwähnten Zytostatika während mindestens 3—6 Monaten durchgeführt werden. Bei diesem Vorgehen ist es heute in ca. 20% der Fälle von Blasenmole nötig, eine adjuvante Chemotherapie durchzuführen. In den restlichen Fällen scheint sie sich zu erübrigen.

Bei noch nicht metastasierender invasiver Mole werden durch Monochemotherapie sehr hohe Langzeit-Überlebensraten erzielt, wobei in den meisten Fällen eine Hysterektomie nicht unbedingt notwendig ist. Für alle übrigen Fälle, insbesondere die „high risk" Chorionkarzinom-Patientinnen (Tab. 6), bedarf es hingegen einer intensiven Kombinationschemotherapie. Doch auch in diesen Fällen werden über 70—80% komplette Remissionen erreicht [16], und in ca. 50—60% davon kann eine Heilung erzielt werden.

Tabelle 6. Trophoblastische Tumoren, prognostische Faktoren [2, 11, 13]

„Low risk"	— NMTE
	— MTE beschränkt auf Becken und/oder Lunge
	— HCG $<10^5$ IE/24 Std.
	— Intervall initiale Symptome Behandlungsbeginn <4 Monaten
„High risk"	— MTE — multiple Metastasen
	— Metastasen in Leber oder ZNS
	— HCG $>10^5$ IE/24 Std.
	— Intervall bis Therapiebeginn >4 Monaten
	— Chemotherapieresistenz

Literatur

1. Bagley, C. M., Young, R. C., Canellos, G. P., De Vita, V. T.: Treatment of ovarian carcinoma: Possibilities for progress. N. Engl. J. Med **287,** 856—862 (1972)
2. Bagshawe, K. D.: Risk and prognostic factors in trophoblastic neoplasia. Cancer **38,** 1373—1385 (1976)
3. Buchsbaum, H. J., Keetel, W. C., Latourette, H. B.: The use of radioisotopes as adjunct therapy of localized ovarian cancer. Sem. oncol. Vol. **2,** 247—251 (1975)

4. Cutler, S. J., Myers, M. H., Green, S. B.: Trends in survival rates of patients with cancer. N. Engl. J. Med. **293,** 122—124 (1975)
5. Day, T. G., Smith, J. P.: Diagnosis and staging of ovarian carcinoma. Sem. Oncol. Vol. **2,** 217—222 (1975)
6. Decker, D. G., Mussey, E., Malkasian, G. D., Johnson, C. E.: Adjuvant therapy for advanced ovarian malignancy. Am. J. Obst. Gynec. **97—2,** 171—180 (1967)
7. De Palo, G. M., De Lena, M., Di Re, F., et al.: Melphalan versus adriamycin in the treatment of advanced carcinoma of the ovary. Surg. Gynec. Obstet. **141,** 899—902 (1975)
8. De Vita, V. T., Wasserman, T. H., Young R. C., Carter, S. K.: Perspectives on research in gynecologic oncology. Cancer **38,** 509—525 (1976)
9. Fuks, Z.: External radiotherapy of ovarian cancer: standard approaches and new frontiers. Sem. Oncol. Vol **2,** 253—266 (1975)
10. Griffiths, C. T., Grogan, R. H., Hall, T. C.: Advanced ovarian cancer: primary treatment with surgery, radiotherapy and chemotherapy. Cancer **29,** 1—7 (1972)
11. Hammond, C. B., Borchert, L., Tyrey, L., Creasman, W. T., Parker, R. T.: Treatment of metastatic trophoblastic disease-Good and poor prognosis. Am. J. Obstet. Gynecol. **115,** 451—457 (1973)
12. Julian, C. G., Woodruff, J. D.: The role of chemotherapy in the treatment of primary ovarian malignancy. Obstet. Gynecol. Surv. **24,** 1307—1342 (1969)
13. Käser, O., Castano-Almendral, A.: Die gestationsbedingten Trophoblasterkrankungen (GTE). Gynaekologe, **10,** 190—197 (1977)
14. Kistner, R. W.: The use of progestins. Obstetrics and Gynecology, p. 129. Chicago: Year Book Medical Publishers 1969
15. Kottmeier, H. L.: Treatment of ovarian cancer with Thiotepa. Clin. Obst. Gynecol, **11—2,** 428—438 (1968)
16. Lewis, J. L.: Current Status of treatment of gestational trophoblastic disease. Cancer **38,** 620—626 (1976)
17. Lewis, G. C., Slack, N. H., Mortel, R., Bross, I. D. J.: Adjuvant progestogen therapy in the primary treatment of endometrial cancer. Gynecol. Oncol. **2,** 368—376 (1974)
18. Malkasian, G. D., Decker, D. G., Webb, M. J.: Histology of epithelial tumors of the ovary: clinical usefulness and prognostic significance of the histologic classification and grading. Sem. Oncol. Vol. **2,** 191—201 (1975)
19. Parker, R. T., Parker, C. H., Wilbanks, G. D.: Cancer of the ovary. Amer. J. Obstet. Gynec. **108,** 878—888 (1970)
20. Reifenstein, E. C.: Hydroxyprogesterone caproate therapy in advanced endometrial cancer. Cancer, **27,** 485—502 (1971)
21. Rosenoff, S. H., De Vita, V. T., Hubbard, S., Young, R. C.: Peritoneoscopy in the staging and follow-up of ovarian cancer. Sem. Oncol. Vol **2,** 223—228 (1975)
22. Senn, H. J., Almendral, A. C.: Weibliche Genitalkarzinome. „Internistische Krebstherapie", S. 268—291. Berlin, Heidelberg, New York: Springer 1976
23. Senn, H. J., Lai, D., Almendral, A. C.: Chemo-hormone-therapy of advanced ovarian carcinomas. A randomized study in 80 patients. Cancer, in print (1978)
24. Smith, J. P.: Hormone therapy for adenocarcinoma of the endometrium. Cancer of the Uterus and Ovary p. 73—83. Chicago: Year Book Medical Publishers 1969
25. Smith, J. P., Rutledge, F. N., Delclos, L.: Results of chemotherapy as an adjunct to surgery in patients with localized ovarian cancer. Sem. oncol. Vol **2,** 277—281 (1975)
26. Teilum, G.: Tumors of germinal origin. Ovarian cancer, International Union against Cancer, Monograph Series, Vol. 11, p. 58. New York: Springer 1968
27. Tobias, J. S., Griffiths, C. T.: Management of ovarian carcinoma. N. Engl. J. Med. **294,** 818—823, 877—882 (1976)
28. Vermund, H., Gollin, F. F., Ansfield, F. J.: Clinical Studies of 5-fluorouracil as adjuvant to radiotherapy. Front. Radiat. Ther. Onc. **4,** 132—158 (1969)
29. Webb, M. J., Malkasian, G. D., Jorgensen, E. O.: Factors influencing ovarian cancer survival after chemotherapy. Obstet. Gynecol. **44,** 564—570 (1974)
30. Young, R. C.: Chemotherapy of ovarian cancer: past and present. Sem. Oncol. Vol. **2,** 267—276 (1975)

2.7.2 Zytostatische Adjuvans-Therapie bei Tumoren im Urogenitalbereich

Vahlensieck, W.

Urologische Univ.-Klinik Bonn

Indikation und Erfolg einer adjuvanten zytostatischen Chemotherapie sind bekanntermaßen weitaus schwieriger zu beurteilen als eine alleinige zytostatische Chemotherapie. Da in den letzten Jahren immer effektivere Zytostatika entwickelt und Medikamentkombinationen erprobt wurden und sich erst seit relativ kurzer Zeit die Behandlung auf exaktes Staging und Grading sowie gegebenenfalls auch auf zellkinetische Untersuchungen stützen kann, kann ich Ihnen heute nur darlegen, welche Trends bezüglich der adjuvanten zytostatischen Chemotherapie bei Tumoren im Urogenitalbereich bestehen. Dabei stützt sich die Auswahl der Zytostatika in der Regel auf Erfahrungen bei der — von mir hier heute nicht zu besprechenden — alleinigen zytostatischen Chemotherapie generalisiert metastasierter Tumoren.

Von 1950 bis 1970 hatten wir 243 *Nierentumoren* zu behandeln, wobei es sich in 75% der Fälle um hypernephroide Nierenkarzinome handelte. 45 Patienten waren inoperabel oder lehnten die Operation ab. Von den 198 operierten Patienten konnten wir 157 durch Verlaufskontrollen erfassen. Die Verteilung bezüglich T- und N-Stadien sowie von Patienten mit solitären Fernmetastasen war in den dargestellten Therapiegruppen etwa gleich. Patienten mit generalisierter Fernmetastasierung sind in den einzelnen Kollektiven nicht enthalten (Tabelle 1).

Die zytostatische Therapie wurde jeweils in der Form durchgeführt, daß die Patienten intraoperativ minimal 1 g, maximal 10 g Endoxan erhielten. Die schlechten Überlebensquoten bei der adjuvanten zytostatischen Therapie allein oder auch in Kombination mit der Radiotherapie führten wir seinerzeit auf eine Ineffizienz des Zytostatikums, wie auf eine Störung der Immunabwehrmechanis-

Tabelle 1. Übersicht zur Behandlungsart sowie den Überlebenszeiten bei 157 durch Verlaufskontrollen erfaßten Patienten mit Nierentumoren

Therapie	Gesamtzahl	Überlebenszeiten in % 1 Jahr	5 Jahre	10 Jahre
Operation	51	50,9	35,3	17,6
Operation + Bestrahlung	43	72,0	18,6	7,0
Operation + Zytostatika	18	61,1	22,2	11,1
Operation + Zytostatika + Bestrahlung	45	46,6	13,3	8,8
	157 durch Verlaufskontrollen erfaßte Patienten			

1950 bis 1970 statistisch 243 Nierentumoren (rund 75% hypernephroide Karzinome).
45 inoperabel oder Operation abgelehnt. 198 Operationen (164 extraperitoneal = 82,8%, 34 transperitoneal = 17,2%).

men mit daraus resultierenden sekundären, zum Tode führenden Infekten etc. zurück.

Aus diesen Beobachtungen resultiert unser hier gezeigter Behandlungsplan. Hervorzuheben ist dabei, daß wir heute auf eine adjuvante zytostatische Chemotherapie verzichten, wenn präoperativ keine isolierten Fernmetastasen und intraoperativ keine regionären Metastasen gefunden werden, da wir im Trend erkennen können, daß die Vorbestrahlung, radikale, transperitoneale Tumornephrektomie mit Lymphadenektomie und Nachbestrahlung deutlich zu einer besseren Prognose führen als die früher übliche lumbale Operation und Tumornachbestrahlung. Inwieweit man allerdings mit diesen Maßnahmen über die bisher allgemein erreichte 5-Jahres-Überlebensquote von etwa 60% hinauskommt, wird man erst in einigen Jahren sagen können. Ist dann die Heilungsquote nicht befriedigend, wird man zweifellos die Frage einer generellen adjuvanten zytostatischen Chemotherapie wieder aufgreifen müssen. Bis dahin ist aber wohl zu erwarten, daß genaue Erkenntnisse darüber vorliegen, inwieweit der Differenzierungsgrad der Tumoren eine Rolle für die Prognose spielt bzw. bei welchem Differenzierungsgrad eine adjuvante zytostatische Chemotherapie zu einer Verbesserung der Prognose führt, insbesondere wenn dann auch generell eine tumorspezifische Behandlung mit für den Spezialfall besonders effektiven Zytostatika oder Zytostatika-Kombinationen möglich ist.

Im Augenblick beschränken wir jedoch die adjuvante zytostatische Chemotherapie auf Fälle mit Nachweis retroperitonealer Metastasen oder isolierter Fernmetastasen. Wir verwenden dafür das jetzt unter dem Namen „Holoxan"® im Handel befindliche Ifosfamid und versuchen pro Kur eine Dosis von 300 mg/kg Körpergewicht zu erreichen (Tabelle 2).

Tabelle 2. Behandlungsplan für hypernephroide Nierenkarzinome

Präop. u. intraop. kein Metastasen-Nachweis
48 Std. präop. Tu-Radiatio 1500—2000 R
  (2 Sitzungen Telekobalt o. Rö-Bremsstrahlung)
Radikale Operation
Ab 6. Tag postop. Radiatio 4000—5000 R
  (Telekobalt o. Rö-Bremsstrahlung)

Präop. o. intraop. Metastasen-Nachweis
48 Std. präop. Tu.-Radiatio 1500—2000 R
  (2 Sitzungen Telekobalt o. Rö-Bremsstrahlung)
Subradikale Operation
Intraop. 2 g Ifosfamid (weiter tgl. 2 g 6—8 Tage)
Anschließend Radiatio 4000—5000 R
  (Telekobalt o. Rö-Bremsstrahlung)
Anschließend 2 Jahre „zytostatische Langzeit-Intervall-Therapie"
  (alle 3 Mon. 8—10 Tage tgl. 2 g Ifosfamid)

Inoperab. — gen. Metast. — Sek. Metastasen
Radiatio 1000 R O D Abstandbestrahlung
  (Tu- u. Meta-Regionen)
Anschließend tgl. 2 g Ifosfamid 8—10 Tage
Anschließend „zytostatische Kurzzeit-Intervall-Therapie"
  (alle 4 Wo. 8—10 Tage tgl. 2 g Ifosfamid)

Wir stützen uns dabei auf Beobachtungen bei 32 Patienten mit generalisiert metastasierten hypernephroiden Nierenkarzinomen, die in Zusammenarbeit mit Brühl, Hoefer-Janker und Scheef einer Ifosfamid-Behandlung unterzogen wurden und bei denen die in der Tabelle 3 dargestellten Vollremissionen bzw. Teilremissionen erreicht werden konnten. Inwieweit hier durch andere Zytostatika oder Zytostatika-Kombinationen noch bessere Ergebnisse zu erreichen und diese Medikamente dann zu bevorzugen sind, muß abgewartet werden.

Tabelle 3. Remissionsquote unter Ifosfamid (Holoxan) bei 32 Patienten mit generalisiert metastasierten hypernephroiden Nierenkarzinomen

Chemotherapeutikum	Voll- rem.	Teil- rem.	kein Effekt
Ifosfamid			
(Strukturformel, siehe unten)	♂ 1	♂ 9	♂ 11
	♀ 1	♀ 3	♀ 7
Dosis: 5× 60 mg/kg bis 3×100 mg/kg	Sa: 2	12	18

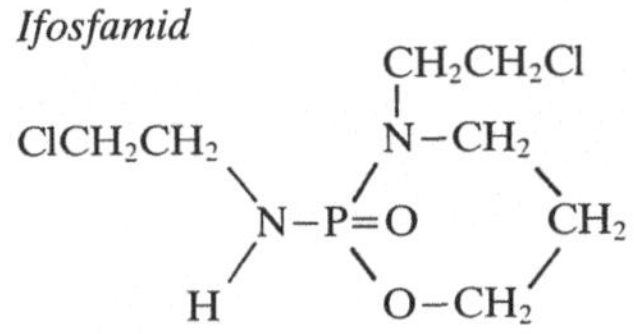

```
                      CH2CH2Cl
                      |
ClCH2CH2              N-CH2
        \            /     \
         N-P=O            CH2
        /     \            /
       H       O-CH2
```

Bei den *Wilms-Tumoren* ist die — insbesondere von Sullivan — mit Vincristin empfohlene, präoperative zytostatische Therapie — die immerhin 12—21 Tage in Anspruch nimmt — durch die heute übliche kurzfristige präoperative Bestrahlung überflüssig geworden. Für die adjuvante zytostatische Chemotherapie ist hier Actinomycin D (Lyovac-Cosmegen) das Mittel der Wahl. Auf die Verbesserung der 2-Jahres-Überlebenszeiten auf rund 60—85% durch dieses Zytostatikum haben verschiedene Autoren hingewiesen, wobei insbesondere der Vorteil der zytostatischen Nachbehandlung in Form der „Lang-Intervall-Therapie" betont wurde.

Immerhin ist in diesem Zusammenhang anzumerken, daß gelegentlich die absolute individuelle Unverträglichkeit des Zytostatikums dazu zwingt, ein anderes einzusetzen, und dafür käme bei den Wilms-Tumoren zweifellos in erster Linie Vincristin in Betracht, mit dem Viettie u. Mitarb. unter wöchentlichen Dosen von 0,075 mg/kg Körpergewicht bei 22 Kindern mit metastasierten Wilms-Tumoren in rund $^2/_3$ der Fälle Remissionen erreichten und rund die Hälfte der Kinder dann über 2 Jahre rezidivfrei halten konnten. Bei sekundärer Metastasierung möchten wir aber auch beim Wilms-Tumor die Abstandsbestrahlung und die Ifosfamid-Behandlung nach dem dargestellten Schema empfehlen.

Sehr problematisch ist auch heute noch die adjuvante zytostatische Chemotherapie der *Harnblasentumoren*.

Schwierigkeiten bereitet hier zunächst das unterschiedliche histologische Bild, wobei Sie dieser Tabelle auch bereits die Abhängigkeit der Überlebensquote vom histologischen Befund entnehmen können.

Tabelle 4. Behandlungsplan für Wilms-Tumoren

Präop. und intraop. kein Metastasen-Nachweis
48 Std. präop. Tu.-Radiatio 1000 R
(2 Sitzungen Telekobalt o. Rö-Bremsstrahlung)
Radikale Operation
Intraop. und 4—5 Tage postop. tgl. 0,015 mg/kg KG. Actinomycin D
Anschließend Radiatio 3000—4000 R.
(Telekobalt o. Rö-Bremsstrahlung)
Anschließend 2 Jahre „zytostatische Langzeit-Intervalltherapie"
(alle 3 Mon. 4—5 Tage tgl. 0,015 mg/kg KG. Actinomycin D)

Präop. o. intraop. Metastasen-Nachweis
48 Std. präop. Tu.-Radiatio 1000 R
(2 Sitzungen Telekobalt o. Rö-Bremsstrahlung)
Subradikale Operation
Intraop. u. 4—5 Tage postop. tgl. 0,015 mgkg KG Actinomycin D
Anschließend Radiatio 3000—4000 R
(Telekobalt o. Rö-Bremsstrahlung)
Anschließend 2 Jahre „zytostatische Langzeit-Intervalltherapie"
(alle 3 Mon. 4—5 Tage tgl. 0,015 mg/kg KG Actinomycin D

Inop. — gen. Metast. — Sek. Metast.
Radiatio 500 R O D Abstandsbestrahlung
(Tu. u. Meta-Regionen)
Anschließend 4—5 Tage tgl. 20—40 mg/kg KG Ifosfamid.
Anschließend „zytostatische Kurzzeit-Intervalltherapie"
(alle 4—6 Wo. 4—5 Tage tgl. 20—40 mg/kg KG Ifosfamid).

Tabelle 5. Überlebensquoten von 231 Patienten mit Harnblasentumoren (1963—1972) in Abhängigkeit vom histologischen Befund

Histologie	Zahl	1 Jahr	2 Jahre	3 Jahre	4 Jahre	5 Jahre und mehr
gutartiges Papillom	66	62/65 (95%)	51/58 (88%)	42/49 (86%)	37/47 (79%)	33/45 (73%)
Urothelkarzinom	76	54/68 (79%)	40/62 (65%)	31/54 (57%)	24/43 (56%)	15/32 (47%)
anaplastisches Karzinom	38	14/33 (43%)	12/32 (30%)	8/27 (27%)	6/23 (26%)	3/20 (15%)
Plattenepithelkarzinom	46	17/40 (43%)	10/36 (30%)	8/30 (27%)	5/25 (20%)	3/20 (15%)
Adenokarzinom	4	2/3 (66%)	—	—	—	—
Rethothelsarkom	1	—	—	—	—	—

Von nicht geringerer Bedeutung für die Überlebensquote ist das Tumorstadium, wobei hier dann auch noch der Tumorgrad zu berücksichtigen wäre, nachdem bekannt ist, daß bei Grad-III-Tumoren die 5-Jahres-Überlebenszeit erheblich schlechter ist als bei differenzierten Tumoren des gleichen histologischen Typs und des gleichen Ausbreitungsstadiums.

Bei der Darstellung der Überlebensquoten in Abhängigkeit von der Behandlungsart überrascht die 5-Jahres-Überlebensquote von 83% nach einer

Tabelle 6. Überlebenszeiten bei 231 Patienten mit Harnblasentumoren in Abhängigkeit vom Tumorstadium

Stadium	Zahl	1 Jahr	2 Jahre	3 Jahre	4 Jahre	5 Jahre und mehr
T1, NO, MO	101	91/97 (94%)	76/89 (85%)	60/75 (80%)	53/72 (74%)	46/48 (68%)
T2, NX, MO	28	22/24 (91%)	16/23 (70%)	10/20 (50%)	8/18 (44%)	5/17 (30%)
T3, NX, MO	38	19/37 (51%)	15/35 (43%)	10/28 (36%)	4/20 (20%)	2/15 (13%)
T4, NX, MO	26	10/25 (40%)	5/25 (20%)	1/23 (4%)	1/17 (6%)	1/10 (10%)
T4, N1—4, MO	18	6/14 (43%)	3/12 (25%)	2/11 (18%)	—	—
T4, N1—4, M1a—d	20	5/12 (41%)	1/9 (11%)	—	—	—

Elektrokoagulation, doch handelte es sich hier um sehr kleine Tumoren des Stadiums T 1. Bei der transurethralen Elektroresektion müßte eigentlich noch differenziert werden, da man bei hochdifferenzierten Karzinomen 5-Jahres-Überlebensquoten bis zu 70% erreicht, während bei wenig differenzierten Tumoren die Überlebensraten zwischen 10 und 30% liegen.

Hervorzuheben ist in bezug auf diese Überlebensquoten die Tatsache, daß wir heute durch eine verbesserte Indikationsstellung zu den einzelnen Behandlungsverfahren wie auch durch die technische Perfektionierung dieser Methoden und auch durch Vor- und Nachbestrahlung im Trend wesentlich bessere Ergebnisse erwarten können, als es diese retrospektive Studie zeigt.

Tabelle 7. Überlebensraten bei 231 Patienten mit Harnblasentumoren (1963—1972) in Abhängigkeit von der Behandlungsart

Operationsmethode	Zahl	1 Jahr	2 Jahre	3 Jahre	4 Jahre	5 Jahre und mehr
Elektrokoagulation	25	24/25 (96%)	23/25 (92%)	22/25 (88%)	22/25 (88%)	20/24 (83%)
transurethrale Elektroresektion	106	86/99 (86%)	57/87 (65%)	40/73 (54%)	29/65 (45%)	26/59 (43%)
transvesikale Elektroresektion	20	13/18 (72%)	11/18 (61%)	7/18 (38%)	5/17 (29%)	3/15 (20%)
Blasenteilresektion bzw. subtot. Resektion	27	17/26 (65%)	12/26 (46%)	9/24 (37%)	6/18 (33%)	5/15 (33%)
Zystoprostatektomie	9	5/8 (62%)	3/8 (37%)	1/8 (12%)	1/8 (12%)	1/5 (20%)
primäre Bestrahlung	35	7/32 (21%)	2/30 (7%)	1/25 (4%)	—	—
palliative Harnableitung	9	2/8 (25%)	—	—	—	—

Eine adjuvante zytostatische Chemotherapie erscheint im Hinblick auf die schlechten Behandlungsergebnisse mit der operativen Behandlung bei allen Fällen mit Tumoren der Grade II und III angezeigt. Während man früher mit den verschiedenen Zytostatika keine eindrucksvollen Ergebnisse erreichen konnte, steht dieses Postulat im Raum, nachdem die erst kürzlich von der EORTC publizierte Remissionsrate von 40—50% in eindrucksvoller Weise die effektivere Behandlung mit einer Kombination aus Adriamycin und 5-Fluorurazil belegt.

Tabelle 8. Allgemeine Chemotherapie bei Harnblasentumoren

Substanzen	Fälle mit objektiver Remission
Adriamycin	28—37%
5-Fluorurazil	10—80%
Mitomycin C	15—25%
Cyclophosphamid	0—69%
Methotrexat	20—36%
derzeit effektivste Kombination:	
Adriamycin/5-Fluorurazil/ev. Cyclophosphamid	40—50%

Nach transurethraler Elektroresektion wird insbesondere bei Tumoren geringen Malignitätsgrades, die auf die Schleimhaut beschränkt sind, zur Rezidivprophylaxe eine lokale Instillationsbehandlung empfohlen. In Übereinstimmung mit anderen Untersuchern haben auch wir bei Patienten mit rezidivierenden Harnblasentumoren Rezidivfreiheit erreichen können, wenn wir nach der transurethralen Elektroresektion 60 mg Thio-TEPA in wöchentlichen Abständen, insgesamt sechsmal in einer langhaftenden Emulsion (Farco-Pharma, Köln) intravesikal applizierten.

Beim *Prostatakarzinom* im Stadium A und B streben wir eine radikale Prostatektomie an und führen danach weder eine hormonelle noch eine zytostatische adjuvante Chemotherapie durch.

Eine derartige Behandlung steht auch nicht bei den Fällen mit alleiniger Orchiektomie, Radiotherapie oder hormoneller Behandlung zur Debatte, sondern nur dann, wenn wegen einer chronischen Harnretention eine TUR durchgeführt und gleichzeitig eine Behandlung mit Estracyt, einem Kombinationspräparat aus Östrogen und Stickstoff-Lost in die Wege geleitet wird.

Bei den *Penis-Karzinomen* steht in den Stadien T 1 und T 2 heute die lokale 192-Iridium-Behandlung bzw. die Hochvoltbestrahlung ohne jegliche adjuvante zytostatische Chemotherapie absolut im Vordergrund. In den Stadien T 3 und T 4 wird die Teilamputation oder Penektomie, gegebenenfalls mit gleichzeitiger inguino-iliakaler Lymphadenektomie sowie Nachbestrahlung als Therapie der Wahl angesehen, während die Frage offen ist, ob die Prognose bei diesen Stadien durch eine prä- und postoperative kombinierte Bleomycin-Hochvoltbestrahlung noch weiter zu verbessern ist.

Wesentliche Bedeutung hat die adjuvante zytostatische Chemotherapie schließlich bei der Behandlung germinaler *Hodentumoren.*

Während wir bis 1974 bei allen teratomatösen Hodentumoren der Stadien I—III im Anschluß an die Lymphadenektomie eine 2jährige Triple-Drug-Intervall-Therapie mit Actinomycin D, Leukeran und Methotrexat durchführten, beschränken wir uns heute mit der adjuvanten zytostatischen Chemotherapie auf die Stadien II und III. Werden bei der Lymphadenektomie retroperitoneal keine

Tabelle 9. Lokale Rezidivprophylaxe bei Harnblasentumoren

Substanzen	signifikante Reduktion von Rezidiven	Autoren
Thio-TEPA	+	Drew 1968, Pavone-Macaluso 1971 Lunglmayer 1972, Oravisto 1972 Veenema 1974, Riedel 1975 Burnard 1976, Carter 1976 Madsen 1977
Thio-TEPA/Urokinase	+	Hisazumi 1975
Epodyl	+	Riddle 1971
Epipodophyllin	+	Pavone-Macaluso 1975
BCG	+	Eidinger/Moralis 1976

Metastasen nachgewiesen, kann man auf eine adjuvante zytostatische Chemotherapie verzichten, weil sich herausgestellt hat, daß in diesen Fällen ohne jegliche weitere Therapie eine 5-Jahres-Überlebensquote von rund 90% zu erwarten ist. Kommt es sekundär doch noch zu einer Metastasierung, ist diese bei regelmäßiger Kontrolle der Patienten mit Untersuchung von Alphafetoprotein und Beta-HCG frühzeitig zu erfassen und dann gezielt zytostatisch zu behandeln. Die adjuvante zytostatische Behandlung in den Stadien II und III beginnt ab 10. postop. Tag mit einer Anbestrahlung, wobei die iliakalen und aortalen Lymphabflußgebiete zunächst innerhalb von 5 Tagen mit 500 rad belastet werden. Vom 6. Tag an erhalten die Patienten — synchron zu der bis auf 1000 rad weiterlaufenden Anbestrahlung — an 5 aufeinanderfolgenden Tagen Ifosfamid bis zu einer Gesamtdosis von 300 mg/kg Körpergewicht. Nach Ablauf von 4 Wochen wird diese kombinierte radiologisch-zytostatische Behandlung wiederholt. Sprechen dann alle Kontrollparameter gegen Tumoraktivität, wird der Patient in den ersten 2 Jahren in einvierteljährlichem Abstand, später in ½- bzw. 1jährlichem Abstand kontrolliert. Bei Spätmetastasierung wird diese Behandlung nochmals versucht, während wir ansonsten bei Hinweisen auf ein Nichtan-

Tabelle 10. Verlauf nach 120 transperitonealen, bilateralen Lymphadenektomien und adjuvanter zytostatischer Chemotherapie bei teratomatösen Hodentumoren

Zeitraum	Stadium	Total	tot	leben	=	%
1966—1971	I	18	2	16	=	88,9
	II	11	3	8	=	72,7
	III	6	6	0	=	0
1972—1974	I	22	2	20	=	90,9
	II	26	9	17	=	65,4
	III	5	3	2	=	40
1975—VIII/76	I	15	0	15	=	100
	II	13	1	12	=	92,3
	III	4	1	3	=	75
		120	27	93	=	77,5

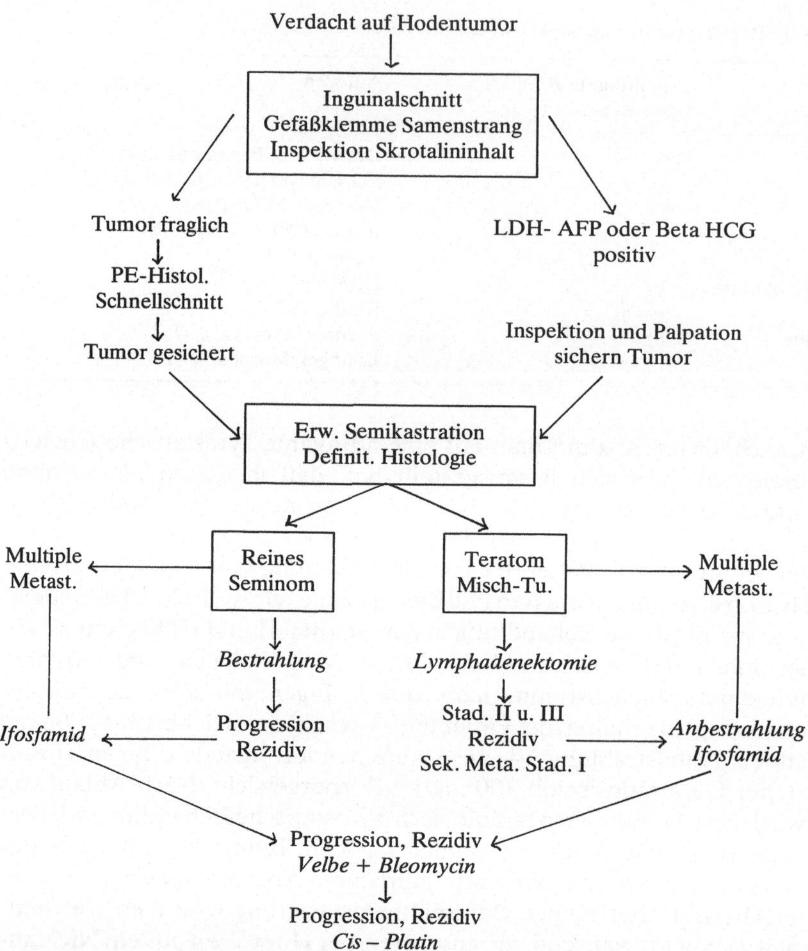

Abb. 1. Behandlungsplan für germinale Hodentumoren

sprechen auf die im Behandlungsplan dargestellten Alternativen der zytostatischen Behandlung übergehen.

Die Tabelle 10 zeigt die Überlebensquoten nach 120 Lymphadenektomien und adjuvanter zytostatischer Chemotherapie in allen Fällen. Während sich bei den bis 1974 behandelten Fällen, insbesondere bei Grad I durch die generelle adjuvante zytostatische Chemotherapie kein besseres Ergebnis erreichen ließ, als es andere Autoren durch eine alleinige Lymphadenektomie erreicht haben, zeigen die Ergebnisse seit 1975 jedoch deutlich einen verbesserten Trend an, den wir nicht zuletzt auf die verbesserten Möglichkeiten der adjuvanten zytostatischen Chemotherapie zurückführen.

Während wir also bei den Hodentumoren mit der adjuvanten zytostatischen Therapie (wie überhaupt mit der zytostatischen Therapie) erfreuliche Fortschritte zu verzeichnen haben, sind die Ergebnisse bei allen anderen Tumoren des Urogenitaltraktes noch keineswegs zufriedenstellend. Wir hoffen aber auch hier, daß durch eine weitere Optimierung der operativen und radiologischen Behandlung, nicht zuletzt aber auch der zytostatischen Behandlung, in Zukunft bessere Prognosen zu erreichen sind.

Diskussion

Cavalli: Ich darf vielleicht ein paar ergänzende Bemerkungen machen, da wir uns in der Schweiz seit einigen Jahren ziemlich intensiv mit der chemotherapeutischen Behandlung der urologischen Karzinome befassen. Wir sind auch zum Schluß gekommen, daß dieses Feld von den Onkologen zu lange stark vernachlässigt wurde. Ich will nur kurz zusammenfassend das folgende sagen:
Wir haben beim Hypernephrom mit keinem Zytostatikum je etwas gesehen. Es zeigt sich vielleicht jetzt eine Möglichkeit mit einem neuen Pyrimidinderivat, das wir jetzt in einer Studie haben. Aber bis jetzt haben wir überhaupt nichts gesehen, nicht einmal mit den zwei neuen Zytostatika Adriblastin und cis-Platin, die ja die Therapie der urologischen Karzinome in den letzten Jahren revolutioniert haben.
Dagegen können wir heute bei den Blasen- und Prostatakarzinomen mit diesen beiden Zytostatika in der Monochemotherapie 30—40% objektiv faßbare Remissionen erzielen. Wenn man sie kombiniert oder zusätzlich noch Endoxan dazufügt, dann steigen nach noch nicht publizierten Erfahrungen der Mayo-Klinik und des Sloan-Kettering-Institutes die Remissionsraten auf 60—70%. Und bei solchen Remissionsraten, glaub ich, sind wir heute berechtigt, diese Kombinationen bei ungünstigen Stadien in kontrollierten Studien als adjuvante Chemotherapie anzuwenden. Das ist, was wir jetzt machen. Der Stellenwert der Radiotherapie in der Behandlung dieser ungünstigen Stadien muß überprüft werden. Was die Hodenkarzinome betrifft, so können wir mit den alten Chemotherapien in ca. 15% der Fälle im metastasierenden Stadium eine Heilung erreichen. Wir glauben aber, daß wir noch mehr erreichen können. Wir erstellen gerade eine Studie, die eine Kombination von Velbe, Bleomycin, cis-Platin und Adriblastin überprüft. Mit dieser Kombination erreichen wir eine Remission in etwa 80—90% der Fälle, so daß wir hoffen, dadurch auch eine Steigerung der „geheilten" Fälle zu erreichen. Es ist auch hier das Problem der adjuvanten Chemotherapie sehr wichtig. Ich bin nicht so sicher, daß man bei Patienten, die bei der Lymphadenektomie keine positiven Lymphknoten zeigen, keine adjuvante Chemotherapie zu machen braucht, wie dies das Therapieprogramm von Herrn Vahlensieck vorsieht. Es ist nicht unsere Erfahrung, daß etwa 90% dieser Fälle geheilt sind. Wir sehen mindestens 50% Rezidive. Deshalb hat auch die Schweiz nicht mehr mitgemacht und eine eigene Studie begonnen, in der wir bei Patienten mit negativen Lymphknoten randomisieren zwischen Strahlentherapie und Chemotherapie. Bei Lymphknotenpositiven haben wir auch eine ähnliche Studie. Ich kann noch keine Ergebnisse bringen, aber ich kann sagen, welches die Richtlinien sind, die heute die Eastern Cooperativ Oncology Group empfiehlt. Sie hat ja die größte Erfahrung auf diesem Gebiet. Sie empfehlen bei Patienten mit positiven Lymphknoten folgendes: wenn ein Patient weniger als fünf positive Lymphknoten zeigt und keiner dieser Lymphknoten größer als 2 cm ist, so erhält er einfach eine adjuvante Chemotherapie. Wenn er aber mehr als fünf positive Lymphknoten hat, oder einer davon größer ist als 2 cm, dann erhält er eine Kombination von postoperativer Radiotherapie und adjuvanter Chemotherapie.
Vahlensieck: Zu dieser Feststellung bezüglich der 90% nach Lymphadenektomie im Stadium I, das heißt, daß man bei der Operation retroperitoneal keine Lymphknotenmetastasen findet, muß man sagen, daß, wenn man die Lymphadenektomie technisch perfekt macht, man auf diese Zahlen von 90% Heilung kommt. Ich glaube, das ist ein ganz wesentlicher Punkt. Ich habe gerade letzte Woche eine Lymphadenektomie nachoperiert, wo aber hinter Aorta und Cava noch Tumorgewebe vorhanden war. Das muß man ganz klar sagen: die Technik der Lymphadenektomie muß erstklassig sein, sonst kann man das natürlich nicht riskieren.
Der zweite Grund, wieso wir heute riskieren, keine adjuvante Therapie zu machen, wenn die Lymphknoten frei waren, ist, weil wir mit der kombinierten Kontrolle von Alpha-Fetoprotein und Beta-HCG eine Tumoraktivität in über 90% der Fälle früh erfassen können. (Bis 1975 haben wir es nicht riskiert.) Wenn Sie also als Kontrollparameter Alpha-Fetoprotein und Beta-HCG, BSG und LDH machen, können Sie sicher sein, daß Sie frühzeitig, wir können es mit entsprechenden Unterlagen belegen, eine sekundäre Metastasierung erfassen, und dann ist es auch früh genug, in diesen Fällen mit einer zytostatischen Therapie einzusteigen.

Ein letztes Wort noch. Ich gebe Ihnen recht, auch wir differenzieren die Metastasierung in die retroperitonealen Lymphknotenstationen in zwei Stadien. Im ungünstigeren Stadium bestrahlen wir selbstverständlich auch zusätzlich zur adjuvanten Chemotherapie.

Karrer: Nur eine kurze Frage: Beim Hypernephrom behandeln Sie nur, wenn ein Metastasierungsnachweis da ist. Werten Sie den Gefäßeinbruch, den Sie histologisch nachweisen, als Zeichen der Metastasierung?

Vahlensieck: Dazu muß ich sagen, daß wir uns darüber noch nicht schlüssig sind, denn der Nachweis der regionalen Metastasierung ist ja außerordentlich unterschiedlich. Wir haben bei unseren Lymphadenektomien bisher in höchstens 15% der Fälle Metastasen gefunden. Andere haben in einem größeren Kollektiv in 30% Metastasen gefunden. Aber ich glaube, das ist beim Nierentumor nicht das Problem, denn der Metastasierungsweg ist ja völlig anders als beim Hodentumor. Beim Hodentumor geht er über die Lymphwege, beim Nierentumor geht er über den venösen Weg, und ich bin sicher, daß zum Zeitpunkt der Operation, — wir versuchen ja bei der Operation die Metastasierung zu vermeiden, indem wir eben zuerst die Lymphadenektomie und die Gefäßunterbindung machen und den Tumor vorher nicht anzurühren, — daß zum Zeitpunkt der Operation natürlich schon längst Fernmetastasen und Mikrometastasen manifest sein können. Da haben wir aber noch keinen Parameter, um diese zu erfassen. Darin liegt unser Problem, und ich würde sagen, wir wären glücklich, wenn wir ein Zytostatikum oder eine Kombination in die Hand bekämen, um grundsätzlich eine adjuvante Chemotherapie machen zu können, so wie wir es früher beim Hodentumor auch gemacht haben, bevor wir noch genau differenzieren konnten.

Diehl: Darf ich vielleicht ganz kurz noch dazu kommentieren: Wir haben gemeinsam mit Stockholm eine Studie gemacht, und festgestellt, daß beim Hypernephrom, das in die regionären LK metastasiert hat, eine schlechtere Prognose vorliegt als bei Patienten, die einen Einbruch in die Venen hatten. Das heißt, daß eine immunologische Barriere kaputtgegangen ist.

Vahlensieck: Eine regionäre Metastasierung beim Hypernephrom bedeutet, daß der Tumor immer schon über die Nierenkapsel hinaus durchgebrochen ist. Sie ist das Ergebnis einer Infiltration in die Umgebung.

Brücke: Sie haben bei den Ergebnissen der Hodentumoren drei Abschnitte gezeigt, und haben da im Stadium I im ersten Abschnitt, ich glaube, 88% Überlebensrate gehabt, in den beiden anderen Abschnitten 100%. Das muß ja offensichtlich mit der primären Klassifizierung zusammenhängen und nicht mit der Therapie, da Sie ja im Stadium I der Hodentumoren keine adjuvante Therapie betreiben. Das wäre meine erste Frage. Die andere ist: Ich habe nichts gehört von histologischer Klassifizierung, auf die jedenfalls von den Pathologen immer großer Wert gelegt wird. Das Seminom, als ein Musterbeispiel des Hodentumors, hat auch im metastasierten Stadium, wie wir heute schon gehört haben, in ca. 15% die Chance einer Heilung. Geht man von der Klassifizierung wieder ganz ab, oder ist das nur aus Zeitgründen geschehen?

Vahlensieck: Das ist nur aus Zeitgründen geschehen. Es ist selbstverständlich, daß wir nach der Histologie klassifizieren, ich habe das auch in meinem Vortrag erwähnt. Ich bin nur nicht darauf eingegangen, da die adjuvante Chemotherapie für alle Formen von Hodentumoren wie Teratom, embryonales Karzinom und auch Mischtumoren mit chorioepithelialem Anteil die gleiche ist. Natürlich wird im Register da ganz genau differenziert, aber es spielt global gesehen keine Rolle. Ausgenommen sind die reinen Choriokarzinome, aber die sind so selten, daß man sie hier nicht einflechten soll.

Zur anderen Frage: In allen Abschnitten wurden alle Fälle, auch das Stadium I, zytostatisch behandelt. Bis 1974 haben wir die Kombination dreier zytostatischer Medikamente angewandt. Weil wir aber in der ersten Gruppe von 1966—1974 nicht mehr als 88 bis 90% erreicht haben, waren wir nicht zufrieden mit der adjuvanten Chemotherapie. Heute haben wir die Möglichkeit, durch verbesserte Zytostatika mehr zu erreichen, und diesen Trend wollte ich demonstrieren. Wir haben dann differenziert und im Stadium I nach der Lymphadenektomie nicht mehr zytostatisch behandelt, sondern die Patienten nur kontrolliert und erst dann behandelt, wenn eine Tumoraktivität durch die Kontrollparameter nachgewiesen werden konnte!

2.7.3 Adjuvante zytostatische Behandlung maligner Hodentumoren — Indikationen und Erfolgschancen

Seeber S., Scheulen M. E., Hossfeld D. K., Schmidt C.*

Innere Universitäts- und Poliklinik, Westdeutsches Tumorzentrum, Essen

Die Indikation für eine adjuvante Chemotherapie sollte grundsätzlich sowohl von seiten des Tumors (rasche Tendenz zur hämatogenen Aussaat), als auch seitens der Chemotherapie (hohe Erfolgsquote bei akzeptabler Toxizität) gerechtfertigt sein. Der Wert einer adjuvanten Chemotherapie bei Tumoren, die bevorzugt zu lokoregionalen Rezidivmustern neigen oder für welche keine effektive Chemotherapie zur Verfügung steht, muß bezweifelt werden. Die Literatur enthält bereits eine ganze Reihe fehlgeschlagener adjuvanter Chemotherapiestudien, deren negatives Ergebnis teilweise darauf zurückzuführen ist, daß diese einleitend erwähnten Grundsätze nicht berücksichtigt werden.

Tabelle 1. Chemotherapie testikulärer Teratome im Stadium IV. Westdeutsches Tumorzentrum Essen von 1968—1977

Zeit	Programm	n	% Vollremissionen	% Gesamt-Ansprechrate
1968—71	Actinomycin D	21	5	19
1968—73	Act. D, Velbe, MTX, Cyclophosphamid	51	4	44
1973—74	Adriamycin, Bleomycin Vincristin („ABO“)	22	32	59
1975	Velbe, Bleomycin, Adriamycin („VEBA“)	17	20	70
1976	Velbe, Bleomycin, cis-DDP	43	33	84
1977	Velbe-Bleomycin; Adriamycin-cis-DDP	40	67	>90

Die chemotherapeutischen Möglichkeiten bei malignen Hodenteratomen sind in den letzten Jahren erheblich verbessert worden. Seminome können bei der Fragestellung der adjuvanten Chemotherapie aufgrund der hervorragenden Ergebnisse der Strahlentherapie in den Stadien I—III ausgeschlossen werden. Die therapeutische Verbesserung bei den malignen Teratomen wurde dokumentiert durch stetig steigende Remissionsraten unter Chemotherapie im klinischen Stadium IV (Tabelle 1). Inzwischen werden im Spätstadium bei 40 bis 70% der Fälle klinische Vollremissionen erzielt, wobei die derzeit wirksamsten Therapieprotokolle die Substanzen Velbe, Bleomycin, cis-Dichlordiaminoplatin und Adriamycin enthalten [1, 2, 3]. Verlaufsbeobachtungen bei den in Vollremission befindlichen Patienten dieser Studie lassen erwarten, daß etwa 50% der Patienten mit Langzeitremissionen rechnen können (Einhorn, Samuels, Golby,

* Mit Unterstützung des Landesamtes für Forschung, Nordrhein-Westfalen

persönliche Mitteilungen), so daß sich bei ihnen die Möglichkeit einer Heilung abzeichnet.

Neben einer hohen Erfolgschance im Spätstadium sollte eine in adjuvanter Absicht angewandte Chemotherapie nur eine mäßig hohe Toxizität besitzen. Hierbei sind sowohl die akuten wie die chronisch-kumulativen Toxizitäten zu berücksichtigen. Die Wahl der Zytostatika und die Dosierungen sind daher genau den bisherigen Kenntnissen über kumulative Toxizitätsschranken und der notwendigen Gesamtdauer einer solchen adjuvanten Chemotherapie anzupassen.

Die Indikation zur adjuvanten Chemotherapie wird bei Hodenteratomen zur Zeit noch unterschiedlich gehandhabt. Eine adjuvante Chemotherapie im streng definierten Sinne, d. h. Chemotherapie bei klinisch fehlendem Tumornachweis (aber hoher Wahrscheinlichkeit von bestehenden hämatogenen oder lymphogenen Mikrometastasen), ist prinzipiell bei den folgenden klinischen Situationen in Erwägung zu ziehen:

Stadium I

Hier sollten die Patienten mit gesicherten chorialen Anteilen des malignen Teratoms und Patienten mit reinem Choriokarzinom vorbehalten bleiben. Bei Choriokarzinomen entfällt in der Regel die Lymphadenektomie, so daß die Stadieneinteilung hier klinisch (Lymphographie) und nicht pathologisch-anatomisch erfolgt. Eine initiale Chemotherapie ist bei Choriokarzinom ohnehin indiziert. Bei langem krankheitsfreiem Intervall unter Chemotherapie kann es jedoch notwendig werden, den Retroperitonealsitus zu einem späteren Zeitpunkt durch Relymphographie und/oder Lymphadenektomie zu überprüfen.

Bei reinen Teratokarzinomen, bei Mischformen und bei embryonalen Hodenkarzinomen führen wir bei operativ gesichertem Stadium I keine adjuvante Chemotherapie durch. Eine Infiltration der Hodenhüllen und des Samenstrangs zwingt zu einem Vorgehen wie bei Stadium II. Eine postoperativ persistierende Erhöhung spezifischer laborchemischer Parameter wie Beta-HCG und Alpha-Fetoprotein macht bei klinisch und operativ gesicherter Metastasenfreiheit engfristige Kontrollen dieser Werte (anfangs alle zwei Wochen) notwendig. Bei Konstanz oder Progression solcher Befunde ist von einer Metastasierung auszugehen und trotz fehlenden makroskopischem Tumornachweis die Durchführung einer Chemotherapie anzustreben. Es sollte vermerkt werden, daß eine Chemotherapie bei positivem Nachweis von Beta-HCG oder Alpha-Fetoprotein nicht mehr als „adjuvante" Chemotherapie eingestuft und ausgewertet werden kann.

Stadium II

Im operativ gesicherten Stadium II eines malignen Hodenteratoms kann nur dann von adjuvanter Chemotherapie gesprochen werden, wenn die befallenen retroperitonealen (meist als zusammenhängende Lymphknotenketten resezierten) Lymphknoten vollständig entfernt werden konnten (Stadium II A). Dem postoperativen Situs scheint eine besondere prognostische Bedeutung zuzukommen. Können verbackene Lymphknoten, häufig wegen Infiltration in Gefäßnähe, nicht reseziert werden, so liegt das prognostisch ungünstigere Stadium II B vor. Wegen der besonders ungünstigen Prognose von Patienten mit äußerlich tastbarem abdominellem Retroperitonealtumor ist man geneigt, diese Kategorie als klinisches Stadium II C („massive abdominal disease" in den angelsächsischen Publikationen) gesondert zu betrachten. Bei dieser Patientengruppe wird die geplante transperitoneale Lymphadenektomie meist als Probelaparotomie beendet, und es lassen sich hier Krankheitsbilder mit isoliertem retroperitonealem Befall (Stadium II) von solchen mit bereits bestehender Infiltration der Mesenterien und des Intestinaltraktes („abdominelles Stadium IV") nicht scharf genug abgrenzen. Entsprechend haben die meisten neueren Analysen gezeigt, daß Patienten mit fortgeschrittener abdomineller Metastasierung (die dann häufig auch ohne pulmonalen Befall zur Infiltration von Leberhilus und Leber führt) eine schlechtere Prognose besitzen können als Patienten mit gering bis mittelgradig fortgeschrittener pulmonaler Metastasierung.

Im Stadium II A ist die adjuvante Chemotherapie eher ergänzend als alternativ zur Strahlentherapie — gegen eine mikroskopisch unter Umständen bereits bestehende Fernmetastasierung und gegen eine trotz negativer Histologie und makroskopischer „In sano"-Operation eventuell verbliebene subklinische Tumorinfiltration im Retroperitoneum — gerichtet. In Anbetracht der nur mäßigen Strahlensensibilität vieler Hodenteratome und der neuerdings erheblich verbesserten Chemotherapie bei diesen Tumoren stellt die adjuvante Chemotherapie im retroperitoneal voll ausgeräumten Stadium II ein sinnvolles Konzept dar, zumal nach alleiniger Lymphadenektomie mit nachfolgender Bestrahlung ein beträchtliches Risiko verbleibt. Der endgültige Stellenwert der adjuvanten Chemotherapie bei dieser selektionierten Patientengruppe ist dennoch zum jetzigen Zeitpunkt nicht klar festzulegen, da

a) die meisten bisherigen Therapiestudien das klinische Stadium II nicht näher aufschlüsselten (exakte Trennung der Stadien II A, II B, „II C"),
b) die bisher (bei einem heterogenen Krankengut) gehandhabten Modalitäten von Lymphadenektomie, Bestrahlung und Chemotherapie nicht standardisiert durchgeführt werden konnten (unterschiedliche Operations- und Bestrahlungstechniken; erhebliche Unterschiede in Art, Dosierung, Intervall und Gesamtdosis der adjuvanten Chemotherapie).

Jedoch belegen bereits die Daten von Skinner [4], daß bei Patienten mit vollständig resezierbaren retroperitonealen Lymphknoten die 5-Jahres-Überlebensrate durch eine adjuvante Chemotherapie weiter verbessert werden kann (obwohl in der genannten Studie mit Actinomycin D ein inzwischen sicher verbesserungsfähiger chemotherapeutischer Arm gewählt wurde). Die Daten Skinners sind auch deshalb nur begrenzt verwertbar, weil die Stadien I und II („A" und „B") zusammengefaßt wurden. Nach Skinner beträgt die 5-Jahresüberlebenschance von Patienten mit „negativen Lymphknoten" oder „minimalen retroperitonealen Metastasen" (Stad. II A) bei Kombination von Lymphadenektomie und Chemotherapie bereits über 90%.

Die Prognose des Patienten mit malignem Hodenteratom im Stadium II

A möchten wir jedoch im Normalfall als ungünstiger einstufen. Die Lymphadenektomie allein bewirkt maximal in 50—60% eine Rezidivfreiheit, so daß eine verbesserte Chemotherapie zusammen mit integrierter Radiotherapie einen wesentlichen zusätzlichen Beitrag leisten kann. Nach eigenen retrospektiven Analysen (Höffken und Schmidt, 1976) mußten im Stadium II A unter sukzessive verbesserten Chemotherapiekombinationen bei 6 von 17 Patienten (35%) in einem Beobachtungszeitraum von 27—60 Monaten nach Diagnose Rückfälle registriert werden (gegenüber 5 von 9 Patienten = 65% im Stadium II B). Diesen Daten liegt eine alleinige Chemotherapie ohne integrierte Radiotherapie zugrunde.

Auf der Grundlage einer weiteren Verbesserung der kombinierten Chemotherapie (Tabelle 1) wurde am hiesigen Zentrum im Januar 1977 eine prospektive Studie zum Wert der Chemotherapie als Ergänzung zur retroperitonealen Lymphadenektomie begonnen. Hierbei wird ein sequentiell alternierendes Chemotherapieprogramm unter Verwendung der Zytostatikapaare Velbe-Bleomycin und Adriamycin-Platin über einen Zeitraum von 6 Monaten appliziert (Stadium II A). Abschließend erfolgt eine Radiotherapie der vormals befallenen subphrenischen Lymphknoten bis 3000 rad.

In ähnlicher Weise werden Patienten der Stadien II B und II C behandelt, wobei das Konzept bei der letzteren, nicht „adjuvant" behandelten Patientengruppe ebenfalls eine zusätzliche Bestrahlung, außerdem eine längere Chemotherapie von mindestens 12 Monaten Dauer vorsieht. Die vorläufigen Ergebnisse sind in Tabelle 2 dargestellt.

Als auffallendstes Resultat (Tabelle 2) ist — bei allerdings noch kurzer Beobachtungszeit — festzustellen, daß unter diesem in Spätstadien hochwirksamen Chemotherapieprotokoll im Stadium II A bisher kein Rückfall zu verzeichnen ist. Die Prognose verschlechtert sich — auch unter aggressiver Chemothera-

Tabelle 2. Vorläufige Ergebnisse der Chemotherapie maligner Hodenteratome im Stadium II (Westdeutsches Tumorzentrum Essen)

Patientenzahl		Progression 6 Monate nach Therapiebeginn	Krankheitsfreies Intervall nach Therapiebeginn (Monate)
alle auswertbar[a] 30	35		
Stadium II A	16	0	18+, 18+[b], 13+, 11+, 11+, 10+, 10+, 9+, 7+, 7+, 7+, 6+, 6+, 6+, 6+, 6+
Stadium II B	9	2	11+, 11+, 10+, 9+, 7+, 7+, 6+
Stadium II C	5	3	n. c. 6+, 6+[c]

[a] nur Patienten mit mindestens 6-monatiger Chemotherapie wurden ausgewertet.
[b] adjuvante Chemotherapie 1976 begonnen mit Velbe-Bleomycin-Platin; + bedeutet anhaltenden krankheitsfreien Zustand
[c] im Stadium II C ohne Veränderung des Tastbefundes

pie — mit zunehmendem retroperitonealem Befall (Tabelle 2, Stadien II B und II C).

Stadium IV

Im Stadium IV kann nur unter gewissen Umständen von adjuvanter Chemotherapie gesprochen werden. Indiziert ist eine solche Therapie bei Patienten mit monotoper oder oligotoper pulmonaler Metastasierung nach operativer Entfernung der röntgenologisch nachweisbaren Herde. Die postoperativ zu beginnende adjuvante Chemotherapie sollte sich hierbei ebenfalls über einen Zeitraum von mindestens 12 Monaten erstrecken und ein nachweisbar effektives Chemotherapieprogramm verwenden. Davon abzutrennen sind jedoch Patienten mit chemotherapeutisch induzierter pulmonaler Vollremission; die weitere Chemotherapie solcher Patienten (mindestens ½ Jahr nach Eintritt der Vollremission) ist als Konsolidierungs- bzw. Erhaltungstherapie anzusehen.

Mehrere Probleme bei der Durchführung der adjuvanten Chemotherapie maligner Hodenteratome sind noch ungelöst. Zunächst ist der optimale Zeitpunkt der zusätzlichen Radiotherapie in Abstimmung mit der Chemotherapie noch nicht festgelegt. Gegen eine primäre Radiotherapie nach Lymphadenektomie und eine sich daran anschließende Chemotherapie sprechen drei Gesichtspunkte:

a) der verschlechterte chemotherapeutische Effekt nach vorheriger Bestrahlung (bei fast allen soliden Tumoren nachweisbar),
b) die Möglichkeit einer Generalisation während der Phase der regionalen Bestrahlung,
c) Dosierungsprobleme und schlechtere Chemotherapieverträglichkeit nach vorangegangener Bestrahlung.

Andererseits treten auch Probleme auf, wenn die Radiotherapie erst am Ende einer längerfristigen Chemotherapie eingeplant wird. Diese gelten für die Pharmaka Adriamycin, Bleomycin und cis-Platinum, die den Strahleneffekt verändern können. Nicht nur ist die radiosensibilisierende Wirkung dieser Substanzen zu bedenken, die erwünscht sein kann, sondern besonders die Erhöhung der Toxizität (z. B. Bleomycin). Diese gegensätzlichen Gesichtspunkte haben dazu geführt, zwar an der initialen Chemotherapiephase festzuhalten, die Radiotherapie aber bereits nach drei bis vier Monaten, spätestens nach sechs Monaten, in den Gesamttherapieplan zu integrieren. Die Dauer der darauffolgenden weiteren Chemotherapie richtet sich nach dem Situs bei der Lymphadenektomie (II A—C), dem klinischen Verlauf (Tastbefund, Sonographie, Laborwerte) und der kumulativen Organtoxizität der zur Zeit zur Verfügung stehenden Medikamente. In dieser zweiten Chemotherapiephase muß die Art der Chemotherapie häufig individualisiert werden. Durch die Verwendung zweier weiterer, bei malignen Teratomen wirksamen Substanzen (das Alkylans Ifosfamid und das Prodophylotoxinderivat VP 16—213) ergeben sich zusätzlich Kombinationsmöglichkeiten, wenn die Toxizitätsschranken für Adriamycin (Kardiotoxizität), Vinblastin (Neurotoxizität), cis-Platinum (Nephrotoxizität) und Bleomycin (pulmonale Toxizität) erreicht sind. Insbesondere mit der relativ hochdosierten

Ifosfamidtherapie ist eine zusätzliche Verbesserung zu erzielen. Zur Beurteilung des endgültigen Stellenwerts einer adjuvanten Chemotherapie, vor allem hinsichtlich der angestrebten Beeinflussung der 5-Jahres-Überlebensrate im Stadium II, müssen die derzeit im Gange befindlichen Studien noch über mehrere Jahre unter kontrollierten Bedingungen verfolgt werden.

Literatur

1. Einhorn, D. H., Donohne, J. P.: Improved chemotherapy in disseminated testicular cancer. J. Urol. **117,** 65—69 (1977)
2. Samuels, M. L., Lanzotti, V. J., Holoye, P. Y., Boyle, L. E., Smith, T. L., Johnson, D. E.: Combination chemotherapy in germinal cell tumors. Cancer Treatment Rev. **3,** 185—204 (1976)
3. Seeber, S., Scheulen, M. E., Osieka, R., Höffken, K., Schmidt, C. G.: Development of chemotherapy programs containing vinblastine, bleomycin, adriamycin and cis-dichlordiammine-platinum (II). In „The Bleomycins — Current Status and New Developments" (Eds.: S. K. Carter, S. T. Crooke, H. Umezawa), New York: Academic Press 1978
4. Skinner, D. G.: Non seminomatous testis tumors. A plan of management based on 96 patients to improve survival in all stages by combined therapeutic modalities. J. Urol. **115,** 35—39 (1975)

2.8 Malignes Melanom

2.8.1 Adjuvante Chemo-Immunotherapie beim malignen Melanom

Jungi, W. F.

Abteilung für Onkologie und Hämatologie, Medizinische Klinik C, Kantonsspital St. Gallen

Damit eine adjuvante Behandlung irgendwelcher Art nach Lokalbehandlung eines malignen Tumors in Erwägung gezogen werden kann, müssen zwei grundsätzliche Voraussetzungen erfüllt sein:

1. Notorisch ungünstiger natürlicher Verlauf bei allen Patienten mit diesem Tumor oder in bestimmten, klar erkennbaren Risikogruppen, bzw. wahrscheinliche rasche Rezidive und/oder Fermetastasen ohne Zusatzbehandlung.

2. Nachgewiesene gute Wirksamkeit der in Frage kommenden Behandlung im Stadium der Fernmetastasierung beim gleichen Tumor.

Die erste Bedingung ist beim Melanom ohne Zweifel erfüllt, ist doch dieser Tumor für seinen schwer voraussehbaren, meist fatalen Verlauf bekannt. Das Melanom ist geradezu ein Paradebeispiel dafür, daß wir es bei der großen Mehrheit maligner Erkrankungen nicht mit einem *lokalen Problem,* sondern vielmehr mit einer *Tumorkrankheit,* also einer Erkrankung des gesamten Organismus zu tun haben. Darauf gründet das Bemühen, diese Krankheiten bereits im Stadium der *okkulten Mikrometastasierung* mit *systemischen Mitteln* anzugehen.

Das Schicksal eines Patienten mit malignem Melanom wird vor allem durch *fünf prognostische Faktoren* bestimmt:

1. Histologischer Typ des Melanoms

80—85% aller Melanome können den drei von Clark und Mihm [7, 11] beschriebenen, häufigsten Typen zugeteilt werden, die sich in prognostischer Hinsicht ganz verschieden verhalten (vergl. Tabelle 1):

a) Superficial spreading-Melanom: häufigster Typ, prognostisch in der Mitte.

b) Lentigo Maligna-Melanom: Auf dem Boden einer melanotischen Prä-Kanzerose (Melanosis circumscripta Dubreuilh oder Hutchinson-Flecken) langsam entstehend, seltenste und gutartigste Form.

c) Noduläres Melanom: in puncto Häufigkeit in der Mitte, in Westeuropa zunehmend, eindeutig bösartigster Typ.

Tabelle 1. Melanom: histolog. Typen, Verteilung, Prognose

		5-J. Überleber	
superficial spreading (SSM)	55—70%		70%
nodulär (NM)	12—31%		53%
Lentigo maligna (LMM)	10—15%		80%

(nach Clark und DeVita, 1976)

Die Bedeutung einheitlicher histologischer Klassifikation bei allen retro- und prospektiven Studien maligner Melanome kann nicht genug betont werden. Die erwähnten Unterschiede sind bezüglich Spätprognose vor allem im Stadium des lokalisierten Primärtumors ausgeprägt und verwischen sich bei fortgeschrittenen Tumorstadien.

2. Invasionsgrad des Melanoms

Die Wichtigkeit einer Erfassung des Ausmaßes der Tumorinfiltration in die Hautschichten bzw. der Tumordicke ist ebenfalls in den USA von Clark [7] und Breslow erkannt worden. Clark unterscheidet fünf Stufen (levels). Patienten mit Stufe I, d. h. Tumor ausschließlich oberhalb der Basalmembran, haben eine ausgezeichnete Prognose und entwickeln nur in seltenen Fällen Fernmetastasen. Von Stufe II — Tumor bis ins Stratum papillare — bis Stufe V — Infiltration ins subkutane Fettgewebe — nimmt die Rate späterer Fernmetastasen zu, die Überlebenschance nimmt progressiv ab.

3. Tumorstadium

Die TNM-Klassifikation hat sich beim Melanom bisher nicht durchsetzen können. Wir verwenden immer noch die einfache Einteilung in Stadien I—III (vergl. Tabelle 2). Im Stadium II hängt die Prognose stark vom Ausmaß, damit auch der klinischen Erfaßbarkeit der regionären Lymphknotenmetastasierung ab. Die Überlebenszeit im Stadium der Fernmetastasen (III) mißt sich in Monaten und ist abhängig vom Ort der Metastasen.

Tabelle 2. Melanom: Tumorstadien

I	lokalisierter Primärtumor (ev. +Satelliten innerhalb 5 cm)
IA	Lokalrezidiv
II	Regionäre Lymphknotenmetastasen
III	disseminiertes Melanom

4. Lokalisation des Primärtumors

Melanome der Extremitäten haben eine bessere Prognose als solche mit Primärsitz am Stamm. Augenmelanome sowie Melanome mit primärem Sitz in Schleimhäuten oder Viszeralorganen nehmen eine Sonderstellung ein.

5. Geschlecht

Alle Analysen größerer Kollektive von Melanompatienten zeigen einen günstigeren Verlauf bei Frauen. Die Gründe dafür werden in hormonellen Einflüssen gesucht.

Zweite Voraussetzung für eine erfolgreiche Adjuvansbehandlung sind erfolgreiche Behandlungsmaßnahmen im Stadium der Tumordissemination. Diese Voraussetzung ist beim Melanom ohne Zweifel nicht bzw. noch nicht erfüllt:

1. Zytostatika (Tabelle 3)

Die mit einzelnen Zytostatika erreichten Remissionsraten sind enttäuschend niedrig, am besten noch mit dem neuen Stickstofflostderivat *Dacarbazin* (DTIC). Die Resultate der Kombinationschemotherapie sind nicht generell und nur unwesentlich besser. Die genauen Gründe für diese unbefriedigende Situation sind unbekannt. Möglicherweise kann *regionale Chemotherapie* in Form intraarterieller Zytostatikaperfusion (meist mit Hyperthermie) mehr leisten, ist aber auf regionär begrenzte Extremitätenmelanome beschränkt und wurde bisher nie in randomisierten Studien geprüft.

Tabelle 3. Erfolge zytostatischer Behandlung metastasierender Melanome

a) Mono-Chemotherapie:	
Wirkstoffgruppe (Beispiele)	Remissionsrate (%)
Alkylantien (Alkeran, Endoxan, usw.)	8
Antimetaboliten (MTX, 6-MP, 5-FU, usw.)	9
Hydroxyurea (Litalir)	11
Antibiotika (Cosmegen, Mitomycin)	13
Vinca-Alkaloide (Velbe, Oncovin)	19
Dacarbazin (DTIC)	23
b) Kombinations-Chemotherapie	
Kombination	Remissionsrate (%)
BCNU/VCR	16
DTIC/PRO	22
BCNU/VCR/DTIC	24—29
CCNU/VCR	24
BCNU/HU/DTIC	27
BCNU/HU/DTIC/VCR	30—31
Act-D/VLB/PRO	31

2. Hormone

Ansatz für endokrine Therapieversuche bietet die Tatsache des günstigeren Verlaufs bei Frauen. Die bisherigen Versuche sind aber alle negativ verlaufen.

3. Immunotherapie

Vorbedingung dazu ist die *Immunogenität des Tumors,* die nicht mit dem meist indirekten in-vitro-Nachweis von spezifischen Antigenen in/auf der Tumorzelle verwechselt werden darf. Solche Antigene sind bei Melanomen nachgewiesen.

Melanome sind auch in vielen Fällen immunogen, d. h. lösen eine Abwehrreaktion des Organismus aus. Dafür sprechen die unzähligen experimentellen Daten, auch zahlreiche klinische Beobachtungen wie Spontanremissionen, Verschwinden des Primärtumors bei progredienter Metastasierung, lange Rezidiv- und Metastasen-freie Überlebenszeiten trotz ungünstiger prognostischer Voraussetzungen. Das Melanom bietet sich für eine Immunotherapie als leicht zugänglicher Hauttumor geradezu an. Alleinige systemische Immunotherapie in irgendeiner Form (spezifisch/unspezifisch, aktiv/passiv/adoptiv) hat sich bei *fortgeschrittenen* Melanomen bisher als praktisch unwirksam erwiesen, wie eigentlich bei allen anderen Malignomen auch. Sie dürfte — wenn überhaupt — nur kleine Tumormassen beeinflussen können. *Lokale Immunotherapie,* meist in Form von BCG-Infiltration kutaner Melanomherde, ist in der Mehrzahl der Fälle erfolgreich. Sie löst aber nur lokale, kosmetische Probleme und kann eine weitere Dissemination mit Befall viszeraler Organe nicht verhindern.

4. Kombination Chemo-Immunotherapie

Chemotherapie kann die Tumormasse reduzieren und damit bessere Voraussetzungen für eine Immunotherapie schaffen. Immunotherapie kann die immunosuppressive Wirkung der Zytostatika kompensieren bzw. den immunologischen „rebound" im therapiefreien Intervall verstärken. Ergebnisse der letzten Jahre lassen annehmen, daß es durch Kombination zytotoxischer und immunstimulierender Maßnahmen gelingen könnte, einem größeren Teil von Patienten mit metastasierendem Melanom zu helfen [10, 22—24, 45, 52]. Die genauen Modalitäten einer effektiven Chemo-Immunotherapie sind aber noch nicht endgültig geprüft und festgelegt.

Auf Versuche, durch weitergehende chirurgische Eingriffe — Lymphadenektomie mit en-bloc-Resektion — oder zusätzliche strahlentherapeutische oder nuklearmedizinische Maßnahmen die Rezidivrate zu senken bzw. die Überlebenszeit zu verlängern, soll nicht eingegangen werden. Die bisherigen Ergebnisse sind wenig ermutigend, mit Ausnahme der erwähnten regionären Chemotherapie. Wie bei anderen früh und oft metastasierenden Tumoren (z. B. Osteosarkom, Mamma-Karzinom) scheint es ein *Konzeptfehler,* durch Intensivierung und/oder Kombinieren lokoregionärer Therapiemodalitäten den Verlauf auf lange Sicht hin beeinflussen zu wollen.

Im Vergleich zu anderen malignen Tumoren ist also die Ausgangslage für eine Adjuvans-Behandlung beim Melanom nicht günstig. Dennoch fordert das Melanom als leicht zugänglicher Hauttumor mit nachgewiesener immunologischer Pathogenese Immunologen und Onkologen geradezu heraus, die Möglichkeiten einer Adjuvans-Behandlung systematisch zu prüfen. Zielpatienten dafür wären in erster Linie die Risikopatienten, d. h. Patienten mit nodulären und superficial spreading-Melanomen, mit Primärsitz am Stamm, die bereits die tieferen Hautschichten infiltriert und in die regionären Lymphknoten metastasiert haben.

In der Folge sollen Methoden und Resultate bisher bekanntgewordener

Versuche zytostatischer und zytostatisch-immunstimulierender Adjuvans-Behandlung operierter Melanome kritisch wertend durchgangen werden. (Tabelle 4)

Tabelle 4. Adjuvans-Behandlung des Melanoms. Bisher geprüfte und publizierte Methoden

Methode	Autor, Studien	Ergebnis*
a) *Chemotherapie*		
DTIC	COG (Hill), El-Domeiri	–/+
	EORTC	?
Alkeran	Perry	?
Methyl-CCNU		
b) *Immunotherapie*		
BCG (versch. Applikationen)	10 Studien	5mal+, 2mal–, 3mal ?
Corynebacterium parvum	2 Studien	1mal–, 1mal ?
Transfer factor	2 Studien	1mal+ 1mal ?
Levamisol	1 Studie	?
c) *Chemo-Immunotherapie*		
DTIC+BCG	McPherson	–
DTIC+DNCB	Obrecht	?
DTIC/BCNU/Litalir+BCG	Paterson/McPherson	–
DTIC/CCNU/Vincristin+BCG	Serrou	+
DTIC/Methyl-CCNU	McMurtrey/Sinkovics	+
DTIC/Endoxan/Vincristin/Actinomycin-D	McMurtrey/Sinkovics	+
beide+BCG+/–Virusonkolysat		
DTIC+BCG+Thymosin	Patt/Gutterman	?
Alkeran/Litalir+BCG	Jungi	?
d) *Präoperative lokale Immunotherapie*		
DNCB	Malek-Mansour, Illig, Burg	
BCG	Dilawari	
MER	Krown	
Vaccinia-Virus	Everall	

+Verlängerung der rezidivfreien/gesamten Überlebenszeit in behandelter Patientengruppe im Vergleich zu historischen oder randomisierten Kontrollgruppen
–kein Unterschied bezüglich Rezidive/Überlebenszeit
? Studie noch nicht auswertbar, Ergebnis unbekannt
COG = Central Oncology Group
EORTC = European Organisation for Research on Treatment of Cancer
DNCB = 2-4-Dinitrochlorobenzol
BCG = Bacille Calmette-Guérin
MER = Methanol-extrahierbarer Rest aus BCG

1. Chemo-Adjuvans-Therapie

Überraschenderweise finden sich in der Literatur nur sehr spärliche Berichte über solche Versuche. Die Central Oncology Group [26, 27] prüfte in einer randomisierten Studie DTIC-Adjuvans-Behandlung im Vergleich mit einer nur beobachteten Kontrollgruppe. Bei Abschluß der Studie [27] zeigte sich, daß postoperative DTIC-Therapie das Auftreten von Rezidiven nicht verhindern oder aufschieben konnte. Eine analoge Studie wird in der Europäischen kooperativen Gruppe (EORTC) durchgeführt. Vor einigen Jahren wurden aus der Mayo-Klinik Zwischenresultate einer Studie mit Alkeran-Mono-Adjuvansbehandlung berichtet, leider fehlen aber davon neuere Angaben [51]. Versuche mit Kombinations-Adjuvanschemotherapie sind uns nicht bekannt.

2. Immuno-Adjuvansbehandlung

a) Aktiv-unspezifisch. Aktive unspezifische „Immunprophylaxe" mit BCG wurde und wird vielerorts betrieben. Erste Ergebnisse unkontrollierter Studien wurden u. E. zu früh, zu unkritisch und allzu breit publik gemacht, so daß man heute nur mit Mühe den Weg zurück zu den — im gesamten ernüchternden — Tatsachen findet. Die Gruppe von Morton und Eilber in Los Angeles hat damit die größte Erfahrung [13, 14, 20, 44—46]. Ihre erste BCG-Adjuvansstudie ist unkontrolliert. 84 Patienten mit Melanom im Stadium II (regionäre Lymphknotenmetasen) erhielten BCG-Immuntherapie, zuerst wöchentlich, dann zwei-, später vierwöchentlich. 42 Patienten verweigerten eine BCG-Behandlung und dienten, zusammen mit einer historischen Vergleichsgruppe, als Kontrollen. 64% der BCG-Behandelten blieben ohne Rezidiv, 68% waren noch am Leben, während es in der Kontrollgruppe nur noch 36 bzw. 42% waren. Die Unterschiede waren bis 36 Monate postoperativ signifikant. Rezidive traten ohne BCG durchschnittlich nach 4, mit BCG nach 10 Monaten auf. Es scheint also, daß die BCG-Adjuvansbehandlung das Auftreten des Rezidive hinausschieben kann.

Tabelle 5. Melanom: randomisierte Studie postop. Immunadjuvansbehandlung Morton, Los Angeles 1976

	BCG	BCG+ Tumorzellen	Kontrollen
% Rezidive	41	34	50
% Todesfälle	19	24	36

Die gleiche Gruppe begann später eine *randomisierte Studie,* in der eine Kontrollgruppe einer zweiten mit BCG und einer dritten mit BCG und allogener Tumorzellvakzine Behandelten gegenübergestellt ist. Die letzten Zwischenresultate [44] zeigen anscheinend noch keine statistisch signifikanten Unterschiede, doch sind Rezidive und Todesfälle in den beiden Immunotherapiearmen deutlich seltener. Eilber und Morton berichteten auch über BCG-Adjuvansbehandlung von regionär metastasierenden Melanomen mit Primärlokalisation am Kopf und Hals [14]. 25 Patienten erhielten BCG, 17 verweigerten es. Mit BCG blieben 68%, ohne BCG nur 40% rezidivfrei. Patienten mit klinisch verdächtigen, palpablen Lymphknoten profitierten von der BCG-Behandlung, diejenigen ohne klinischen Metastasenverdacht nicht. In Los Angeles scheinen Melanome aller Lokalisationen, mit Ausschluß des ZNS, von der BCG-Behandlung zu profitieren.

Die Gruppe um Gutterman in Houston behandelte in analoger Weise 28 Patienten mit rezidivierendem, bereits fortgeschrittenem (Lymphknoten- und

Fernmetastasen) aber noch radikal operablem Melanom und verglich die Resultate mit eigenen historischen Kontrollen. Vor allem mit dem lyophilisierten Tice-Impfstoff konnten Rezidive vermindert und die Überlebenszeit verlängert werden, mit der Pasteur-Lebend-Vakzine waren die Unterschiede minimal. Höhere Dosen des Tice-Impfstoffs führten häufiger zu einer Positivierung vorher negativer Hautteste, was sich prognostisch günstig auswirkte. Andere Immunparameter wurden durch BCG nicht beeinflußt [21]. Die gleiche Arbeitsgruppe sah auch bei disseminierten Melanomen bessere Resultate mit Chemo-Immunotherapie als mit Chemotherapie allein, die Unterschiede waren allerdings nur in der kleinen Untergruppe mit ausschließlich Lymphknotenmetastasen ausgeprägt. Patienten mit Melanomen am Stamm und an Extremitäten profitierten von der gewissermaßen „regionären" Immunotherapie in Form von BCG-Hautskarifikationen, solche mit Primärlokalisation am Halsgebiet nicht, da in ihrem Abflußbereich keine BCG-Impfungen vorgenommen wurden [22].

Im krassen Gegensatz zu den erwähnten Studien stellte eine englische Gruppe um McIllmurray [39] in einer kontrollierten, aber sehr kleinen Studie (nur 15 Patienten) mehr Rezidive und vor allem rascheren letalen Verlauf in der BCG-behandelten Gruppe fest.

Bluming [3] verwendete Glaxo- und Pasteur-BCG intradermal und mittels Skarifikation. Nur mit dem Pasteur-Impfstoff, der wesentlich mehr lebende Organismen enthält, und nur mittels Hautskarifikationen konnten Rezidive vermindert bzw. aufgeschoben werden. Die Ergebnisse verschiedener anderer Studien mit BCG sind bisher nicht in auswertbarer Form publiziert worden.

In den letzten Jahren wurden verschiedene andere Methoden aktiver unspezifischer Immunstimulation, zum Teil im Vergleich mit BCG, geprüft [2, 5, 25, 30]. Die bisher bekannten Zwischenresultate lassen noch keine definitive Beurteilung zu.

Neuerdings werden auch zum Teil seit Jahren bekannte Möglichkeiten *direkter lokaler Immunotherapie* vor der chirurgischen Entfernung des Primärtumors neu geprüft [12, 18, 35, 38, 54]. Die Bedeutung solcher Maßnahmen in der Gesamtstrategie der Melanombehandlung läßt sich noch nicht abschätzen.

Auf die Nebenwirkungen aller dieser Therapiemethoden soll später eingegangen werden. Der größte Nachteil all dieser Methoden scheint, daß sich die immunstimulierende Wirkung nach wenigen Monaten abschwächt bzw. verflüchtigt.

b) Aktiv-spezifisch. Von solchen Adjuvansbehandlungsversuchen liegen meist nur Berichte über Einzelfälle vor. Einzig Morton [44] berichtet in der bereits erwähnten randomisierten Studie über 29 mit BCG und allogenen Tumorzellen behandelte Patienten, die gegenüber der Kontrollgruppe deutlich weniger Rezidive und Todesfälle aufweisen. Auf die komplexen, bisher nicht gelösten Probleme spezifischer Immuntherapie maligner Tumoren kann hier nicht eingegangen werden.

3. Chemo-Immuno-Adjuvansbehandlung

Von Chemo-Immunotherapien *metastasierender* Melanome liegen widersprüchliche Ergebnisse vor [10, 22—24, 52]. In den letzten Jahren vermehren sich die Berichte über Versuche mit Chemo-Immunoprophylaxe beim Melanom. McPherson [41] behandelte in einer unkontrollierten Pilotstudie 30 Patienten mit regionär metastasiertem, radikal operiertem Melanom, 11 davon mit DTIC und BCG (mit der Heaf-gun-Methode), 19 mit DTIC/BCNU/Hydroxy-Harnstoff und BCG per os. Die Ergebnisse nach 2 Jahren werden mit eigenen und fremden historischen Kontrollen verglichen. Patienten mit DTIC und BCG sowie alle behandelten Patienten kumuliert überlebten signifikant länger, während die Rezidivfreiheit nicht signifikant verlängert wurde. Die Autoren sehen in der von ihnen gewählten Adjuvansbehandlung keinen ausreichenden therapeutischen Profit, der weitere Prüfung verdient, wohl nicht zuletzt mit Rücksicht auf die beträchtlichen Nebenwirkungen sowohl der Immuno- wie der Chemotherapie (2 Chemotherapiebedingte Todesfälle). Serrou und Mitarbeiter dagegen [59] berichteten 1977 über signifikante Verlängerung von rezidivfreier und totaler Überlebenszeit durch DTIC/CCNU/Vincristin und BCG bei 35 Pat. mit operierten Melanomen der Infiltrationsgrade III—V. Wir selbst haben 32 Patienten mit radikal operiertem Melanom des Stadiums I zuerst mit Hydroxyharnstoff und BCG, später mit monatlichen Stößen von Alkeran/Hydroxyharnstoff, unterbrochen von 2 BCG-Hautskarifikationen, behandelt. Am 1. 11. 1977 waren 29 Patienten länger als 6 Monate postoperativ beobachtet bzw. behandelt worden. Nach Abzug von 6 Augen-Melanomen, die separat ausgewertet werden, verbleiben 23 Patienten, bei denen total 5 Rezidive festgestellt wurden. Drei davon traten allerdings schon nach wenigen Wochen auf und müssen wohl auf ungenügende initiale diagnostische Bilanz (Lymphadenektomien wurden nicht

Tabelle 6. Chemo-Immuno-Adjuvanstherapie des operierten Melanoms Stadium I und IA (Phenylalaninmustard/Hydroxyurea + BCG) St. Gallen — Zwischenstand 1. 11. 77

Total behandelt		32 Patienten
davon länger als 6 Monate		29 (17 Männer, 12 Frauen)
Primärlokalisation		13 Extremitäten
		6 Auge
		5 Stamm
		5 HNO-Bereich
Rezidive/Metastasen (ohne 6 Augenmelanome):		
Total 5/23 Patienten (21.7%) nach durchschnittlich 17.9 Monaten Beobachtungsdauer		
Aufschlüsselung:	Geschlecht:	4 Männer, 1 Frau
	Histol. Typ:	3/12 noduläre Melanome
		1/ 5 superficial spreading M.
		1/ 6 ohne nähere Differenzierung
	Primärtumor:	1/ 5 Stamm
		4/13 Extremitäten
	Metastasen:	2 nur in regionären Lymphknoten
		1 reg. Lymphknoten → Fernmetastasen
		2 Fernmetastasen
	Zeitpunkt:	5, 13, 24 Wochen, 10, 18 Monate

ausgeführt) zurückgeführt werden. Die Chemotherapie wird im allgemeinen gut toleriert, führt aber doch in knapp der Hälfte der Fälle zu Leuko-/Thrombopenie und in einem Viertel zu störenden gastrointestinalen Nebenwirkungen. Für eine Auswertung im Hinblick auf Rezidiv-/Metastasen-Prophylaxe — im Vergleich zu historischen Kontrollen — scheinen uns der Zeitpunkt zu früh und die Studiengruppe zu klein ([32] Tabelle 6).

Weitere Chemo-Immunoadjuvansstudien in den Vereinigten Staaten [16, 40] sowie eine Baseler Studie mit DTIC im Wechsel mit DNCB epikutan [49] zeigen noch keine auswertbaren Ergebnisse.

Nebenwirkungen einer Adjuvansbehandlung

Die Nebenerscheinungen einer Behandlung mit den erwähnten Zytostatika allein oder in Kombination werden als bekannt vorausgesetzt. DTIC wirkt wohl wenig myelo- und kaum immunosuppressiv, bewirkt aber bei praktisch allen Patienten Nausea und Erbrechen, vor allem an den ersten Tagen des mehrtägigen Infusionszyklus. Auch andere zentralnervöse Nebenwirkungen werden beschrieben. Diese werden wohl meistens von Patienten mit metastasierenden Tumoren — in Kenntnis ihrer kritischen Situation — aber keineswegs von allen sich gesund fühlenden Patienten nach komplikationsloser Radikaloperation eines Hautmelanoms akzeptiert. Auch die von uns gewählten „harmlosen" Alkeran und Litalir werden keineswegs von allen Patienten vertragen, vor allem wegen gastrointestinaler Nebenwirkungen. Uns bedrückt vor allem die apokalyptische Vision eines Zytostatika-induzierten Zweitmalignoms, die uns die Unsicherheit darüber, welche Patienten tatsächlich welche Adjuvansbehandlung notwendig haben, als besonders beklemmend empfinden läßt.

Tabelle 7. BCG: Nebenwirkungen

Loko-regional	Erythem, Induration, Pruritus, Ulkus, Sekretion, Kruste, Narbe
Systemisch	Fieber, Schüttelfrost „Malaise", „Grippe-Syndrom" Leberfunktionsstörungen anaphylaktische Reaktion Panzytopenie Erythema nodosum BCG-Infektion Tbc-Reaktivierung Tumor-Enhancement

Die möglichen Nebenerscheinungen einer Immunotherapie mit BCG sind in Tabelle 7 zusammengefaßt. Sie hängen stark von der Applikationsweise und vom Ausfall der Tuberkulinreaktion des Patienten ab. Lokale Reaktionen sind nicht zu umgehen, sie stellen ja gerade die erwünschte Immunantwort des Organismus dar, sind aber selten ernster Natur. Systemische Nebenerscheinungen sind nach BCG-Skarifikation (in der traditionellen Methode nach Mathe oder mit der

Heaf-gun) äußerst selten. Wir selbst haben unter sehr vielen damit behandelten Patienten außer einem Erythema nodosum nie schwere Allgemeinreaktionen gesehen. Auch die anderen Methoden aktiver unspezifischer Immuntherapie sind keineswegs nebenwirkungsfrei bzw. harmlos. Auf Einzelheiten kann hier nicht eingegangen werden. Am bedrohlichsten erscheint bei jeder Form der Immunotherapie die Möglichkeit einer ungewollten Tumorwachstumsförderung, eines sog. „Enhancements". Dies läßt sich leider heute noch mit keiner Methode voraussehen bzw. verhindern.

Schlußfolgerung

Die Bilanz (1977) der bisherigen Versuche einer Adjuvansbehandlung irgendwelcher Art beim operierten Melanom ist ernüchternd. Die einzig verläßlichen randomisierten Studien, d. h. gleichzeitig vergleichende Behandlung bzw. Untersuchung zweier oder mehrerer ausgewogener, vergleichbarer, aber verschieden behandelter Patientengruppen zeigen nur relativ geringe Auswirkungen der Zusatzbehandlung auf das zeitliche Auftreten von Rezidiven und/oder Metastasen oder die Überlebenszeit. Die Übertragung der überzeugenden Ergebnisse bei Tiertumoren und von in-vitro-Versuchen auf den Menschen bietet beim malignen Melanom größere Schwierigkeiten als bei anderen Malignomen (z. B. osteogenes Sarkom, Wilms- oder Ewing-Tumor). Einige noch zu lösende Probleme sollen hier stichwortartig erwähnt werden:

1. Risikogruppen

Diese scheinen wohl klar abgegrenzt, gelten aber nur für größere Kollektive. Bei einem so kapriziösen Tumor wie dem malignen Melanom entscheidet im Einzelfall erst die Zeit. Die prognostische Sicherheit hängt dazu weitgehend vom Ausmaß der initialen Stadienabklärung ab, die keineswegs standardisiert ist.

2. Radikalität der Primäroperation

Die Wichtigkeit der strikten Befolgung anerkannter Prinzipien der Melanomchirurgie muß betont werden. Nicht jede Melanomoperation ist radikal! Patientenkollektive in kontrollierten Studien müssen in dieser Hinsicht einheitlich und ausgewogen sein, was bisher kaum überall der Fall war.

3. Stadienklärung

Eine standardisierte diagnostische Bilanz, wie wir sie z. B. beim malignen Lymphom kennen, ist bei Melanomen unbekannt bzw. nicht realisierbar. Die Tastuntersuchung läßt bei Lymphknotenmetastasen oft im Stich. ZNS- oder Lungenmetastasen lassen sich mit den bisher zur Verfügung stehenden Methoden kaum ausschließen. Stoffwechseluntersuchungen auf Melanin-Metaboliten haben bisher nichts eingebracht. Solange uns keine besseren Methoden zur Stadienklärung zur Verfügung stehen, beruhen unsere Stadieneinteilungen, damit unsere Analysen, auf unsicheren Grundlagen.

4. Chemotherapie

Solange wir nicht über wirksamere zytostatische Behandlungsmaßnahmen verfügen, dürften die Chancen einer Adjuvansbehandlung gering sein. Das Beispiel Osteosarkom lehrt uns aber, daß dies nicht immer so bleiben muß. Wichtigste Voraussetzungen für eine erfolgreiche Chemotherapie sind vorgängige möglichst weitgehende Tumorverkleinerung (sog. Debulking) und möglichst hoher Prozentsatz sich teilender Zellen. Die erste Bedingung läßt sich beim Melanom erfüllen, die Beeinflussung der zweiten liegt bisher nicht in unserer Hand. Form, Intensität und Dauer einer zytostatischen Adjuvansbehandlung des Melanoms sind vorderhand nicht geklärt.

5. Immunotherapie

Immunotherapie allein dürfte kaum die Lösung des Problems darstellen, da sie nur mit begrenzten Tumormassen fertig wird, vom direkten Kontakt des Immunstimulans mit der Tumorzelle abhängt, die Immunreaktion des Organismus im Erfolgsfall nur bis zum Normalzustand stimulieren kann und sich bald erschöpft. Gutterman hat aber recht, wenn er darauf hinweist, daß wir 20 Jahre gebraucht haben, um erfolgreiche Kombinationschemotherapie zu betreiben und somit noch rund weitere 15 Jahre für die Entwicklung der Immuntherapie erforderlich sind. Der Tuberkuloseimpfstoff BCG hat die in ihn gesetzten Hoffnungen bisher nicht erfüllt [31]. Auch die anderen bisher geprüften Immuntherapiemethoden versprechen allein keine Lösung des Problems, die viel eher in einer Kombination von Chemo- mit Immunotherapie gesehen wird. Die systematische Prüfung aller bereits heute zur Verfügung stehenden und eventuell neuer Methoden einer Adjuvansbehandlung bei Melanomen bedarf zahlreicher kritischer, kontrollierter Studien an größeren Patientenkollektiven. Zu deren Durchführung sind Jahre notwendig. Bis zu diesem Zeitpunkt können keine verbindlichen oder allgemein gültigen Richtlinien bezüglich Adjuvansbehandlung bei Melanompatienten gegeben werden.

Diskussion

Diskussionsteilnehmer: Ich möchte gern eine konkrete Frage stellen: welche Therapie würden Sie bei einem Stadium I eines Extremitätenmelanoms empfehlen? Regionale Perfusion? systhemische Chemotherapie? Chemotherapie plus Immunotherapie? oder gar keine?

Jungi: Ich würde den Tumor radikal entfernen, und je nach histologischen Kriterien, das heißt, nach Invasionsgrad, weiter verfahren. Ich wollte dieses Thema aus Zeitgründen nicht anschneiden. Der Invasionsgrad des Melanoms, das heißt, die Tumordicke, ist entscheidend für das weitere Vorgehen in

Hinblick auf Lymphknoten, die dann ausgeräumt werden sollten, erstens, wenn sie palpabel sind und zweitens, wenn bereits die fortgeschrittenen Infiltrationsstadien IV und V vorhanden sind. Anschließend würden wir den Patienten engmaschig kontrollieren. Im Augenblick würde ich weder eine Immunotherapie noch eine adjuvante Chemotherapie außerhalb einer streng kontrollierten Studie machen. Diese Therapiearten müssen, wir haben es heute schon wiederholt gehört, kontrollierten oder zumindest gut überwachten Studien vorbehalten bleiben.

Diehl: Ich will nur zur Immunotherapie kurz feststellen: die unterschiedlichen Ergebnisse amerikanischer, skandinavischer und auch europäischer Studien bei BCG, könnten darauf zurückgeführt werden, daß wir wahrscheinlich dann am ehesten Erfolg sehen, wenn die Patienten tuberkulin-negativ sind. In der USA, wo die BCG Impfung nicht vorgeschrieben ist, sind 90% tuberkulin-negativ, während die Schweden zu 80% und mehr tuberkulin-positiv sind. Ich glaube, das ist ein ganz wesentlicher Punkt, der vielleicht erklären könnte die Diskrepanz zwischen den zum Teil auch schlecht randomisierten und kontrollierten Studien.

Mähr: Ich glaube, das ist eine sehr entscheidende Zusatzbemerkung.

Diskussionsteilnehmer: Für mich als Praktiker, der selbst 1953 wegen eines Melanoms lokal mit Radium und Strahlentherapie auf die regionalen Lymphknoten behandelt wurde, ist es sehr interessant, den Wandel der Therapie zu beobachten. Ich bin seit gut 20 Jahren gesund und geheilt. Können Sie mir Auskunft geben, wieso man diese alten Methoden verlassen hat?

Jungi: Die Antwort ist einfach: die alte Methode hat eigentlich nichts gebracht. Vielleicht entspricht das nicht Ihren eigenen Erfahrungen, aber das ist die Erfahrung der Literatur. Da sind sich heute eigentlich alle einig, daß keine Art von Bestrahlung beim primären Melanom etwas gebracht hat. Sie hat an der Spätprognose überhaupt nichts geändert. Es gibt sicher auch Spezialfälle — z. B. am Auge — auf die ich aber hier nicht eingehen will. Das Melanom ist nicht strahlenresistent, aber die Strahlentherapie hat bisher im Hinblick auf eine Verlängerung der Überlebensdauer nichts Sicheres gebracht. Das müßte eventuell auch in gut kontrollierten Studien geprüft werden.

Diel: Die Strahlentherapie hat sich auch in kontrollierten Studien als nicht wirksam erwiesen. Sie gehören zu den wenigen glücklichen, die davon möglicherweise profitierten. Aber wenn man diese Therapie an mehr als hundert Patienten in einer kontrollierten Studie prüfen würde, so ergäbe sich sicher nichts Signifikantes!

Zusammenfassung

Von den zwei grundsätzlichen Voraussetzungen zu einer Adjuvansbehandlung (systemische Therapie im Stadium der okkulten Fernmetastasierung) nach Radikaloperation eines malignen Tumors — rasches Auftreten von Rezidiven und/oder Metastasen sowie erfolgreiche Behandlungsmöglichkeiten bei Tumordissemination — ist beim Melanom nur die erste erfüllt. Dies gibt die Erklärung für die widersprüchlichen, gesamthaft bisher wenig überzeugenden Ergebnisse zytostatischer, immunstimulierender oder kombinierter Adjuvansbehandlung beim Melanom. Die positiven Resultate von Studien ohne oder mit historischen Kontrollen konnten bisher im randomisierten Vergleich nicht bestätigt werden. Eine eigene Studie mit postoperativer Chemo-Immuno-Adjuvanstherapie ist noch nicht auswertbar. Verbesserungen werden von einer abgestimmten, immunologisch überwachten Kombination zytoreduktiver und immunstimulierender Maßnahmen erwartet, deren genaue Modalitäten in größeren kontrollierten Studien zu prüfen sind. Im heutigen Zeitpunkt können keine festen Richtlinien zur Adjuvansbehandlung bei Melanompatienten gegeben werden.

Literatur

1. Bast, R. C. et al., BCG and Cancer. New Engl. J. Med. **290,** 1413—1420 und 1458—1469 (1974)
2. Blume, M. R. et al., Comparison of BCG with transfer factor in adjuvant immunotherapy of stage III malignant melanoma. Proc. ASCO C-241 (1977)
3. Bluming, A. Z., Immunological effects of BCG in malignant melanoma: two modes of administration compared. Ann. intern. med. **76,** 405—411 (1972)
4. Borberg, H., Die BCG-Behandlung des malignen Melanoms. Internist **16,** 483—485 (1975)
5. Bukowski, R. M. et al., The Transfer Factor therapy of stage II malignant melanoma. In „Adjuvant therapy of cancer«, Amsterdam: Elsevier North Holland Publ. p. 431—438. 1976
6. Cassel, W. A., Viral oncolysate in the management of malignant melanoma. Cancer **40,** 672—679 und 680—686 (1977)
7. Clark, W. H., The developmental biology of primary human malignant melanomas. Semin. Oncol. **2,** 83—103 (1975)
8. Comis, R. L., DTIC in malignant melanoma: a perspective. Cancer Treat. Rep. **60,** 165—176 (1976)
9. Currie, G. A., Cancer and the immune response. London: Edward Arnold 1974
10. Currie, G. A., et al., Active Immunotherapy as an adjunct to chemotherapy in the treatment of disseminated malignant melanoma: a pilot study. Br. J. Cancer **31,** 143—156 (1977)
11. DeVita, V. T., Fisher R. I., Natural history of malignant melanoma as related to therapy. Cancer Treat. Rep. **60,** 153—157 (1976)
12. Dilawari, R. A. et al., Treatment of primary melanoma with intralesional BCG. Proc. ASCO 1191 (1975)
13. Eilber, F. R. et al., Adjuvant immunotherapy with BCG in treatment of regional-lymphnode metastases from malignant melanoma. New Engl. J. Med. **294,** 237—240 (1976)
14. Eilber, F. R. et al., Results of BCG adjuvant immunotherapy for melanoma of the head and neck. Amer. J. Surg. **132,** 476—479 (1976)
15. Einhorn, L. H. et al., Chemotherapy of disseminated malignant melanoma. Cancer Res. **34,** 1995—2004 (1974)
16. El-Domeiri, A. A. et al., Adjuvant therapy of melanoma. Proc. AACR, 709 (1977)
17. Elwood, J. M., Lee J. A. H., Recent data on the epidemiology of malignant melanoma. Semin. Oncol. **2,** 83—103 (1975)
18. Everall, J. D. et al., Treatment of primary melanoma with intralesional BCG before excision. Lancet **2,** 583—586 (1975)

18a. Everall J. D., Diagnosis, prognosis and treatment of melanoma. Lancet **2,** 286—289 (1977)

19. Florentin, I., Experimental basis of BCC systemic immunotherapy. Cancer Immunol. Immunother. **1,** 7—9 (1976)
20. Grant, R. M., Results of administering BCG to patients with melanoma. Lancet **2,** 1096—1100 (1974)

20a. Grooms, G. A., Morton D. L., Failure of adjuvant immunotherapy to prevent brain metastases in malignant melanoma. Proc. ASCO 1160 (1975)

21. Gutterman, J. U. et al., Active immunotherapy with BCG for recurrent malignant melanoma. Lancet **1,** 1208—1212 (1973)
22. Gutterman, J. U. et al., Chemoimmunotherapy of disseminated malignant melanoma with DTIC and BCG. New Engl. J. Med. **291,** 592—597 (1974)
23. Gutterman, J. U. et al., BCG Immunotherapy in combination with DTIC for the treatment of malignant melanoma. Cancer Treat. Rep. **60,** 177—182 (1976)
24. Gutterman, J. U. et al., An effective new chemo-immunotherapy regimen for disseminated malignant melanoma. Proc. ASCO C-135 (1977)
25. Hilal, E. Y. et al., Surgical adjuvant therapy of malignant melanoma with C. parvum. Proc. ASCO C-229 (1977)
26. Hill, G. J. et al., DTIC therapy for melanoma: correlation of toxicity with response and longevity in 742 patients. Proc. ASCO C-30 (1976)
27. Hill, G. J. et al., DTIC-melanoma adjuvant study. Final report. Proc. ASCO C—11 (1978)
28. Herrmann, W. P. et al., Rückbildung von Melanommetastasen nach Injektion von Freund'schem Adjuvans. Hautarzt **21,** 181—183 (1970)

29. Hunter-Craig, I. et al., Use of vaccinia virus in the treatment of metastatic malignant melanoma. Brit. med. J. **1,** 512—515 (1970)
30. Ishmael, D. R. et al., Results of treatment of surgically resected melanoma with immunotherapeutic agents BCG and C. parvum. Proc. ASCO C-309 (1977)
31. Jungi, W. F., BCG in der Krebstherapie — Wunschtraum oder Therapie der Zukunft? Schw. med. Wschr. **106,** 1389—1391 (1976)
32. Jungi, W. F. et al., unveröffentlichte Ergebnisse
33. Khan, A. et al., Immunotherapy of metastatic melanoma with transfer factor, Proc. ASCO C-154 (1976)
34. Kleeberg, U. R., Die Behandlung des Melanoms. Dtsch. med. Wschr. **101,** 904—908 (1976)
35. Krown, S. E. et al., Intralesional injection of MER in cutaneous malignant melanoma. Proc. ASCO C-300 (1977)
36. Lichtenfeld, J. L., Current concepts in the management of malignant melanoma. Amer. J. Med. Sci. **272,** 184—195 (1976)
37. Luce, J. K., Chemotherapy of melanoma. Semin. Oncol. **2,** 179—185 (1975)
38. Malek-Mansour, S., Immunotherapy of melanoma with DNCB. In „Adjuvant therapy of Cancer", Amsterdam: Elsevier/North Holland 1976, p. 447—454
39. McIllmurray, M. B. et al., Controlled trial of active immunotherapy in management of stage II B malignant melanoma. Brit. med. J. **1,** 540—542 (1977)
40. McMurtrey, M. J. et al., Adjuvant chemoimmunotherapy for stage III malignant melanoma. Proc. ASCO C-168 (1977)
41. McPherson, T. A. et al.,: a pilot study of adjuvant chemoimmuno-therapy. In „Adjuvant therapy of cancer", Amsterdam: Elsevier/North Holland 1976, p. 439—446
42. Mitchell, M. S. et al., Effect of chemotherapy and immunotherapy on tumor-specific immunity in melanoma. J. Clin. Invest. **59,** 1017—1026 (1977)
43. Minton, J. P., Mumps virus and BCG vaccine in metastatic melanoma. Arch. surg. **106,** 503—506 (1973)
44. Morton, D. L. et al., Adjuvant therapy in melanoma and sarcomas. In „Adjuvant therapy of cancer", Elsevier/North Holland, Amsterdam 1976, p. 391—397
45. Morton, D. L. et al., Present status of BCG immunotherapy of malignant melanoma. Cancer Immunol. Immunother. **1,** 93—98 (1976)
46. Morton, D. L., Cancer Immunotherapy. An overview. Semin. Oncol. **1,** 297 (1974)
47. Nathanson, L., Regression of intradermal malignant melanoma after intralesional injection of BCG. Cancer Chemother. Rep. Vol. **1,** 56, 659—665 (1972)
48. Nathanson, L. et al., A comparative study of 2 methods of administration of BCG in malignant melanoma. Proc. ASCO C-14 (1976)
49. Obrecht, J. P. et al., persönliche Mitteilung
50 Patt, Y. et al., Prognostic significance of initial immunological evaluation in stage 3B melanoma treated with thymosin, BCG and DTIC. Proc. ASCO C-72 (1977)
51. Perry, H. O., Winkelmann R. K., The experimental use of phenylalanine-mustard in the treatment of malignant melanomas. Acta derm.-venereol. **49,** 564—568 (1969)
52. Presant, C. A., Therapy of metastatic malignant melanoma with cyclophosphamide plus DTIC with or without C. parvum. Proc. ASCO C-68 (1977)
53. Pritchard, K. I., The use of oral BCG in the treatment of metastatic malignant melanoma. Med. Ped. Oncol. **2,** 173—181 (1976)
54. Richman, S. P. et al., Epilesional scarification. J. amer. med. ass. **234,** 1233—1235 (1975)
55. Saal, J. G. et al., Regional BCG-therapy of malignant melanoma: in vitro monitoring of spontaneous cytolytic activity of circulating lymphocytes. Cancer Immunol. Immunother. **2,** (1977)
56. Salmon, S. E., Immunotherapy of cancer: present status of trials in man. Cancer Res. **37,** 1245—1248 (1977)
57. Sears, H., Rosenberg S. A., Immune depression with BCG septicemia. Proc. ASCO C-245 (1977)
58. Seigler, H. F. et al., Non-specific and specific immunotherapy in patients with melanoma. Surgery 72, 162—174 (1975)
59. Serrou, B. et al., Improved clinical results of malignant melanoma with complementary chemo-immunotherapy. Proc. ASCO C-349 (1977)

60. Tritsch, H., Onkolyse bei Melanom-Lymphknotenmetastasen. Dtsch. med. Wschr. **95,** 2432—2433 (1970)
61. Wright, P. W. et al., Immunotherapy with „unblocking“ plasma in malignant melanoma: in vivo and in vitro correlates. Proc. ASCO, C-136 (1977)

3 Abschließende Betrachtung

3.1 Zusammenfassung und Schlußfolgerungen

Senn, H. J.

Abteilung für Onkologie und Hämatologie, Med. Klinik C, Kantonsspital St. Gallen

Die nüchterne Betrachtung der 3-, 5- und 10-Jahresüberlebenszeiten sowie insbesondere der Mortalität der meisten menschlichen Tumorkrankheiten zeigt mit erschreckender Deutlichkeit, daß sich die Prognose der meisten lokal „radikal operablen" bzw. „kurativ bestrahlten" Neoplasien im Verlauf der letzten Jahrzehnte nicht nennenswert verbessern ließ [1, 3, 6, 9, 24]. Dies zeigt sich in typischer Weise beim Mammakarzinom, dem weitaus häufigsten Tumor unserer westlichen Frauen: trotz verschiedener Radikalisierungsversuche des initialen chirurgischen Eingriffs („supraradical mastectomy") und verschiedenen Variationen der adjuvanten bzw. prophylaktischen prä- oder postoperativen Bestrahlung, haben sich die langfristigen Heilungschancen seit 40 Jahren nicht verbessert und die Mortalität an Brustkrebs ist z. B. in der Schweiz seit 1900 im Rahmen der allgemeinen leichten Inzidenzsteigerung langsam und stetig bis 1970 angestiegen [31]. So seltsam dies anmuten mag, haben sich im Laufe der letzten 20 Jahre lediglich die langfristigen Überlebenschancen derjenigen Tumorkrankheiten namhaft verbessern lassen, bei welchen wegen primär systemischer Disseminierung (Leukämien, Lymphome, Myelom) intensive zytostatische Therapiemaßnahmen — evtl. kombiniert mit radiotherapeutischen Zusatzmaßnahmen — im Vordergrund standen [6, 22, 28, 32].

Es gilt heute als allgemein anerkannt, daß die Ursache dieser prognostischen Stagnation in der Behandlung der meisten „kurativ" angehbaren malignen Tumoren in der offenbar viel früher als erwartet auftretenden lymphogenen und/oder hämatogenen Tumorzellaussaat zu suchen ist. Man muß heute wohl akzeptieren, daß eine klinisch noch längerfristig okkulte Tumor-Mikrometastasierung bei vielen Arten von Primärtumoren bereits sehr früh in ihrer „unsichtbaren" Entwicklungsphase erfolgt, d. h. bei Zellzahlen bzw. -massen von 10^8—10^9 oder 0,1—1 g Gewicht, wenn sich der Primärtumor dem Filter unserer heutigen klinischen und technischen Nachweismethoden noch entzieht [8, 18, 26]. Viele unserer sog. „Frühdiagnosen" werden damit von der Tumorausbreitungskinetik her betrachtet relativiert — eine nicht übersehbare Kritik an den heutigen Möglichkeiten der Tumorfrüherkennung bzw. auch an den bisherigen Vorstellungen der Grundlagen einer „kurativen" Primärtherapie. Das klinisch-prognostische Korrelat dieser Überlegungen war überdies schon seit Jahrzehnten in Form der allzuhäufigen Todesfälle an später manifest werdenden Fernmetastasen nach scheinbar erfolgreich „radikal" operiertem Primärtumor bekannt (Tabelle 1).

Neuere systematische Untersuchungen mit Durchführung routinemäßiger Punktionsbiopsien bevorzugter, jedoch klinisch und symptomatisch noch „unverdächtiger" Metastasierungsorgane (wie z. B. Knochenmark und Leber)

Tabelle 1. Chirurgische Heilungsziffern einiger häufiger Tumoren[a] (lokalisierte, operable Stadien)

	„Heilungsziffern" 5 Jahre	10 Jahre
Mammakarzinom	50—60%	30—40%
Rektumkarzinom	50—60%	40—50%
Uteruskorpuskarzinom	50—60%	40—50%
Kolonkarzinom	40—50%	30—40%
Ovarialkarzinom	30—40%	20—30%
Lungen/Bronchuskarzinom	20—30%	10—20%
Magenkarzinom	10—20%	0—10%

[a] Mittlere Schätzungen, aus Literatur und Krebsregisterdaten St. Gallen

ergaben trotz Vornahme von „blinden" Punktionen erschreckend hohe Anteile von Patienten mit okkulter, teilweise nachweisbarer Mikrometastasierung, insbesondere bei kleinzelligem Bronchuskarzinom [7, 10], beim Prostatakarzinom [10], bei scheinbar „lokalisierten" Stadien maligner Nicht-Hodgkin-Lymphome [11] und bei andern Tumoren mehr.

Angesichts dieser Sachlage ist mit Recht zu befürchten, daß von einer technischen Optimierung lokaltherapeutischer Behandlungsmaßnahmen konzeptmäßig keine weitere Verbesserung der bereits jahrzehntelang stagnierenden Heilungsziffern mehr zu erwarten ist [3, 23, 33]. Viele Tumorkrankheiten des Menschen, darunter auch relativ „früherfaßte", sind im Zeitpunkt ihrer Primärtherapie leider bereits keine Lokalprobleme mehr, sondern in wechselndem Prozentsatz okkult disseminierte Systemerkrankungen. Diese Einsicht ist z. B. für das häufige Mammakarzinom — Prototyp einer früh disseminierten Tumorkrankheit — ganz und gar nicht neu, hat doch schon Beatson 1896 vermutet, daß „der Tumor in der Brust nur die lokale, sichtbare Manifestation einer systemischen Blutaffektion darstelle" [2]. Wieder aufgegriffen und in treffender Weise formuliert wurde diese leidige Tatsache kürzlich durch den englischen Chirurgen Baum: „Breast cancer is a systemic disease, until otherwise proven." [1].

Auf diesem Hintergrund voller therapeutischer Stagnation und konzeptmäßiger Mißverständnisse, schiebt sich derzeit das multimodale, d. h. interdisziplinäre, moderne Therapiekonzept der adjuvanten zytostatischen Therapien als Ergänzung bisher lokal erfolgreicher Primärbehandlungen (Chirurgie, Radiotherapie) zunehmends ins Rampenlicht der klinischen Onkologie. Während frühere Therapieversuche mit adjuvanter Chemotherapie — meist mit Alkylantien-Monotherapie peroperativ durchgeführt — auf der heute überholten Vorstellung der Bekämpfung operativ ausgelöster „Tumorzellschauer" beruhten, basiert die heutige adjuvante zytostatische Therapie auf der postoperativen Vernichtung einer leider oft schon etablierten okkulten Mikrometastasierung, was wahrscheinlich bei den meisten Tumoren angesichts ihres variablen wachstumskinetischen Verhaltens längerfristige, zyklische Chemotherapiephasen erfordert [8, 18, 26].

Es sei gleich hier global darauf hingewiesen, daß sich diese moderne, zell- und wachstumskinetisch begründete adjuvante Chemotherapie maligner Tumoren

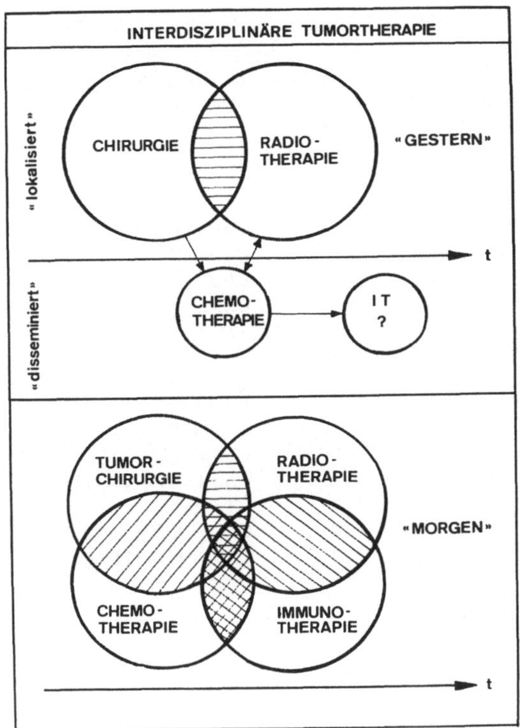

Abb. 1. Schematische Darstellung derzeit sich abspielender Veränderungen im Zusammenwirken der einzelnen Tumorbehandlungsdisziplinen (Erläuterungen im Text)

heute noch in einer jungen, vorwiegend experimentellen Entwicklungsphase befindet. Nur für wenige — insbesondere pädiatrische — Neoplasien lassen sich bereits heute einigermaßen standardisierte adjuvante Chemotherapiepläne als Beitrag in ein multimodales Behandlungskonzept einbauen. Bei den viel zahlreicheren und therapeutisch ungünstigeren Tumorkrankheiten des Erwachsenenalters sind die bisherigen gesicherten Erfolge der adjuvanten zytostatischen Therapie auf wenige Tumorgruppen beschränkt (Tabelle 2). Es ist jedoch unbestreitbar, daß die Liste der potentiell von diesem multimodalen Behandlungskonzept profitierenden Krankheits- bzw. Patientengruppen dauernd ansteigt.

Die Liste derzeit mehr oder minder gesicherter Indikationen zur adjuvanten Chemotherapie wird heute fraglos angeführt von unbestreitbaren Heilungsverbesserungen beim *Wilms-Tumor,* sowie bei weiteren ausschließlich oder vorwiegend im Kinder- und Jugendlichenalter auftretenden Neoplasien wie das *Ewing' Sarkom, Osteosarkom* und *Rhabdomyosarkom* [14, 28]. Bei den letzteren Krankheiten mit notorisch früh manifest werdender systemischer Metastasierung ist in den letzten 10 Jahren durch geeignete zytostatische Zusatztherapiepläne eine drastische Senkung der Rezidivraten in den ersten 3—5 Jahren nach Primärtherapie beobachtet worden, so daß hier mit einer reellen Chance erhöhter langfristiger Heilungsziffern gerechnet werden darf. Es versteht sich

Tabelle 2. Zieltumoren für eine adjuvante Chemo(Immun)-Therapie: Indikationsstand 1978

Tumorkrankheit/Indikationsgrad	Resultate		Kombinierte Modalitäten
	Rezidiv-senkung	Überlebens-gewinn	
1. *Gesicherte Indikation* („Routine")			
—Wilm's Tumor	++	++	Chir.+(RT)+CT
—Ewing Sarkom	++	+	RT+CT
—Osteogenes Sarkom	++	+	Chir.+CT
—Rhabdomyosarkom	++	+	Chir.+(RT)+CT
2. *„Hoffnungsvolle" Indikation* („Klinische Studien")			
—M. Hodgkin I+II+III	++	+ ?	RT+CT
—Nicht-Hodgkin-Lymphome I+II	+ ?	+ ?	CT+RT
—Mamma-Ca (op.)	++	+ ?	Chir.+CT
—Ovarial-Ca Ic-II	+	+ ?	Chir.(+RT?)+CT
—Kleinzelliges Bronchus-Ca	+	+ ?	CT+RT
—Nicht-Seminom-Hoden-Ca	+	+ ?	Chir.+CT
—Melanom	+ ?	+ ?	Chir.+CT+IT
3. *Derzeit ungesicherte Indikationen* („zu wenig Daten bzw. noch erfolglos")			
—Gastrointestinale Ca	0 ?	0 ?	Chir.+(RT)+CT
—Plattenepithel-Ca Lunge+ORL-Bereich	+ ?	0 ?	Chir.+(RT)+CT+IT?
—Uterus-Ca/Portio-Ca	+ ?	0 ?	Chir.(+RT)+CT
—Hypernephrom	0	0	Chir.(+RT)+CT
—ZNS-Tumoren	0	0	Chir.(+RT)+CT

Chir. = Radikaloperation
RT = „kurative" Radiotherapie
CT = adjuvante Chemotherapie
IT = adjuvante Immuntherapie

von selbst, daß solche „kurativ" intendierte und oft bei den genannten Tumoren reichlich komplexe, nicht ungefährliche adjuvante Chemotherapiephasen unter der Aufsicht kompetenter pädiatrischer Onko-Hämatologen durchgeführt werden sollten, umsomehr, als es sich um „seltene" Tumoren handelt.

Die zweite Etage in Tabelle 2 umfaßt Zieltumoren, bei denen derzeit durchgeführte kontrollierte Studien mit adjuvanter Chemotherapie eine signifikante Senkung der postoperativen Rezidiv- bzw. Metastasierungsrate innert 3—5 Jahre aufzeigen, bei denen jedoch der günstige Einfluß auf die langfristige Überlebens- bzw. Heilungsrate noch nicht sicher erwiesen ist. Es zeichnen sich jedoch in dieser Gruppe hoffnungsvolle Tendenzen ab, beispielsweise beim nodal-positiven *Mammakarzinom,* wo mittels intensiver zyklisch geführter adjuvanter Therapie mit CMF in der Mailänderstudie von *Bonadonna* erstmals nach 3—4 Jahren Beobachtungsdauer ein randständig signifikanter Überlebensunterschied zu Gunsten der adjuvant therapierten Patientinnen sichtbar wird [3, 23]. In dieser Indikationsgruppe bestehen jedoch zwischen diversen Studien am selben Krankengut noch zum Teil unerklärliche Divergenzen [9, 23] und die routinemäßige Anwendung derzeit leider noch ungenügend standardisierter adjuvanter Chemotherapiepläne kann jetzt noch nicht „praxisgerecht" empfohlen werden. Es ist jedoch lediglich eine Frage der Zeit, wann auch bei diesen häufigen Organtumoren *(Mamma-, Ovarial-, kleinzelliges Bronchuskarzinom, Nicht-Seminom-Hodentumoren, Melanom?)* sowie auch bei gewissen Formen prognostisch ungünstig verlaufender *maligner Lymphome* etablierte, tolerable und effiziente adjuvante zytostatische Therapieschemata zur Verfügung stehen [3, 8, 12, 13, 16, 19, 21, 29]. Es ist außerordentlich wichtig, daß in der heutigen Phase der „Wahrheitsfindung" möglichst viele Patienten mit den genannten Tumorgruppen in sachlicher Weise im Rahmen gut geplanter, kritisch ausgewerteter Prospektivstudien kontrolliert werden, um nicht Anlaß zu unbegründeten Hoffnungen bzw. unqualifizierten Indikationen zur adjuvanten Chemotherapie zu bieten. Erst die kommenden 3—5 Jahre werden zeigen, ob die konzeptmäßig richtigerweise zu erwartenden Langzeiterfolge in Form steigender 5- und 10-Jahresüberlebensraten bei den genannten Tumorgruppen auch *wirklich* eintreten werden. Bis dahin ist von breiter „Flächenanwendung" dieser Therapiepläne, von Anwendung im kasuistischen „Einzelsprung" und vor übertriebener Begeisterung zu warnen [3, 23].

Es kann nicht verhehlt werden, daß für keine der genannten Tumorgruppen derzeit das effektive Langzeit*risiko* dieser längerfristigen adjuvanten Chemotherapiepläne abschätzbar ist. Auch in dieser Hinsicht möchte der vorliegende Band objektiv klärend informieren [5, 15]. Selbstverständlich bleibt ein sich ev. herauskristallisierendes erhöhtes Risiko bezüglich späterer Induktion von Zweitneoplasien durch die multimodalen Behandlungskonzepte (Beispiel: Intensive Radio-Chemotherapie des Morbus Hodgkin II—III) abzuwägen gegen das in hohem Maße fatale Risiko des lediglich „konventionell" kurativ behandelten Tumors. Wie in vielen andern Situationen bei der Indikationsstellung in der Medizin, wird man wahrscheinlich später auch hier einmal lediglich zwischen dem größeren und dem kleineren Übel auszuwählen haben, — ein Entscheidungsprozeß, an welchem der informierte, „mündige" Patient von heute mitbeteiligt werden sollte.

Die dritte Gruppe in Tabelle 2 endlich umfaßt diejenigen menschlichen Neoplasien, bei welchen bisherige und laufende adjuvante Chemotherapiestudien auf Grund heutiger Daten noch keinen nachgewiesenen Effekt erkennen lassen, weder bezüglich reproduzierbarer Senkung der Rezidiv- bzw. Metastasierungsraten, geschweige denn bezüglich Verlängerung der mittleren Überlebenszeit [12, 17, 19, 29]. In dieser Gruppe finden wir neben wiederholt in Studien (erfolglos) adjuvant geprüften Tumoren wie Neoplasien des *Magens, Kolons, Pankreas,* der *Niere,* des *Uterus* und *Plattenepithelkarzinomen der Lunge* auch solche, bei welchen ausgedehntere adjuvante Chemotherapiestudien noch nicht in genügender Zahl vorliegen, um eine repräsentative Bilanz zu ziehen: dazu gehören u. a. Karzinome der *Blase,* der *Prostata* (wenn man von der „adjuvanten additiven Östrogentherapie" absehen will), des *ZNS* sowie einer Reihe weniger häufiger Tumorlokalisationen.

Es ist voraussehbar, daß sich die sinnreichen und erfolgreich geprüften Indikationen zur Durchführung einer adjuvanten zytostatischen Chemotherapie im Laufe der kommenden Jahre vermehren werden. Es ist nicht der Sinn der Abfassung des vorliegenden erweiterten Kongreßbandes, zu diesem derzeit in der klinischen Onkologie brennend aktuellen Problem eine umfassende, abschließende Stellungnahme abzugeben. Vielmehr möchte diese Zusammenstellung von derzeitigen experimentellen und klinischen Voraussetzungen sowie bereits greifbaren klinischen Resultaten eines neuen multimodalen Therapiekonzepts Ärzte aller Behandlungsdisziplinen auffordern:

1. bezüglich des bisher traditionell geübten Therapiekonzepts mit Schwergewicht der Maßnahmen auf dem (sichtbaren) Primärtumor umzudenken, und die häufige Existenz okkulter Mikro-Metastasen in die Behandlungsplanung miteinzubeziehen,
2. die bereits bestehenden wirksamen adjuvanten Therapiepläne bei einer steigenden Zahl prognostisch anderweitig ungünstig verlaufender Tumorkrankheiten v. a. jungen Patienten nicht vorzuenthalten,
3. ungeachtet aller historischen, traditionellen und prestigebetonten fachlichen Grenzen unwirksame, lediglich Morbidität und Kosten verursachende frühere „Adjuvanstherapien" auszuschalten,
4. Hand zu bieten zu möglichst umfassender Kooperation und zur kontrollierten Behandlung möglichst vieler Tumorpatienten im Rahmen lückenlos überwachter „adjuvanter" Prospektivstudien.

Nur auf diese Weise wird es möglich sein, durch Kombination heute vorhandener Behandlungsmodalitäten einer steigenden Zahl von Tumorpatienten ein Optimum an tumorfreier Überlebenszeit und damit verbunden in vielen Fällen auch echt erhöhter „Heilungschancen" zu bieten.

Literatur

1. Baum, M.: The curability of breast cancer. Brit. Med. J. **1,** 439 (1976)
2. Beatson, G. T.: On the treatment of inoperable cases of cancer of the mamma: Suggestions for a new method of treatment with illustrative cases. Lancet **2,** 104 und 162 (1896)
3. Bonadonna, G., Vallagussa, P., Rossi, A. et al.: Are surgical adjuvant trials going to alter the course of breast cancer? Sem. Onc. 1978 (im Druck)
4. Burchenal, J. H.: Adjuvant therapy-theory, practice and potential. Cancer **37,** 46 (1976)
5. Carter, S. K.: Second tumors complicating cancer chemotherapy (in diesem Buch, Seite 41)
6. Cutler, S. J., Myers, M. H., Green, S. B.: Trends in survival rates of patients with cancer. New Engl. J. Med. **293,** 122 (1975)
7. Dick, H. J., Senn, H. J., Mayr, A. C. et al.: Die Bedeutung von Knochenmarkspunktion und radiologischem Skelettstatus zum Nachweis ossärer Tumormetastasen. Schweiz. med. Wschr. **104,** 1275 (1974)
8. Fiebig, H. H., Schmähl, D.: Kombinierte operative und zytostatische Therapie (adjuvante Chemotherapie) von Krebserkrankungen aus heutiger Sicht. Aktuelle Chirurgie **12,** 143 (1977)
9. Fisher, B., Ravdin, R. G., Ausman, R. K. et al.: Surgical adjuvant chemotherapy in cancer of the breast: Results of a decade of cooperative investigation. Ann. Surg. **168,** 337 (1973)
10. Frey, U., Senn, H. J.: Nachweis ossärer Tumormikrometastasen: Vergleich von Knochenmarkszytologie und -histologie. Schweiz. med. Wschr. **108,** 82 (1978)
11. Güller, R., Senn, H. J., Nagel, G. A. et al.: Die Bedeutung der Knochenmarks- und Leberpunktion bei malignen Lymphomen. Schweiz. med. Wschr. **102,** 317 (1972)
12. Karrer, K.: Zytostatische Adjuvanstherapie beim Bronchuskarzinom (in diesem Buch, Seite 67)
13. Jungi, W. F.: Adjuvante Chemo-Immuntherapie beim malignen Melanom (in diesem Buch, Seite 181)
14. Lampert, F.: Zytostatische Adjuvanstherapie aus der Sicht des Pädiaters (in diesem Buch, Seite 137)

15. Lohrman, H. P., Schreml, W., Fliedner, T. M., Heimpel, H.: Früh- und Spätveränderungen der Granulozytopoese unter intermittierender adjuvanter Chemotherapie des Mammakarzinoms (in diesem Buch, Seite 15)
16. Obrecht, J. P.: Adjuvante Chemotherapie bei malignen Lymphomen (in diesem Buch, Seite 89)
17. Mayr, A. C.: Adjuvante Chemotherapie bei Gastrointestinalkarzinomen (in diesem Buch, Seite 145)
18. Schabel, F. M.: Concepts for systemic treatment of micrometastases. Cancer **35,** 15 (1975)
19. Schildknecht, O., Senn, H. J.: Adjuvante zytostatische Chemotherapie bei gynäkologischen Tumoren (in diesem Buch, Seite 155)
20. Schmidt, C. G.: Adjuvante Chemotherapie der Osteo- und Weichteilsarkome (in diesem Buch, Seite 115)
21. Seeber, S., Scheulen, M. E., Hossfeld, D. K., Schmidt, C. G.: Adjuvante zytostatische Behandlung maligner Hodentumoren – Indikationen und Erfolgschancen (in diesem Buch, Seite 175)
22. Senn, H. J.: Interdisziplinäre operative, radiologische und zytostatische Tumortherapie (combined modality treatment) in: Schmähl D.: Prophylaxe und Therapie von Behandlungsfolgen bei Karzinomen der Frau. Stuttgart: Georg Thieme 1976, Seite 150
23. Senn, H. J.: Behandlungsfortschritte durch multimodale Therapie beim Mammakarzinom? Schweiz. med. Wschr. 1978 (im Druck)
24. Shields, T. W., Humphrey, E. W., Eastridge C. E. et al.: Adjuvant cancer chemotherapy after resection of carcinoma of the lung. Cancer **40,** 2057 (1977)
25. Simone, J., Aur, R. J. A., Pinkel, D.: „Total therapy“ studies of acute childhood leukemia — current results and prospects for cure. Cancer **30,** 1212 (1972)
26. Skipper, H. E., Schabel, F. M. jr.: Quantitative and cytogenetic studies in experimental tumor models, in: Holland J. F., Frei E. III: Cancer Medicine, S. 629, Philadelphia 1973
27. Skipper, H. E.: Thoughts on cancer chemotherapy and combination modality therapy. Jama **230,** 1033 (1974)
28. Sutow, W. W., Sullivan, M. P.: Childhood cancer — the improving prognosis. Postgrad. Med. **59,** 131 (1976)
29. Vahlensieck, W.: Zytostatische Adjuvanstherapie bei Tumoren im Urogenitalbereich (in diesem Buch, Seite 165)
30. Vallagussa, P., Bonadonna G., Veronesi, U.: Patterns of relapse and survival following radical mastectomy. Cancer **41,** 1170 (1978)
31. Van der Linde, F.: Definition der Bevölkerungsgruppen mit hohem Risiko beim Mammakarzinom. Schweiz. med. Wschr. **107,** 962 (1977)
32. Viollier, A. F., Senn, H. J.: Kurative Aspekte der modernen Kombinationschemotherapie fortgeschrittener maligner Lymphome. Schweiz. med. Wschr. **106,** 730 (1976)
33. Young, R. C., Lippman, M., De Vita, V. T.: Perspectives in the treatment of breast cancer: 1976. Ann. intern. Med. **86,** 784 (1977)

Sachverzeichnis

Handbuch der inneren Medizin

Begründet von L. Mohr, R. Staehelin
Herausgeber: H. Schwiegk

2. Band

Blut und Blutkrankheiten

(7 Teile)
5. völlig neubearbeitete und erweiterte Auflage

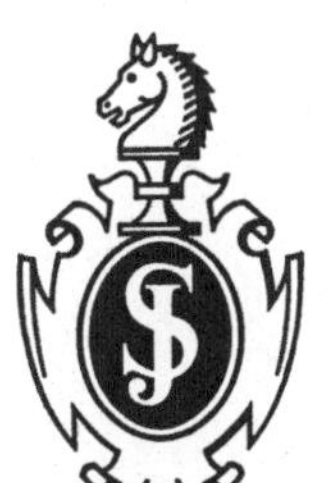

Springer-Verlag
Berlin
Heidelberg
New York

Teil 1

Allgemeine Hämatologie und Physiopathologie des erythrocytären Systems

Herausgeber: L. Heilmeyer
1968. 254 zum Teil farbige Abbildungen. XVIII, 786 Seiten
Gebunden DM 290,–; US $ 145.00
Subskriptionspreis: Gebunden DM 232,–; US $ 116.00
ISBN 3-540-04151-6

Teil 2

Klinik des erythrocytären Systems

Herausgeber: L. Heilmeyer
Bearbeitet von zahlreichen Fachleuten
1970. 302 zum Teil farbige Abbildungen. XVI, 1082 Seiten
Gebunden DM 320,–; US $ 160.00
Subskriptionspreis: Gebunden DM 256,–; US $ 128.00
ISBN 3-540-04849-9

Teil 3

Leukocytäres und retikuläres System I

Morphologie, Physiologie und Kinetik des leukozytären und ventrikulozytären Systems
Herausgeber: H. Begemann
1976. 124 zum Teil farbigen Abbildungen, 50 Tabellen.
XI, 503 Seiten
Gebunden DM 340,–; US $ 170.00
Subskriptionspreis: Gebunden DM 272,–; US $ 136.00
ISBN 3-540-07748-0

Teil 4

Leukocytäres und retikuläres System II

Herausgeber: H. Begemann
1974. 100 zum Teil farbige Abbildungen und 1 Anhang mit 11 Farbtafeln. XIV, 486 Seiten
Gebunden DM 268,–; US $ 134.00
Subskriptionspreis: Gebunden DM 214,40; US $ 107.20
ISBN 3-540-06355-2

Teil 5

Krankheiten des lymphocytären Systems

Herausgeber: H. Begemann
1974. 83 zum Teil farbige Abbildungen. XI, 467 Seiten
Gebunden DM 248,–; US $ 124.00
Subskriptionspreis: Gebunden DM 198,–; US $ 99.00
ISBN 3-540-06254-8

Teil 6

Leukämien

Herausgeber: H. Begemann
Bearbeitet von G. Brittinger, G. Cohnen, D. K. Hossfeld, D. Huhn, E. König, J. P. Obrecht, J. Rastetter, H. J. Seidel, H. Theml
1978. 110 zum Teil farbige Abbildungen. Etwa 680 Seiten
Gebunden DM 440,–; US $ 220.00
Vorbestellpreis/Subskriptionspreis: Gebunden DM 352,–; US $ 176.00
ISBN 3-540-07749-9

Teil 7

Blutgerinnung und hämorrhagische Diathesen

In Vorbereitung

Subskriptionspreise gelten bei Verpflichtung zur Abnahme der gesamten Teilbände bis zum Erscheinen des gesamten Bandes, bzw. bei Abnahme des gesamten Handbuches.

Preisänderungen vorbehalten

Modern Trends in Human Leukemia II

Biological, Immunological, Therapeutical and Virological Aspects
Editors: R. Neth, R. C. Gallo, K. Mannweiler, W. C. Moloney
1976. 150 figures, 141 tables. XI, 576 pages (Hämatologie und Bluttransfusion, Band 19)
DM 110,–; US $ 55.00
Reduced price for subscribers to the journal "Blut" DM 95,–; US $ 47.50
ISBN 3-540-79785-8

Immunological Diagnosis of Leukemias and Lymphomas

International Symposium of the Institut für Hämatologie, GSF, October 28–30, 1976 Neuherberg/Munich
Editors: S. Thierfelder, H. Rodt, E. Thiel
1977. 98 figures, 2 in color, 101 tables. X, 387 pages (Hämatologie und Bluttransfusion, Band 20)
DM 78,–; US $ 39.00
Reduced price for subscribers to the journal "Blut" DM 62,40; US $ 31.20
ISBN 3-540-08216-6

Probleme der Erythrozytopoese, Granulozytopoese und des malignen Melanoms

Eisenstoffwechsel, Arzneimittelinduzierte Anämien. Malignes Melanom
Jahreskongreß der Deutschen Gesellschaft für Hämatologie, 10.10.–13.10.1976 in Freiburg
Herausgeber: G. W. Löhr, H. Arnold, R. Engelhardt, W. Möbius
Funktionsstörungen nichtleukämischer Leukozyten und Immuntherapie maligner Erkrankungen der Hämopoese
Tagung der Österreichischen Gesellschaft für Hämatologie, 30.9.–2.10.1976 in Feldkirch/Vorarlberg
Herausgeber: G. Mähr, F. Schmalzl, C. Sauter
1978. Etwa 230 Abbildungen, davon 8 farbig, etwa 80 Tabellen. Etwa 400 Seiten
(Supplement Band 21 zur Zeitschrift „Blut" in der Reihe „Haematology and Blood Transfusion")
DM 98,–; US $ 49.00
Vorzugspreis für Bezieher der Zeitschrift „Blut"
DM 78,40; US $ 39.20
ISBN 3-540-08744-3

A. Polliack
Normal, Transformed and Leukemic Leukocytes

A Scanning Electron Microscopy Atlas
1977. 236 figures. IX, 140 pages
Cloth DM 86,–; US $ 43.00
ISBN 3-540-08376-6

H. Felix, G. Haemmerli, P. Sträuli
Dynamic Morphology of Leukemia Cells

A Comparative Study by Scanning Electron Microscopy and Microcinematography
1978. 111 figures. XI, 191 pages
Cloth DM 98,–; US $ 49.00
ISBN 3-540-08495-9

Hemopoietic Dysplasias

(Preleukemic States)
Editors: M. Bessis, G. Brecher
1977. 94 figures, 52 tables. 359 pages
DM 48,–; US $ 24.00
ISBN 3-540-07597-6

Unclassifiable Leukemias

Proceedings of a Symposium held on October 11–13, 1974, at the Institute of Cell Pathology, Hôpital de Bicêtre, Paris, France
1975. 81 figures, 1 color-plate, 38 tables. VI, 270 pages (Monograph edition of the journal "Blood Cells", Vol. 1)
DM 48,–; US $ 24.00
ISBN 3-540-07242-X

Recent Results in Cancer Research

Fortschritte der Krebsforschung
Progrès dans les recherches sur le cancer
Editor in Chief: P. Rentchnick

Volume 61
D. Metcalf
Hemopoietic Colonies

In Vitro Cloning of Normal and Leukemic Cells
1977. 54 figures, 28 tables. IX, 227 pages
ISBN 3-540-08232-8

Volume 62
Editor: G. Mathé
Tactics and Strategy in Cancer Treatment

1977. 75 figures, 92 tables. XV, 219 pages
ISBN 3-540-08415-0

Volume 63
Antitumor Antibiotics

Editors: S. K. Carter, H. Umezawa, J. Douros, Y. Sakurai
1978. 111 figures, 210 tables. IX, 303 pages
ISBN 3-540-08624-2

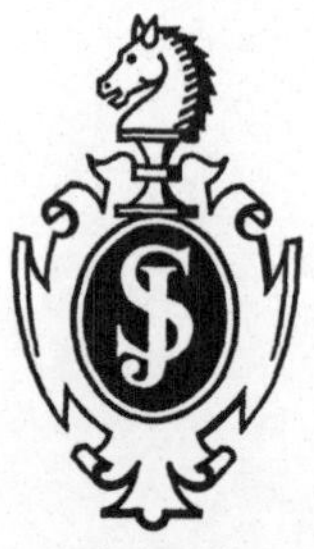

Springer-Verlag
Berlin
Heidelberg
New York